U0575124

权威·前沿·原创

皮书系列为
"十二五""十三五"国家重点图书出版规划项目

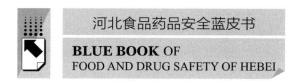

河北食品药品安全蓝皮书

BLUE BOOK OF
FOOD AND DRUG SAFETY OF HEBEI

河北食品药品安全研究报告（2018）

ANNUAL REPORT ON FOOD AND DRUG SAFETY OF HEBEI
(2018)

主　编／丁锦霞
副主编／王金龙　张志杰　彭建强

社会科学文献出版社
SOCIAL SCIENCES ACADEMIC PRESS（CHINA）

图书在版编目（CIP）数据

河北食品药品安全研究报告.2018／丁锦霞主编
.--北京：社会科学文献出版社，2018.8
（河北食品药品安全蓝皮书）
ISBN 978-7-5201-3138-4

Ⅰ.①河… Ⅱ.①丁… Ⅲ.①食品安全-安全管理-
研究报告-河北-2018 ②药品管理-安全管理-研究报告
-河北-2018 Ⅳ.①TS201.6 ②R954

中国版本图书馆 CIP 数据核字（2018）第 166493 号

河北食品药品安全蓝皮书
河北食品药品安全研究报告（2018）

主　　编／丁锦霞
副 主 编／王金龙　张志杰　彭建强

出 版 人／谢寿光
项目统筹／高振华
责任编辑／高振华　张丽丽

出　　版／社会科学文献出版社·区域发展出版中心（010）59367143
　　　　　　地址：北京市北三环中路甲29号院华龙大厦　邮编：100029
　　　　　　网址：www.ssap.com.cn
发　　行／市场营销中心（010）59367081　59367018
印　　装／三河市龙林印务有限公司

规　　格／开 本：787mm×1092mm　1/16
　　　　　　印 张：21　字 数：319千字
版　　次／2018年8月第1版　2018年8月第1次印刷
书　　号／ISBN 978-7-5201-3138-4
定　　价／98.00元

皮书序列号／PSN B-2015-473-1/1

摘　要

人民健康是民族昌盛和国家富强的重要标志。党的十九大提出要实施健康中国战略，指出要让人民吃得放心、医得安心。多年来，河北省委、省政府，全省各级食品、药品监管部门认真贯彻落实党中央、国务院关于食品药品安全工作的一系列重要决策部署，把食品药品安全工作放在更加突出的位置，全省食品安全治理能力、食品安全水平、食品产业发展水平和人民群众满意度等持续提升，食品药品安全状况整体呈现稳中向好趋势。

为全面展示河北省食品药品质量安全状况，客观评价河北省食品药品安全保障工作绩效，深入探究河北省食品药品安全发展的路径模式和演变轨迹，河北省政府食品安全委员会办公室、省食品药品监督管理局会同省农业厅、省林业厅、省卫生计生委、省公安厅、省质监局、石家庄海关、省社科院等部门联合撰写了《河北食品药品安全研究报告（2018）》（以下简称《报告》）。

《报告》主要分总报告、质量安全篇、专题篇和统计报告篇四个部分，以食品安全内容为主。总报告分为食品、药品、医疗器械3篇文章，全面客观地展现了河北省食品药品安全状况。质量安全篇由《2017年河北省蔬菜质量安全状况分析与对策研究》、《2017年河北省畜产品质量安全状况分析及对策措施》、《2017年河北省水产品质量安全状况分析及对策》、《2017年河北省果品质量安全状况及分析》、《河北省食品相关产品质量安全状况及对策》、《河北省进出口食品农产品质量安全状况分析及问题对策研究》6篇文章组成，深入剖析了食品安全主要领域的质量安全现状和存在的主要问题。专题篇由《我国食用淀粉生产消费市场调查》、《元素形态与食品安全》、《新兴环境污染物——药物及个人护理品（PPCPs）对食品安全的影响现状》、《植物蛋白饮料掺假鉴别风险研判报告》、《船舶压载水对我国海洋食品安全影响及防控建议》5 篇文章组成，重点分析了影响食用淀粉、食物蛋白饮料的风险因素，以及常见化学元素形态、新兴环境污染物、船舶压载水等因素影响食品安全的作用路径与防控措施。统计报告篇由《河北省食品药品监督管理统计报告（2017）》1 篇文章组成。15 篇文章相辅相成，点面结合，为公众全面、深入了解河北省当前的食品药品安全状况提供了科学参考。

《报告》主要有以下特点。

一是全面性。《报告》系统、全面展现了河北省食品药品质量安全状况，内容涵盖了食品主要行业以及从"农田"到"餐桌"的主要环节，体现了政府为提升食品药品质量安全所做的工作和付出的努力，为科学评估当前食品药品安全形势，研究探寻今后发展路径提供了依据。

二是专业性。相较往年，《报告》试图在客观呈现整体质量安全状况的基础上，更进一步拓展研究的深度和广度，对与食品相关的某行业、某因素做更加深入系统的分析研究，以飨不同层次的读者。专题报告体现尤甚。

三是探究性。影响食品安全的风险因素复杂多变，新的和常规之外的风险因素更值得研究探索，以为今后防控风险提供技术支持和理论依据。《报告》中对化学元素形态、新兴环境污染物、船舶压载水等风险因素的专业分析为食品安全风险研究提供了新视角。

与时俱进、精益求精是课题组编写《报告》的基本原则，保障食品药品安全的研究与实践也在不断探索完善。受各种客观条件限制，本书还存在诸多不足。希望各位专家、学者、同行多提宝贵意见，以便进一步修改完善。

Abstract

People's health is an important mark of national flourishing and country wealthiness and powerfulness. The CPC 19th National Congress put forward implementing theHealthy China Strategy, and pointed out making people feel safe for food and relieved for medical treatment. Over years, the CPC Hebei Provincial Committee, Hebei Provincial Government, and food and drug administrations at all levels across the province seriously implemented a series of important decisions and arrangements of the Party Central Committee and the Sate Council on the food and drug safety, and made the food and drug safety a higher priority; therefore, the food safety governance capacity, the food safety level, the food industry development level, the degree of people's satisfaction and the like across the province have been promoting, and the food and drug safety situations tend to be steady for the better on the whole.

With a view to making an overall exhibition of the food and drug quality safety situations of Hebei Province, conducting an objective assessment of the food and drug safety guarantee performance of Hebei Province, and making a deep exploratory study of modes of development paths and evolution tracks of the food and drug safety of Hebei Province, the Food Safety Committee Office of Hebei Provincial Government, and Food and Drug Administration of Hebei Province, together with Department of Agriculture of Hebei Province, Department of Forestry of Hebei Province, Health and Family Planning Commission of Hebei Province, Department of Public Security of Hebei Province, Administration of Quality and Technology Supervision of Hebei Province, Shijiazhuang Customs District, Hebei Academy for Social Sciences, etc., jointly wrote "A Study Report of the Food and Drug Safety in Hebei Province (2018)" (hereinafter called the Reports in short).

The Reports mainly fall into the four parts of General Reports, Sub-Reports,

Special Reports and Statistical Report, and focus on the food safety. General Reports fall into the three papers of Food Report, Drug Report, and Medical Apparatus Report, and make an overall and objective exhibition of the food and drug safety situations of Hebei Province. Sub-Reports are comprised of the six papers of "An Analysis of Vegetables Quality Safety Situations in Hebei Province and a Solution Study in 2017", "An Analysis of Livestock Product Quality Safety Situations in Hebei Province and a Solution Study in 2017", "An Analysis of Aquatic Product Quality Safety Situations in Hebei Province and a Solution Study in 2017", "Fruit Quality Safety Situations in Hebei Province and an Analysis in 2017", "Food-related Product Quality Safety Situations in Hebei Province and Solutions in 2017", and "An Analysis of Import & Export Food and Agricultural Product Quality Safety Situations in Hebei Province and a Problem/Solution Study", and make a deep analysis of quality safety situations and existing main problems in main fields of the food safety. Special Reports are comprised of the five papers of "Market Surveys of Production and Consumption of Food Starch in China", "Element Forms and Food Safety", "The Present Influencing Situation of Pharmaceutical and Personal Care Products (PPCPs) as Emerging Environmental Contaminants on Food Safety", "A Study/Judgment Report of Identification Risks of Plant Protein Beverage Adulteration", and "Influences of Shipboard Ballast Water on the Chinese Seafood Safety and Prevention/Control Proposals", and focus on the analysis of risk factors influencing food starch and plant protein beverage, as well as influencing paths and prevention/control measures of such factors as common chemical element forms, emerging environmental contaminants, and shipboard ballast water influencing food safety. "A Statistical Report of Supervision and Administration of Foods and Drugs (2017)" makes a summary analysis of administrative acceptance, examination/ approval, supervision/administrationand so on related to foods, drugs, medical apparatus, and cosmetics. The 15 papers are supplementary to each other, and link selected points with entire areas, so as to provide scientific references for the public having an overall and deep understanding of the present situations of the food and drug safety of Hebei Province.

The Reports mainly has below characteristics:

1. Being comprehensive. The Reports make a systematic and overall exhibition of the food and drug quality safety situations of Hebei Province, cover main food industries and main links from "crop field" up to "dining-table", exhibit efforts made by governments for improving the food and drug quality safety, and provide basis for scientific assessment of the present situations of the food and drug safety and exploratory study of future's development paths.

2. Being professional. Compared with previous years, the Reports try to still further expand depth and width of range of study, and make more in-depth and systematic analysis and study of some industry and factor related to foods based on objective exhibition of overall quality safety situations so as to cater for needs of readers at different levels. Special Reports do especially so.

3. Being exploratory. Factors influencing the food safety are complicated and varied, and particularly new and abnormal risk factors deserve exploratory study, with a view to providing technical support and theoretical basis for risk prevention/control in future. Professional analysis of such risk factors as chemical element forms, emerging environmental contaminants, and shipboard ballast water in the Reports provides a new perspective for a study of food safety risks.

Keeping up with the times and constantly striving for perfection is the fundamental principle of the program team compiling the Reports, and studies and practices of guaranteeing the food and drug safety have been in constant exploration and improvement. Restricted by various objective conditions, the book still has lots of defects. We appreciate valuable comments from other experts, scholars and professionals for its further revision and improvement.

目　录

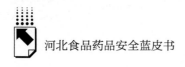

Ⅲ　专题篇

Ⅳ　统计报告篇

皮书数据库阅读使用指南

CONTENTS

I General Reports

II Reports on Quality and Safety

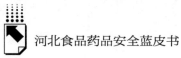
Ⅲ   Special Reports

Ⅳ   Statistical Report

总　报　告

General Reports

B.1

2017年河北省食品安全报告

河北省食品药品安全研究报告课题组

摘　要：　食品安全关乎人民群众身心健康和生命安全，影响着社会的稳定和发展。2017年，全省各级食品生产监管部门坚持以人民为中心的监管理念，全面贯彻党中央、国务院和省委、省政府决策部署，严格全链条监管，集中治理整顿，加强宣传教育，提高有效监管水平，全省食品产业持续健康发展，蔬菜、果品、畜产品等大宗食品抽检合格率保持在较高水平，供给结构优化，食品安全形势总体稳定。2018年要坚持人民利益至上，坚持质量第一、预防为主、全程控制、党政同责、社会共治的目标要求，启动实施《"食药安全，诚信河北"行动计划（2018～2020年）》，以"四个最严"全面加强食品安全监督管理，促进食品产业高质量发展。

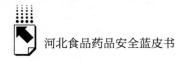

关键词： 食品安全　食品产业　监督抽检　河北

　　2017 年，河北省食品药品监管系统贯彻落实党的十九大、十九届一中全会、十九届二中全会和中央纪委二次全会精神，认真学习习近平总书记关于食品药品安全的重要指示批示精神，深入贯彻党中央、国务院和省委、省政府决策部署，强化"四个意识"，落实"四个最严"，较好地完成了各项目标任务，有力保障了人民群众饮食用药安全。全省食品产业继续健康发展，大宗食品质量合格率继续保持在较高水平，全年未发生重大食品安全事故，群众满意度提升。

一　食品产业概况

（一）食用农产品

　　河北是农业大省，粮食、蔬菜、果品、水产品、畜禽产品生产在全国均占有重要地位。河北是国家粮食主产省之一，2017 年全省粮食播种面积达619.1 万公顷，粮食总产量 3508.0 万吨，其中夏粮产量 1474.7 万吨，秋粮产量 2033.3 万吨。河北是京津地区重要的农副产品供应基地，年产蔬菜、果品、禽蛋、肉类、奶类等各类鲜活农产品超亿吨。2017 年，畜牧、蔬菜、果品三大优势产业产值占农林牧渔业总产值比重为 69.5%。农业产业化经营率为 67.7%，比上年提高 1 个百分点。创建省级现代农业园区 187 个，农业标准化覆盖率提高 5 个百分点，达到 50%；创建农产品质量安全县 101个，"三品一标"认证总数达 2441 个，年增幅达到 21%。

　　1. 蔬菜

　　2017 年，全省蔬菜播种面积 123.3 万公顷，比上年下降 0.2%；蔬菜总产量 8259.8 万吨，比上年增长 0.8%（见图 1）。其中，设施蔬菜播种面积39.8 万公顷，下降 2.0%；产量 2845.7 万吨，下降 1.7%。

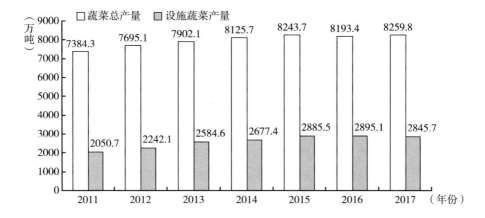

图1　2011～2017年河北省蔬菜产量

2. 肉类

2017年，肉类总产量463.7万吨，比上年增长1.6%。其中，猪肉产量275.0万吨，增长3.6%；牛肉产量55.9万吨，增长3.0%；羊肉产量31.1万吨，下降4.0%；禽肉产量88.7万吨，下降2.0%。年末生猪存栏1873.6万头，增长3.0%；生猪出栏3571.3万头，增长4.0%。禽蛋产量376.9万吨，下降3.0%；牛奶产量458.1万吨，增长4.0%（见图2和图3）。

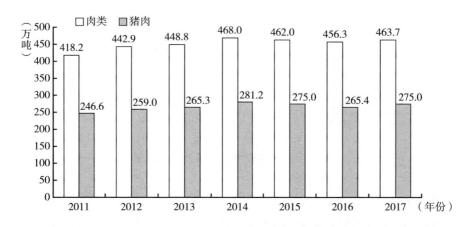

图2　2011～2017年河北省肉类产量

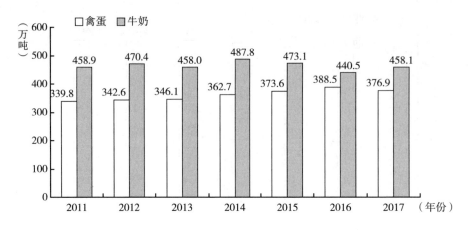

图3　2011~2017年河北省禽蛋牛奶产量

3. 水产品

2017年，全省水产品产量127.5万吨，比上年下降3.6%。其中，养殖水产品产量95.4万吨，下降1.8%；捕捞水产品产量32.1万吨，下降8.5%（见图4）。

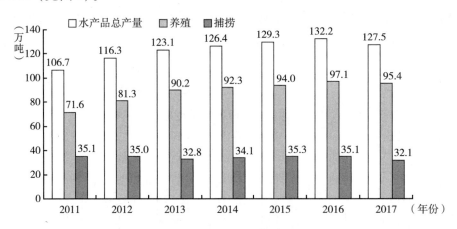

图4　2011~2017年河北省水产品产量

4. 果品

2017年，全省果树面积达到2970万亩，产量达到1638万吨，分别居全国第1位、第2位。建成山区生态经济型木本粮油产业带、平原区高效节水型现代林果产业带"两大产业带"和高档苹果基地、优质梨出口基地、京东板栗出口基地、薄皮核桃基地、红枣基地、葡萄基地和观光采摘基地"七大基地"。承德华净活性炭、富岗食品等5家林果企业被国家林业局认定为全国林业产业重点龙头企业。

（二）食品工业

1.产业规模

截至2017年底，全省共有获得食品生产许可证的食品生产加工企业6600家。2017年，全省规模以上食品生产加工企业共完成主营业务收入4235.46亿元，实现利润228.61亿元。全省已经形成包括农副食品加工业，食品制造业，酒、饮料和精制茶制造业三大门类（不含烟草制品业）的比较完整的食品工业体系（见表1）。

表1　2017年河北食品工业分行业经济指标

单位：千元

行业名称	企业数	主营业务收入	利润总额
农副食品加工业	869	247318962	10373129
粮食加工	160	42650649	2150811
饲料加工	199	44046967	2425267
植物油加工	77	68002605	1190635
食用植物油加工	74	67749274	1209555
非食用植物油加工	3	253331	-18920
制糖业	9	1681383	-11688
屠宰及肉类加工	171	43934187	1974712
水产品加工	38	2358507	34179
蔬菜、水果和坚果加工	118	15863908	1186597
其他农副食品加工	97	28780756	1422616
淀粉及淀粉制品制造	69	26271727	1324914
豆制品制造	9	456544	17754
蛋品加工	2	99912	563
其他未列明农副食品加工	17	1952573	79385

续表

行业名称	企业数	主营业务收入	利润总额
食品制造业	356	124126500	6451392
焙烤食品制造	47	10802043	171235
糖果、巧克力及蜜饯制造	62	16229611	1503154
方便食品制造	52	30319993	819004
乳制品制造	39	31652035	1614721
罐头制造	28	4601767	325246
调味品、发酵制品制造	43	10646222	578553
其他食品制造	85	19874829	1439479
酒、饮料和精制茶制造业	177	52100792	6036526
酒的制造	99	24581471	1796401
饮料制造	77	27089238	4226503
精制茶加工	1	430083	13622

2. 主要产品产量

2017 年，河北省乳制品产量 372.85 万吨，居全国第一位。乳制品中，液体乳 362.03 万吨，居全国第一位；乳粉 5.05 万吨，居全国第五位。方便面产量 158.11 万吨，居全国第二位。小麦粉产量 1203.93 万吨，居全国第五位。其他大宗产品的产量分别为：精炼食用植物油 337.19 万吨，鲜冷藏肉 106.33 万吨，饮料酒 204.24 万千升，软饮料 674.90 万吨，罐头 46.77 万吨，食品添加剂 48.90 万吨，糖果 9.29 万吨，酱油 4.17 万吨（见表 2）。

表 2 2017 年河北省重点产品产量位次

序号	产品名称	产量	全国位次
1	小麦粉(万吨)	1203.93	5
2	精炼食用植物油(万吨)	337.19	8
3	鲜冷藏肉(万吨)	106.33	——
4	方便面(万吨)	158.11	2
5	乳制品(万吨)	372.85	1
	其中:液体乳(万吨)	362.03	1
	乳粉(万吨)	5.05	5
6	罐头(万吨)	46.77	10

续表

序号	产品名称	产量	全国位次
7	酱油(万吨)	4.17	—
8	饮料酒(万千升)	204.24	11
	其中:白酒(万千升)	23.60	12
	啤酒(万千升)	174.89	9
	葡萄酒(万千升)	5.49	—
9	软饮料(万吨)	674.90	8
	其中:碳酸饮料(万吨)	58.76	12
	包装饮用水类(万吨)	226.15	15
	果蔬菜汁饮料(万吨)	85.15	12
10	食品添加剂(万吨)	48.90	—
11	糖果(万吨)	9.29	12

3. 重点企业

据不完全统计,2017年,全省食品工业主营业务收入超10亿元的企业有34家(见表3)。

表3　2017年河北省食品工业主营业务收入超10亿元企业

序号	企业名称	序号	企业名称
1	三河汇福粮油集团饲料蛋白有限公司	18	定州伊利乳业有限责任公司
2	今麦郎面品有限公司	19	张北伊利乳业有限责任公司
3	河北养元智汇饮品股份有限公司	20	唐山双汇食品有限责任公司
4	三河汇福粮油集团精炼植物油有限公司	21	河北喜之郎食品有限公司
5	秦皇岛金海粮油工业有限公司	22	秦皇岛正大有限公司
6	石家庄君乐宝乳业有限公司	23	玉锋实业集团有限公司
7	好丽友食品有限公司	24	邯郸中棉紫光棉花产业化科技有限公司
8	秦皇岛金海食品工业有限公司	25	邢台金沙河面业有限责任公司
9	五得利面粉集团有限公司	26	蒙牛乳业(唐山)有限责任公司
10	承德避暑山庄企业集团股份有限公司	27	河北千喜鹤肉类产业有限公司
11	滦县伊利乳业有限责任公司	28	河北滦平华都食品有限公司
12	河北衡水老白干酿酒(集团)有限公司	29	河北健民淀粉糖业有限公司
13	河北承德露露股份有限公司	30	河北三元食品有限公司
14	益海(石家庄)粮油工业有限公司	31	中粮面业(秦皇岛)鹏泰有限公司
15	河北宏都实业集团有限公司	32	蒙牛乳业(察北)有限公司
16	秦皇岛骊骅淀粉股份有限公司	33	蒙牛乳业(滦南)有限责任公司
17	晨光生物科技集团股份有限公司	34	张家口察哈尔乳业有限公司

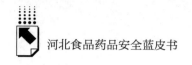

二 食品安全概况

（一）全省市场食品质量安全总体状况良好

从对食品生产、流通、餐饮服务三个环节的监督抽检、风险监测以及日常监管、群众举报、食源性疾病监测等方面情况看，2017年，全省食品质量安全状况保持良好，食用农产品、加工食品、食品相关产品监督抽检合格率继续保持较高水平，未发现大范围、行业性的严重质量安全问题，未发生重大食品安全事故，全省食品安全形势持续平稳，群众满意度提升。

（二）食用农产品

2017年，河北省农业部门认真贯彻落实省委省政府决策部署，把增加安全绿色优质农产品供给放在首位，实施质量兴农和标准化发展战略，创新工作举措，农产品安全常规工作与重点工作协同推进，监管机制不断完善，农产品质量安全稳定向好的态势进一步巩固。2017年省级蔬菜、畜禽产品、水产品监测合格率分别为96.9%、99.9%、96.5%。

2017年，河北省林业厅对全省生产基地、市场果品质量安全进行抽样检测，检测目标为2000批次，实际完成2056批次，合格果品2053批次，合格率为99.85%，其中市场抽检770批次，合格果品768批次，合格率为99.74%；生产基地抽检1286批次，合格果品1285批次，合格率为99.92%。

2017年，河北省没有发生重大食用农产品质量安全事件（见图5）。

（三）加工食品

2017年，河北省食品药品监督管理局以加工食品为主，共组织抽检24496批次，覆盖全部30大类食品。其中，河北省承担国家食品安全抽检任务7979批次，省级抽检任务16517批次。共发现不合格（问题）样品1801批次，总体合格率为92.65%；其中实物质量不合格（问题）870批

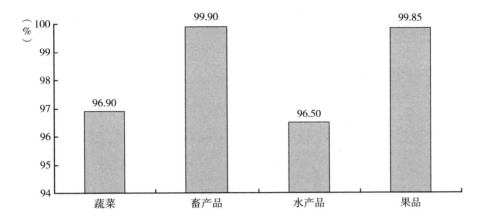

图5　2017 年河北省食用农产品合格率

次，实物质量总体合格率为96.45%。国抽、省抽的实物质量合格率分别为
97.09%、96.14%（见图6）。

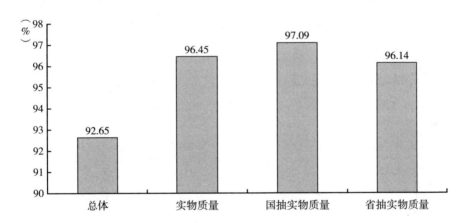

图6　2017 年河北省加工食品合格率

（四）食品相关产品

2017 年，河北省质量技术监督局组织开展了食品用塑料工具、非复合
膜袋、塑料片材、食品包装金属罐、日用陶瓷、玻璃制品、复合膜袋、编织
袋、塑料容器、纸制品、餐具洗涤剂等 11 类食品相关产品的省级监督抽检

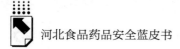

工作，共抽查了 433 批次产品。经检验，7 批次产品不合格，426 批次产品合格，抽查合格率为 98.38%。

（五）进出口食品

2017 年，河北辖区出入境检验检疫食品、化妆品共计 32210 批，货值 16.41 亿美元。其中检验检疫进口食品、化妆品共计 1084 批，货值 2.45 亿美元；检出不合格 29 批，合格率为 97.32%；主要进口食品农产品包括粮食、原糖、食用油、乳与乳制品、肉类产品（包括肠衣）、粮食制品等；货值进口量前五位为粮食、食用油、原糖、乳及乳制品、肉类产品。检验检疫出口食品、化妆品共计 31126 批，货值 13.96 亿美元；检出不合格 53 批，合格率为 99.83%；主要出口食品农产品包括水产品及制品、肉类及肉制品、水果、罐头、糖果巧克力制品、中药材、果蔬制品、粮食制品、保鲜蔬菜、干果、饮料等；货值出口量前五位为肉类及肉制品、水产品及制品（不含罐头类）、水果、罐头、粮食制品。进出口食品总体质量安全状况良好（见图 7）。

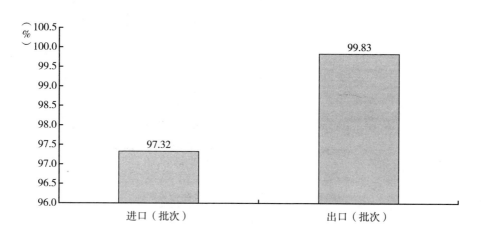

图7 2017 年河北省进出口食品、化妆品合格率

（六）食品安全风险监测

2017 年，河北省卫生计划生育委员会完成食品污染及食品中有害因素

监测样品6411份。结合河北省实际,完成了春节及中秋国庆期间大宗消费食品、牛羊肉瘦肉精、驴肉火烧等食品安全专项监测。监测到的食品安全风险主要包括畜肉中检出瘦肉精、驴肉掺假、鲜活螃蟹贝类中重金属超标、蔬菜中农药残留超标、豆芽菜中检出植物生长调节剂等。

(七)食源性疾病监测

2017年,全省279家哨点医院和190家疾病预防控制机构全年共报告食源性疾病病例24331例,全省食源性疾病事件报告93起,发病788人,死亡2人(见图8)。按时间分布来看,第三季度报告起数和发病人数最多,共报告45起,发病440人,占总发病人数的55.8%。将致病因子分类来看,不明原因报告最多,报告39起,占总报告数的41.9%,发病333人;其次是微生物类报告20起,发病265人;化学性和有毒动植物及真菌毒素报告各17起。

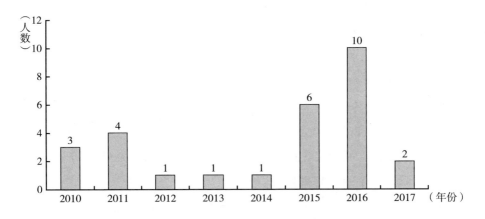

图8 2010～2017年河北省食源性疾病报告死亡人数

(八)大宗食品抽检情况

1. 蔬菜——合格率为96.9%

2017年,河北省农业厅省级监测共抽检2918个蔬菜样品,检测甲胺磷等 83 个参数，合格率为 96.9%。检出不合格样品 89 个，其中产地 62 个，市场 27 个。主要包括韭菜、豇豆、黄瓜、菠菜、芹菜、西红柿等 19 个品种。检出超标农药包括克百威、腐霉利、三挫磷、毒死蜱、氟虫腈、氧乐果等 17 种。

2. 果品——合格率为 99.85%

2017 年，省林业厅对全省生产基地、市场果品质量安全进行了抽样检测。共抽样 2056 个，合格样品 2053 个，不合格样品 3 个，总体合格率为 99.85%。其中市场抽检 770 批次，合格 768 批次，合格率为 99.74%；生产基地抽检 1286 批次，合格 1285 批次，合格率为 99.92%。

3. 水产品——合格率为 96.5%

2017 年，省农业厅省级监测部门共抽检水产品样品 807 个，检测孔雀石绿等 7 个参数，抽检合格率为 96.5%。检出不合格样品 28 个，其中产地 16 个，市场 12 个。涉及品种包括鲤鱼、鲫鱼、鳜鱼、大黄鱼、草鱼，检出参数为硝基呋喃类代谢物、孔雀石绿、喹诺酮类、磺胺类。

4. 畜产品——合格率为 99.96%

2017 年，省农业厅对畜产品进行质量安全监督抽查，检测项目为氟喹诺酮类、磺胺类药物、四环素类、地克珠利、氟苯尼考及其代谢物、金刚烷胺、氯霉素、9 种 β - 受体激动剂等 32 个参数。检测样品主要为猪肉、牛肉、羊肉、鸡肉、禽蛋、生鲜乳及育肥后期的生猪、肉牛、肉羊尿液。共抽检样品 8268 批次，共检出 3 批样品不合格，检测合格率为 99.96%。

5. 肉制品——综合合格率为 98.28%

2017 年，省食品药品监督管理局对全省市场的肉制品进行监督抽检和风险监测，共抽取样品 1162 批次，其中国抽（转河北）288 批次，省本级 874 批次。共发现实物质量不合格（问题）样品 20 批次。综合合格率为 98.28%，肉制品不合格（问题）项目如图 9 所示。

6. 乳制品——综合合格率为 100%

2017 年，省食品药品监督管理局对全省市场乳制品进行监督抽检和风险监测，涵盖乳粉、液体乳等主要品种，共抽取样品（国抽转河北）93 批

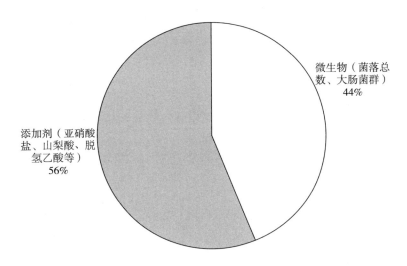

图9　2017年河北省肉制品不合格（问题）项目

次。未发现不合格及问题样品，乳制品综合合格率为100%。

7. 食用植物油、油脂及其制品——综合合格率为88.40%

2017年，省食品药品监督管理局对全省市场的食用植物油、油脂及其制品进行监督抽检和风险监测，共抽取样品1147批次，其中国抽（转河北）310批次、省本级837批次。共发现实物质量不合格（问题）样品133批次。综合合格率为88.40%。不合格（问题）项目主要包括塑化剂、脂肪酸组成、苯并芘、酸价等（见图10）。

8. 酒类——综合合格率为96.50%

2017年，省食品药品监督管理局对全省市场的酒类产品进行监督抽检和风险监测，共抽取样品1771批次，其中国抽（转河北）566批次，省本级1205批次。共发现实物质量不合格（问题）样品62批次。综合合格率为96.50%。不合格（问题）项目主要是塑化剂、酒精度、甜蜜素等（见图11）。

9. 饮料——综合合格率为95.03%

2017年，省食品药品监督管理局对全省市场的饮料产品进行了监督抽检和风险监测，共抽取样品2615批次，其中国抽（转河北）886批次，省

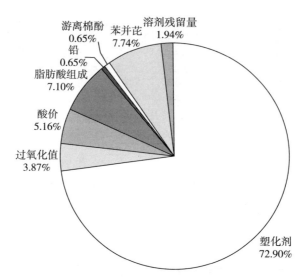

图10 2017年河北省食用植物油、油脂及其制品不合格（问题）项目

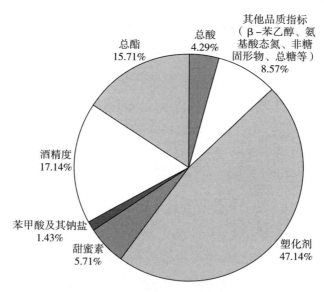

图11 2017年河北省酒类产品不合格（问题）项目

本级1729批次。共发现实物质量不合格（问题）样品130批次。综合合格率为95.03%。不合格（问题）项目主要为铜绿假单胞菌、大肠菌群等微生物及亚硝酸盐、蛋白质及其他品质指标等（见图12）。

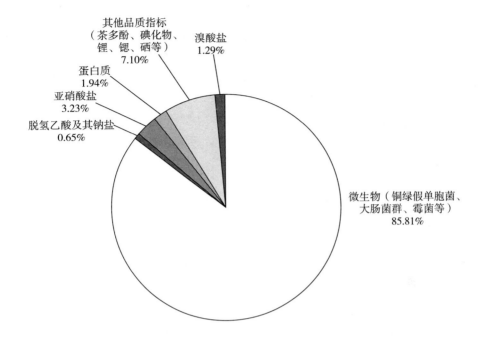

其他品质指标
（茶多酚、碘化物、
锂、锶、硒等）
7.10%

溴酸盐
1.29%

蛋白质
1.94%

亚硝酸盐
3.23%

脱氢乙酸及其钠盐
0.65%

微生物（铜绿假单胞菌、
大肠菌群、霉菌等）
85.81%

图 12　2017 年河北省饮料产品不合格（问题）项目

10. 调味品——综合合格率为99.45%

2017 年，省食品药品监督管理局在全省市场对调味品进行了监督抽检和风险监测，共抽取样品 726 批次，其中国抽（转河北）339 批次，省本级 387 批次。共发现不合格（问题）样品 4 批次，综合合格率为 99.45%。不合格（问题）项目主要是铵盐、罗丹明 B、苯甲酸及其钠盐、菌落总数等（见图 13）。

11. 水果制品——综合合格率为98.68%

水果制品主要包括蜜饯、水果干制品、果酱。蜜饯产品分为蜜饯类、凉果类、果脯类、话化类、果丹类、果糕类等。水果干制品是指以水果为原料经晾晒、干燥等脱水工艺加工制成的干果食品。

2017 年，省食品药品监督管理局对全省市场的水果制品进行了监督抽检和风险监测，共抽取样品 1140 批次，其中国抽（转河北）578 批次，省本级 562 批次。共发现监督抽检不合格和风险监测问题样品 15 批次。综合

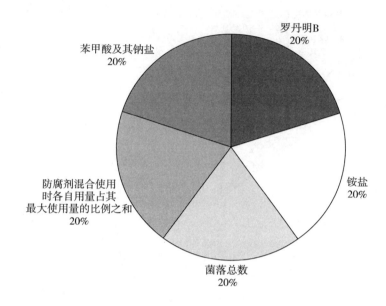

图 13 2017 年河北省调味品不合格（问题）项目

合格率为 98.68%。不合格（问题）项目主要为二氧化硫残留量、菌落总数、霉菌/霉菌和酵母/酵母、糖精钠等（见图 14）。

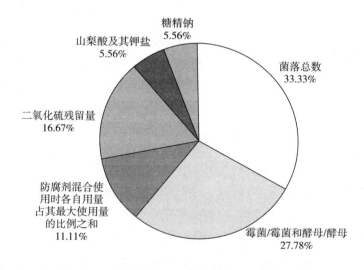

图 14 2017 年河北省水果制品不合格（问题）项目

12. 餐饮食品——综合合格率为94.05%

2017 年，省食品药品监督管理局在全省市场对餐饮食品进行了监督抽检和风险监测。共抽取样品（国抽转河北）437 批次。发现不合格（问题）样品 26 批次，综合合格率为 94.05%。不合格（问题）项目主要为铝残留量、亚硝酸盐、克伦特罗（见图15）。

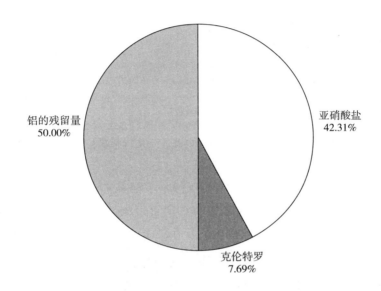

铝的残留量
50.00%

亚硝酸盐
42.31%

克伦特罗
7.69%

图15　2017 年河北省餐饮食品不合格（问题）项目

13. 豆制品——综合合格率为99.58%

豆制品包括发酵性豆制品、非发酵性豆制品和其他豆制品。发酵性豆制品包括腐乳、豆豉、纳豆等。非发酵性豆制品是指以大豆或杂豆为主要原料，经制浆工艺生产的豆制品，包括豆腐类、豆腐干类、豆浆类、腐竹类。其他豆制品包括大豆组织蛋白（挤压膨化豆制品）。

2017 年，省食品药品监督管理局在全省市场对豆制品进行了监督抽检和风险监测，共抽取样品237 批次，其中国抽（转河北）116 批次，省本级 121 批次。共发现不合格（问题）样品 1 批次，综合合格率为 99.58%。不合格（问题）项目主要是甲醛（见图16）。

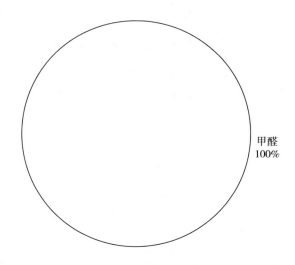

甲醛
100%

图16　2017年河北省豆制品不合格（问题）项目

14. 炒货食品及坚果制品——综合合格率为96.17%

2017年，省食品药品监督管理局对全省市场炒货食品及坚果制品进行了监督抽检和风险监测。共抽取样品600批次，其中国抽（转河北）291批次，省本级309批次。共发现不合格（问题）样品23批次，综合合格率为96.17%。不合格（问题）项目主要是霉菌/霉菌和酵母/酵母、过氧化值、二氧化硫残留量等（见图17）。

15. 淀粉及淀粉制品——综合合格率为96.19%

淀粉包括谷类淀粉、薯类淀粉和豆类淀粉。淀粉制品包括粉丝、粉条、粉皮等。

2017年，省食品药品监督管理局在全省市场对淀粉及淀粉制品进行了监督抽检和风险监测。共抽取样品473批次，其中国抽（转河北）239批次，省本级234批次。共发现不合格（问题）样品18批次。综合合格率为96.19%。主要不合格（问题）项目为铝残留量、二氧化硫残留量、霉菌/霉菌和酵母/酵母（见图18）。

16. 蔬菜制品——综合合格率为97.57%

蔬菜制品指酱腌菜、蔬菜干制品、食用菌制品和其他蔬菜制品。蔬菜干

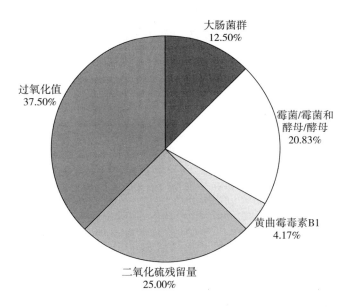

图17　2017年河北省炒货食品及坚果制品不合格（问题）项目

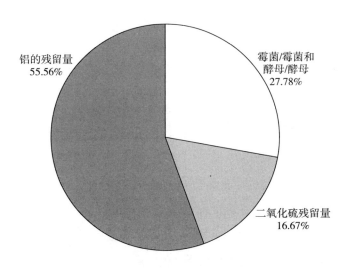

图18　2017年河北省淀粉及淀粉制品不合格（问题）项目

制品包括自然干制品、热风干燥蔬菜、冷冻干燥蔬菜、蔬菜脆片、蔬菜粉及其制品。食用菌制品包括干制食用菌和腌渍食用菌。

2017 年，省食品药品监督管理局在全省市场对蔬菜制品进行了监督抽检和风险监测。共抽取样品 453 批次，其中国抽（转河北）229 批次，省本级 224 批次。共发现不合格（问题）样品 11 批次，综合合格率为 97.57%。主要不合格项目为二氧化硫残留量、山梨酸及其钾盐等（见图 19）。

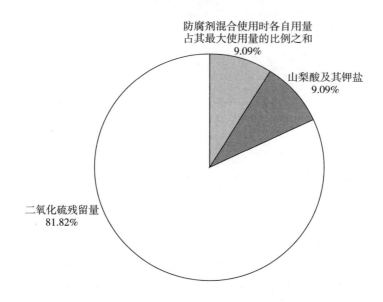

防腐剂混合使用时各自用量
占其最大使用量的比例之和
9.09%

山梨酸及其钾盐
9.09%

二氧化硫残留量
81.82%

图 19　2017 年河北省蔬菜制品不合格（问题）项目

17. 方便食品——综合合格率为96.84%

方便食品包括方便面和其他方便食品。其他方便食品包括方便米饭、方便粥、方便豆花、方便湿面、麦片、黑芝麻糊、油茶等。

2017 年，省食品药品监督管理局在全省市场对方便食品进行了监督抽检和风险监测，共抽取样品 253 批次，其中国抽（转河北）115 批次，省本级 138 批次。共发现不合格（问题）样品 8 批次，综合合格率为 96.84%。不合格（问题）项目主要为塑化剂、菌落总数、霉菌/霉菌和酵母/酵母、铅等（见图 20）。

18. 糕点——综合合格率为97.01%

2017 年，省食品药品监督管理局在全省市场对糕点进行了监督抽检和

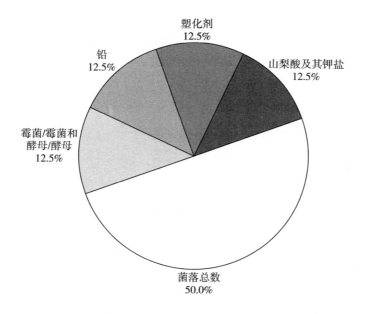

图 20　2017 年河北省方便食品不合格（问题）项目

风险监测，共抽取样品 1070 批次，其中国抽（转河北）484 批次，省本级 586 批次。共发现不合格（问题）样品 32 批次，综合合格率为 97.01%。不合格（问题）项目主要为菌落总数、霉菌/霉菌和酵母/酵母、酸价/酸值、脱氢乙酸及其钠盐等（见图 21）。

19. 速冻食品——综合合格率为99.62%

2017 年，省食品药品监督管理局在全省市场对速冻食品进行了监督抽检和风险监测，共抽取样品 527 批次，其中国抽（转河北）265 批次，省本级 262 批次。共发现不合格（问题）样品 2 批次，综合合格率为 99.62%。不合格（问题）项目主要为大肠菌群、菌落总数（见图 22）。

20. 糖果制品——综合合格率为98.69%

2017 年，省食品药品监督管理局在全省市场对糖果制品进行了监督抽检和风险监测，共抽取样品 305 批次，其中国抽（转河北）143 批次，省本级 162 批次。共发现不合格（问题）样品 4 批次，综合合格率为 98.69%。不合格（问题）项目主要为糖精钠、菌落总数、铬等（见图 23）。

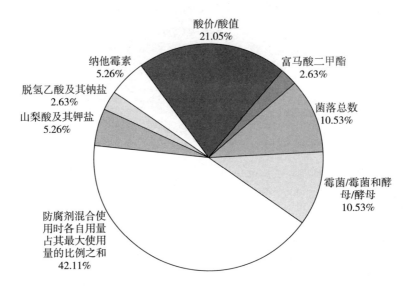

图21 2017年河北省糕点产品不合格（问题）项目

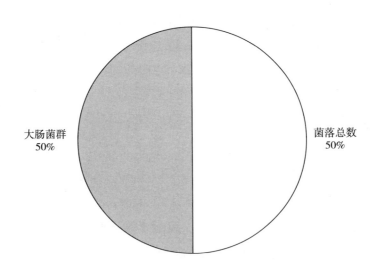

图22 2017年河北省速冻食品不合格（问题）项目

21. 饼干——综合合格率为99.10%

2017年，省食品药品监督管理局在全省市场对饼干进行了监督抽检和

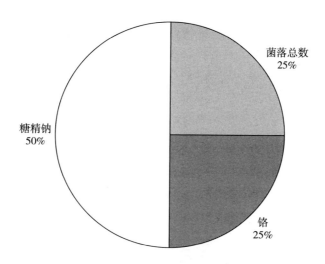

图 23　2017 年河北省糖果制品不合格（问题）项目

风险监测，共抽取样品 223 批次，其中国抽（转河北）110 批次，省本级
113 批次。共发现不合格（问题）样品 2 批次，综合合格率为 99.10%。不
合格（问题）项目主要为过氧化值（见图 24）。

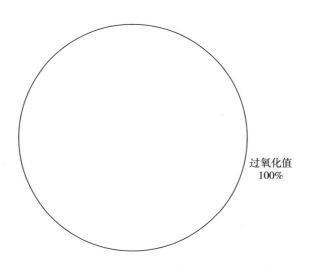

图 24　2017 年河北省饼干不合格（问题）项目

22. 罐头——综合合格率为98.58%

2017年，省食品药品监督管理局在全省市场对罐头进行了监督抽检和风险监测，共抽取样品563批次，其中国抽（转河北）279批次，省本级284批次。共发现不合格（问题）样品8批次，综合合格率为98.58%。不合格（问题）项目主要为苯甲酸及其钠盐、商业无菌、脱氢乙酸及其钠盐、甜蜜素、山梨酸及其钾盐等（见图25）。

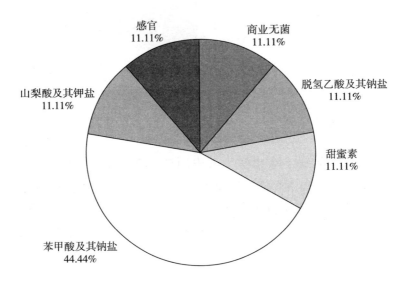

图25　2017年河北省罐头产品不合格（问题）项目

23. 食糖——综合合格率为98.64%

2017年，省食品药品监督管理局在全省市场对食糖进行了监督抽检和风险监测，共抽取样品147批次，其中国抽（转河北）70批次，省本级77批次。共发现不合格（问题）样品2批次，综合合格率为98.64%。不合格（问题）项目主要为色值（见图26）。

24. 食品添加剂——综合合格率为100%

2017年，省食品药品监督管理局在全省市场对食品添加剂进行了监督抽检和风险监测，共抽取样品12批次，其中国抽（转河北）7批次，省本级5批次。未发现不合格（问题）样品，综合合格率为100%。

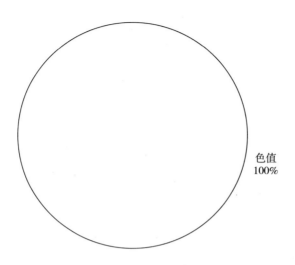

色值
100%

图 26　2017 年河北省食糖不合格（问题）项目

25. 特殊膳食食品——综合合格率为100%

2017 年，省食品药品监督管理局在全省市场对特殊膳食食品进行了监督抽检和风险监测，共抽取样品 4 批次，其中国抽（转河北）1 批次，省本级 3 批次。未发现不合格（问题）样品，综合合格率为 100%。

26. 蜂产品——综合合格率为97.26%

2017 年，省食品药品监督管理局在全省市场对蜂产品进行了监督抽检和风险监测，共抽取样品 146 批次，其中国抽（转河北）47 批次，省本级 99 批次。共发现不合格（问题）样品 4 批次，综合合格率为 97.26%。不合格（问题）项目主要为菌落总数、果糖和葡萄糖、蔗糖（见图 27）。

27. 粮食加工品——综合合格率为99.70%

2017 年，省食品药品监督管理局在全省市场对粮食加工品进行了监督抽检和风险监测，共抽取样品 1660 批次，其中国抽（转河北）804 批次，省本级 856 批次。共发现不合格（问题）样品 5 批次，综合合格率为 99.70%。不合格（问题）项目主要为铝残留量、黄曲霉毒素 B1、脱氧雪腐镰刀菌烯醇（见图 28）。

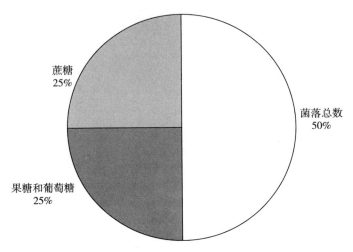

图 27　2017 年河北省蜂产品不合格（问题）项目

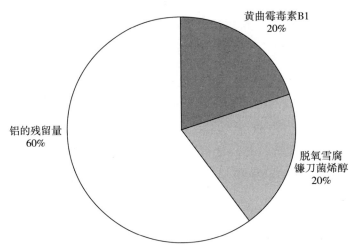

图 28　2017 年河北省粮食加工品不合格（问题）项目

三　2017年食品安全工作措施

（一）积极推动优化供给结构，提升农产品质量水平

农产品标准化覆盖率提升，绿色优质农产品供给比例和监管能力提

升。创建省级现代农业园区 187 个，推动家庭农场、合作社等新型经营主体全面按标生产，农业标准化覆盖率提高 5 个百分点，达到 50%；"三品一标"认证总数达 2441 个，年增幅达到 21%，绿色优质农产品产量稳步提升，北京市场牛肉占有率达到 72.2%、羊肉占有率达到 71%、蔬菜占有率达到 53%、鸡肉占有率达到 49.5%，保障了京津冀大市场农产品安全有效供给。

种植业强化品牌创建带动质量提升。全省"三品一标"认证蔬菜产品达到 2207 个，在国家登记注册的"玉田包尖白菜"、"平泉香菇"、"鸡泽辣椒"、"永清胡萝卜"、"青县羊角脆"、"乐亭薄皮甜瓜"等瓜菜区域公用品牌达到 31 个，已占全省农产品区域公用品牌的 1/4 以上。在区域公用品牌带动下，全省注册蔬菜商品商标 2300 余个，在品牌农业建设中起到先锋作用。推荐特色产品产区申报国家级特色农产品优势区，"平泉香菇"、"鸡泽辣椒"入选首批国家级特色农产品优势区。畜牧业实施无公害畜产品认证，全年新认定无公害畜产品产地 78 个，产地换证 317 个，92 个产品通过认证，认证产品市场知名度显著提升。水产业发放渔业项目"三品一标"认证补贴 100 万元，进一步调动了渔业生产单位的积极性、主动性和自觉性，全年承办认定或上报无公害水产品产地 51 个、产品 141 个。水产品地理标志登记保护工作取得突破，黄骅市水产技术推广站申请的"黄骅梭子蟹"、玉田县鑫龙养殖专业合作社申请的"玉田甲鱼"均顺利通过现场核查、品质鉴评、评审答辩、公示公告，分别成为河北省登记保护的第三、第四个水产品地理标志。果品业以改革栽培制度、创新种植模式、培育发展新业态为重点，优化林果空间布局，调减林果过剩产能，重点打造山区生态经济型木本粮油产业带、平原区高效节水型现代林果产业带"两大产业带"和高档苹果基地、优质梨出口基地、京东板栗出口基地、薄皮核桃基地、红枣基地、葡萄基地和观光采摘基地"七大基地"发展新格局，实现优势产品向优势产区集中。文安县和曹妃甸区的人造板、平泉市的山杏通过国家林业局组织的国家级示范区现场考核；承德华净活性炭、富岗食品等 5 家林果企业被国家林业局认定为全国林业产业重点龙头企业。全省高标准果品基地、树体改造等两个 200 万亩建设任务全部完成，新建集"生产、生态、生活"于一体的休闲观光采摘果园 114 个。

（二）典型引领，深入开展示范创建活动

一是实施国家食品安全示范城市创建工程。全国第一批 15 个创建城市中，河北省参与创建的石家庄、张家口、唐山市获得首批"国家食品安全示范城市"称号，并将食品安全城市创建扩展到全省范围。

二是全面开展农产品质量安全县创建。创建农产品质量安全县 101 个，唐山市实施了整市创建，全县域、全过程质量安全监管制度不断完善，属地监管责任进一步落实。成立农产品质量安全县创建工作推进办公室，对首批 30 个省级示范县组织开展核查验收，参加全国"双安双创"成果展，以平泉香菇、优质牛奶、围场马铃薯、玉田白菜的全程质量控制为切入点，唱响"农安为民　冀在心田"主旋律。

种植业大力发展高端设施蔬菜，坚持典型引路，在青县大司马庄绿豪蔬菜合作社召开全省高端设施蔬菜现场观摩培训会，交流各地高端设施蔬菜发展经验，对照先进找差距、定措施、抓落实，进一步把标准化生产聚焦到膜下滴灌水肥一体化技术、黄板防虫网配合应用、高温闷棚、沟施秸秆、沼肥利用等生态防控核心技术上，聚焦到落实地方标准和操作规程上。全年安排多次督导检查，安排专家一线指导，组织多层次培训。据统计，全省 2017 年新增高端设施蔬菜 204.17 万亩。

畜牧业开展绿色发展示范县创建活动，确定 9 个县为部、省级畜牧业绿色发展示范县，主体小循环、区域中循环、县域大循环模式被广泛推广。加快推进畜禽养殖标准化示范场建设，新创建部、省级示范场 162 个，189 个到期的部、省级示范场通过复检，有效期内部、省级示范场总数达到 1027 个。通过示范引导，带动畜禽养殖场、养殖合作社按标生产，畜禽标准化规模养殖水平进一步提升。

水产业新创建农业部水产健康养殖示范场 21 个，选取 8 个点开展健康技术模式示范，推广工厂化循环水、设施池塘节能减排等高效、环保养殖技

术 70 多万平方米。安排资金扶持建设 28 个省级休闲渔业示范基地和 15 个美丽渔村。新创建省级休闲渔业示范基地 11 家，新创建全国精品休闲渔业示范基地 3 家、全国休闲渔业示范基地 2 家，累计创建国家级休闲渔业示范基地达到 14 家。积极推进第一批 3 个、第二批 4 个国家级海洋牧场示范区人工鱼礁项目建设工作，并全面推行国家级海洋牧场示范区人工鱼礁海底可视化监测系统建设，全年新创建国家级海洋牧场示范区 3 家，累计创建达到 10 家，居全国前列。

（三）严格治理，加强全链条监管

全面加强食用农产品监管。省林业厅狠抓关键时期和关键节点果品质量安全监管工作，开展暑期、国庆中秋双节果品质量安全专项整治行动和全面督导检查，并对秦皇岛、唐山和廊坊市暑期果品质量安全工作进行了重点督导检查。全省林业系统以县（市、区）为单位，加强对果园用药情况的监督检查，严格控制果品采收和上市前的用药行为，防止农残超标。针对各地在全面督导中发现的果品质量安全隐患，认真开展整改措施"回头看"行动，保障各项整改措施落实到位。

省农业厅完善了食用农产品产地准出与市场准入衔接机制，明确了食用农产品产地准出实施范围；建立了以食用农产品合格证为载体，附加二维码，兼具纸质与电子双重追溯功能的合格证出具方式，补齐了蔬菜、鲜禽蛋、水产品上市的短板；探索出了"合作社带动、农业部门推动、多部门联动式、区域协同倒逼"四种合格证管理模式。在全国率先建设了石家庄和高碑店农产品批发市场原产地农产品风险监测站并开始试运行，对进入批发市场的河北省原产地农产品进行现场抽检，使产地准出与市场准入高度融合，实现了监管关口后移，严防不合格农产品从市场流向餐桌。

种植业加强蔬菜质量监管，开展农药市场专项整治活动，重点查处禁用高毒农药、假劣农药、未取得农药登记证农药以及标签严重不合格农药。开展农药标签和质量专项整治行动，全省监督抽检农药样品 1153 个批次，查出不合格产品 86 个批次，有效避免了不合格产品进入生产领域的风险；统一抽查农药标签 7390 个，查处不合格标签 650 个，为生产者选准、用准农药起到保驾护航作用。以京津冀农药管理联防联控机制为重点，一省两市联合下发《2017 年京津冀农药管理联防联控实施方案》、《2017 年京津冀地区重点监管农药产品名录》和《京津冀 2017 年高风险农药目录》，开展农药市场联合检查行动，取得了良好的社会影响和成效。

畜牧业以"违禁超限"畜产品为核心，加大对原发、复发、多发性问题的排查整治力度，重点打击使用"瘦肉精"和禁用抗菌药、非法收购屠宰病死畜禽、私屠滥宰注水等行为。据统计，全省共出动监管、执法人员38.9 万人次，检查农兽药生产经营单位、各类畜禽、水产品养殖场（户）、屠宰场（点）19.2 万个次，查处问题 407 起，责令整改 386 起，吊销证照企业 5 家，行政立案 140 件，移送公安部门立案处理 6 起，切实保障了畜牧产业健康发展，保障了畜禽产品消费安全。

水产业注重源头监管和综合治理，加大抽检频率、数量，实现生产过程抽检全覆盖。并在全省范围内组织开展了水产苗种和渔业投入品专项整治工作。重点结合重大节日、增殖放流活动，对有关水产企业开展了现场督导检查活动，重点检查本地优势品种违法使用孔雀石绿、氯霉素和硝基呋喃类等禁用药品和其他化合物等情况。全年累计组织质量安全监管执法 1500 多次，出动监管或执法人员 3700 多人次，检查水产苗种、养殖企业、市场等 1860家（次），下达整改通知书或提出整改意见 100 多份（次），对违法养殖和阳性样品查处率达到 100%。

农产品质量安全追溯体系建设取得突破。全省林业部门明确工作责任，突出工作重点，构建长效机制，强化保障措施，认真抓好落实，初步形成了以"质量安全追溯系统信息平台、生产者（基地）全过程生产记录、林业部门检测监管、消费者信息查询"等为主的"从果园到餐桌"的果品质量安全追溯体系，全省有 190 家企业和合作社的 46 万亩基地进入追溯系统。

省级农产品质量安全监管追溯信息平台正式运行，在猪肉、白条鸡、蔬菜生产企业开展追溯试点，探索信息化监管模式。对热点问题实施"智慧农安"行动，购置手持读卡器，实现"瘦肉精"监管及检测数据实时上传；

配备移动监管终端，实现监管工作精准化、标准化、痕迹化管理。

种植业在全省 13 个农产品生产企业开展追溯试点，针对不同生产主体分类施策，探索有效追溯模式，切实做到农产品"源头可追溯、流向可跟踪、信息可查询、责任可追究"。在环京津农产品生产和市场流通优势区域，建设了两个省级原产地农产品风险监测站，进一步探索建立蔬菜产地准出与市场准入机制。

畜牧业印发《关于启用河北省农产品质量安全监管追溯平台的通知》，正式启动农产品质量安全监管追溯信息平台，对 270 名省、市、县三级平台管理员进行了全面培训。强化兽药追溯系统建设，全省 152 家兽药生产企业申请了二维码秘钥，配备了二维码采集设备，基本实现了产品信息及时上传入库。开展兽药经营环节追溯试点工作，全省 51 家兽药经营企业被确定为试点单位，配备了相关设备，实现了数据采集和上传。

加强生产环节整治。一是实施特色食品生产聚集区整治提升工程。在全省 14 个特色食品生产聚集区集中开展治理行动，引导小散生产经营户进园入区，实施规范化管理，防控区域性、系统性风险。二是实施食品"三小"整治工程。出台 7 项配套管理办法，广泛开展普法宣教和整治行动。并将全省 28 万多家小餐饮、小摊点、小作坊纳入有效监管，食品"三小"生产经营规范化水平得到较大提高。三是实施食品生产经营监管公示工程。截至 2017 年底，全省 32 万家食品生产经营企业、持证餐饮单位已 100% 悬挂公示牌，接受公众监督。

开展流通市场食品安全提升活动。实施食用农产品集中交易市场食品安全"双提升"工程。在全省范围内先行打造了 113 个食用农产品样板市场，着力提升市场开办者食品安全管理水平和监管部门执法水平。

实施餐饮服务单位"名厨亮灶"工程。全省 7 万多家持证餐饮服务单位实现了"名厨亮灶"，方便了群众监督和部门监管。

开启监管新模式。编制了"河北智慧食药监"综合平台建设规划，研发了"药安食美"社会共治平台手机软件。目前，8 大业务平台 47 个子系统基本建成，汇集近 6 亿条信息，有 30 多万人次下载，500 多万人次访问，

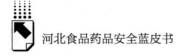

群众可查询、可监督、可投诉，开启了掌上监督新模式。

实施网格化监管工程。实现了县、乡、村三级食品药品网格化监管全覆盖，共建立县级网格 201 个，乡镇级网格 2523 个，村级网格 52626 个，进入三级网格的基层协管员达 58184 人，打通了基层监管"最后一公里"。

（四）开展集中整治，解决突出问题

针对群众反映的突出问题，省食品药品监督管理局相继开展了国家部署的农村食品安全、畜禽水产品、粮食重金属污染、学校及周边、"地沟油"、食品和保健食品欺诈和虚假宣传、城乡接合部和农村零售药店及小诊所、医疗器械生产质量规范实施等八大专项整治行动，以及省级层面的食用农产品批发市场、食品"三小"集中整治，出台了"地沟油"治理工作实施意见，始终保持严惩重处的高压态势，严厉打击违法违规行为。截至 2017 年底，查获各类食品药品违法违规案件 16601 件，同比增长 25%。圆满完成了"5·18"经洽会、旅发大会、北戴河暑期活动等重大活动期间食品安全保障任务。

畜牧业组织开展畜禽屠宰监管"铁拳行动"、畜禽屠宰暑期专项行动、交叉大检查、"百日行动"，清理小型屠宰厂点 17 个、捣毁私屠滥宰窝点 51 个，有力维护了全省屠宰市场健康秩序，保障了肉食品消费安全。

河北检验检疫局开展 2017 年春节及两会期间供港澳食品安全专项检查、进口食用植物油和供港蔬菜专项检查及出口禽蛋养殖场"氟虫腈"风险排查等工作，确保了进出口食品安全。

（五）夯实基础，全面提升监管能力

大力夯实基层基础。省食品药品监督管理局积极推进制度立、改、废工作，先后制定实施了 60 余项基础性、关键性监管制度，印发了监管清单、权力清单、责任清单，现场检查标准化、信息公开常态化、基层监管网格化、执法办案精准化、风险交流立体化的监管模式基本形成。加大财政投入，持续强化对市县的资金支持。2013 年以来，省级以上对下转移支付资

金约7.3亿元，支持市县乡监管能力建设资金4.8亿元，一定程度上弥补了基层基础薄弱这一短板。档案、食品药品基础数据库等基础资料、基础设施、基础数据建设取得重大突破。

提升检验检测能力。省农业厅印发省级农产品质量安全检验检测机构分中心管理办法，举办农产品检测技术培训班10期，将农产品检测机构"双认证"纳入食品安全考核内容，28市县两级质检机构通过"双认证"，年增幅达到43%，大大提高了基层检测能力。种植业为提高检测机构检验人员的能力和水平，6月举办了全省农产品农药残留检测技术培训班，11个设区市农产品质量检测中心和省农产品质量检测中心的检测技术人员共33人参加了专题培训。

省食品药品监督管理局实施检验检测能力提升工程。省级检测能力大幅提升，8个市级检验机构能够承担国家检验检测任务，县级（含乡镇）检验检测能力水平明显加强。

（六）服务改革大局，助推产业发展

相继推出了压缩审批时限、开辟"绿色通道"、推行预约服务等一系列改革措施，完成了食品生产领域2证合一、食品流通领域3证合一。全力助推京津企业入冀，同京津两地签署了"1+5"区域合作等一揽子合作协议，出台了《关于支持北戴河生命健康产业创新示范区的若干措施》，倾力支持北戴河生命健康产业创新示范区建设。同时打破区域壁垒，吸引北京药企入驻河北，沧州渤海新区生物医药产业园已有65家企业签约入驻，唐山滦南（北京）大健康国际产业园27个保健食品和医疗器械项目开工或签约。全力保障雄安新区食品药品安全，多次召开专题会研究贯彻具体实施意见，并率廊坊、保定市及雄县、安新、容城等食药监部门的主要负责同志，赴北京对标学习北京城市副中心建设过程中保障食药安全的经验做法，指导保定、廊坊市食药监部门以"五大一早"（大培训、大排查、大整治、大打击、大补课、早介入）为抓手，强化食品药品安全监管，为雄安新区持续、快速、健康发展提供了一流的食品药品安全保障。

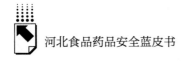

（七）加强宣传，着力构建社会共治格局

积极履行食安办统筹规划、综合协调、监督指导职责，每季度召开食安委成员单位风险防控联席会议，每季度向社会发布食品安全状况和典型案件，强化全程链接监管。与省农业厅合力推进"双安双创"，引领提升整体保障水平；与省农业厅签署食用农产品全程监管合作协议，健全了产地准出与市场准入衔接机制。与公检法机关联合出台行刑衔接实施意见，推进行政执法与刑事司法有机衔接。与教育、商务、住建、农牧、旅游、交通等部门密切合作，建立健全了校园食品安全、集中交易市场整治提升、餐厨废弃物处置、病死畜禽无害化处理、旅游景区和高速公路服务区餐饮食品安全等协作机制，形成了强大的监管合力。建立了食品药品安全严重失信行为惩戒制度，将行政许可、监督抽检、行政处罚等数据与信用河北、信用中国平台实时对接。每年组织开展食品安全宣传周、安全用药月等大型科普宣传活动，广泛普及食品药品安全知识。创新宣传模式，"三网一微两刊"（食药监局官网、食品药品科普网、食品药品安全诚信网、药安食美诚信河北微信公众号、河北食药杂志、河北食品安全杂志）不断完善，着力营造强大的舆论氛围。与检测机构、优秀企业、中小学校共建"食品安全宣教基地"，近20个基地挂牌。完善全省统一的"12331"投诉举报受理平台，畅通投诉举报渠道，持续引导群众参与监督，全社会协同共治氛围更加浓厚。

四　存在的主要问题

（一）食用农产品质量安全问题必须引起重视

2017 年，省级例行监测中蔬菜、畜产品、水产品的合格率分别为96.9%、99.9%、96.5%。然而，食品安全无小事，尽管农产品检测率持续维持在较高水平，但群众深感担忧的农兽药残留、抗生素超标、制假售假、非法添加、掺杂使假等问题仍时有发生。2017 年，河北省蔬菜、畜禽产品及水产品的总产量分别为8259.8万吨、463.7万吨、127.5万吨，对于巨大的消费量来说，即使是微小的不合格率，不合格产品总量也很惊人，影响了群众的安全感和获得感。

（二）省级监测问题分析

1. 实物不合格（问题）原因

2017年省本级抽检监测共检出实物不合格（问题）样品638批次，实物不合格（问题）项目731项次，从食品生产经营链条分布看，主要是以下五个方面的原因造成产品不合格。

35.3%的实物不合格（问题）项目主要是由生产工艺不合理或控制不当导致。例如，生产企业使用了含有塑料材质的生产设备、贮存容器、管道等，导致塑化剂的迁移；植物油的原料在炒制过程中温度过高，导致成品的苯并［a］芘超标等。

17.5%的实物不合格（问题）项目主要是由于产品配方不合理或未严格按配方投料。例如，食品添加剂超范围或超量使用、茶饮料的茶多酚不合格等。

16.3%的实物不合格（问题）项目主要是生产、运输、贮存等环节卫生防护不良，食品受到污染导致微生物指标超标。

14.1%的不合格（问题）项目怀疑是故意以次充好或人为添加非食用物质。例如，植物油中脂肪酸组成不符合标准怀疑是在高价植物油中掺入低价植物油，驴肉制品动物源性成分不符合怀疑是以低价骡马肉代替驴肉，糕点为延长保质期人为添加非食用物质富马酸二甲酯等。

10.9%的不合格（问题）项目属于食用农产品大类，主要是种植和养殖的环境受到污染导致食用农产品的重金属超标，或者是由于在养殖环节违规使用抗生素、瘦肉精等。

5.9%的实物不合格（问题）项目主要是原料进厂验收把关不严，原料本身不合格导致成品不合格。例如，部分食品的酸价、过氧化值不合格主要是由于使用了不合格的植物油原料或者是存储时间过长，还比如食品原料本身重金属含量偏高导致成品食品的重金属超标等（见图29）。

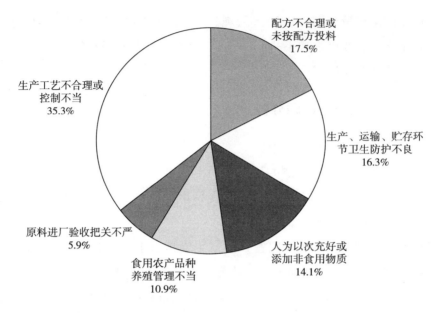

图29 实物不合格（问题）项目原因占比

2. 标签不合格原因

2017 年省本级抽检监测对省内生产的预包装食品检验了标签项目，除乳品专项的标签全部合格外，常规抽检监测、食品专项和应急抽检监测均存在标签不合格情况，其中常规抽检监测中省内企业产品的标签不合格率达11.4%。

目前食品标签需符合的标准法规主要有：《食品安全国家标准　预包装食品标签通则》（GB7718—2011）、《食品安全国家标准　预包装食品营养标签通则》（GB28050—2011）、《食品安全国家标准　预包装特殊膳食用食品标签》（GB13432—2013）、《食品标识管理规定》等，此外一些产品的执行标准也对标签提出了具体标注要求。

本次抽检监测中标签不合格的绝大多数属于标注不规范，例如营养标签营养素参考值计算错误、净含量字符高度不够、未使用规范的食品添加剂名称等。主要原因：一是生产企业认为标签不合格不影响实际产品质量，对于食品标签不够重视；二是涉及食品标签的标准法规比较多，一些中小企业对相应的标准法规没有深入学习掌握；三是涉及食品标签的标准法规均是文字性条款，生产企业可能会在对相应的标准法规的理解上存在歧义；四是不排除个别生产企业为提高产品销量故意在标签设计上误导消费者。

（三）需要引起重视的方面

1. 部分食品检出非食用物质或禁用兽药

本次省本级抽检监测中，有 14 批次样品检出非食用物质或禁用兽药，包括 6 批次畜禽肉检出克伦特罗或沙丁醇胺等瘦肉精，4 批次水产品检出孔雀石绿，3 批次水产品检出呋喃唑酮代谢物或呋喃西林代谢物，1 批次糕点的添加剂原料检出非食用物质富马酸二甲酯。克伦特罗和沙丁醇胺也就是俗称的瘦肉精，孔雀石绿可用于鱼类寄生虫病、细菌性疾病和其他疾病的治疗，硝基呋喃类属于禁用的抗菌药，富马酸二甲酯通常被用作工业防腐防霉剂。检出非食用物质说明部分食品生产企业依然存在侥幸心理，为提高产品卖相或降低成本而人为故意添加。

2. 部分食品检出真菌毒素

本次省本级抽检监测中，1 批次炒货食品黄曲霉毒素 B1 超标，1 批次小麦粉脱氧雪腐镰刀菌烯醇超标。主要是花生、小麦等原料在种植、采收、运输及储存过程中受到真菌污染所致。黄曲霉毒素 B1 是在天然食物中最为多见的真菌毒素，危害性也最强，对人具有强烈的毒性，是已知的化学物质中致癌性最强的一种。脱氧雪腐镰刀菌烯醇又称呕吐毒素，人摄食后可能会引起呕吐、腹泻、头疼、头晕等症状。

3. 驴肉制品、芝麻油掺伪情况较突出

本次网络订餐食品应急抽检监测中，共抽取 15 批次驴肉火烧，动物源性成分全部不符合。15 批次样品均未检出驴源性成分，反而是检出马源性成分或猪源性成分，说明以马肉、猪肉代替驴肉的情况比较突出。

本次评价性抽检监测中共抽取芝麻油 354 批次，有 83 批次芝麻油的脂肪酸组成不符合标准，问题率为 23.4%。不同的植物油其脂肪酸组成各不相同，如果脂肪酸组成不符合标准，怀疑是企业为降低产品成本人为在芝麻

油中掺入了其他植物油。

4. 植物油、酒类塑化剂超标情况依然较突出

本次常规抽检监测和评价性抽检监测中，共抽取食用油、油脂及其制品1191 批次，塑化剂超标 180 批次（197 项次），问题率为 15.1%；此外酒类产品也存在塑化剂超标情况。塑化剂超标主要是植物油、酒类在生产、运输和贮存过程中接触了塑料材质的容器、管道迁移所致。

5. 部分食品添加剂含量超标

本次省本级抽检监测中，食品添加剂项目不合格（问题）123 项次，占全部不合格（问题）项次的 16.8%，说明部分生产企业在添加剂的使用环节还不够规范，存在超范围、超量使用添加剂情况。

6. 部分食品微生物指标超标

本次省本级抽检监测中，微生物项目不合格（问题）119 项次，占全部不合格（问题）项次的 16.3%。当前食品生产企业多数是中小型企业，在生产环境、人员管理、过程控制、运输贮存等方面的规范水平还有待提高。

7. 食品标签不合格情况依然较多

本次省本级抽检监测对省内生产的预包装食品检验了标签项目，共检出标签不合格 988 批次，其中常规抽检监测中省内企业产品的标签不合格率达11.4%。规范食品标识的标注，是防止质量欺诈，保护企业和消费者合法权益的有效方式，因此还需要提高生产企业对食品标签重要性的认识。

（四）食品安全工作尚需进一步加强

一是食品生产者质量意识和法律观念淡薄。农产品、食品生产企业多以分散经营为主，管理不规范，工艺技术水平较低，质量保证体系不健全。部分农产品生产者质量安全意识淡薄，在病虫害的防治上仍然倚重化学农药，在肥料的使用上依然倚重化肥，个别地方存在农药残留高和重金属超标的隐患。部分食品生产加工者为降本逐利，滥用食品添加剂，非法添加非食用物质，加大食品安全风险隐患。

二是食品安全监管能力与宣传力度有待加强。基层基础仍较薄弱。部分

市县基础设施、执法装备、监管手段、检测能力相对落后，监管能力和专业水平与日益繁重的工作任务不适应、不匹配。食品安全法规及相关知识宣传，科学种植、养殖技术引导，无公害生产示范等工作有待进一步加强。

三是食品安全社会协同共治格局尚未形成。食品安全诚信体系建设滞后，企业主体责任未完全落实，严惩重处的态势尚未真正形成，最严厉处罚的整体震慑力不够，社会监督力量尚未充分激活，消费维权成本高、风险大，群众举报食品安全违规违法行为的积极性不高，行业自律功能未有效发挥，舆论监督宣传的力度不够，食品安全协同共治有待推进。

五　2018年食品安全工作

2018年全省食品药品监管部门将深入贯彻落实党的十九大和省第九次党代会、省委九届六次全会、省十三届人大一次会议，以及中央纪委二次全会、省纪委三次全会精神，以习近平新时代中国特色社会主义思想为指导，牢固树立创新、协调、绿色、开放、共享的发展理念，坚持人民利益至上，坚持质量第一、效益优先，坚持预防为主、全程控制，坚持党政同责、社会共治，启动实施《"食药安全，诚信河北"行动计划（2018～2020年)》，以最严谨的标准、最严格的监管、最严厉的处罚、最严肃的问责，全面加强食品药品安全监督管理，严把从农田到餐桌、从实验室到医院的每一道防线，促进食品医药产业高质量发展，全力保障人民群众饮食用药安全。

（一）组织实施第二个三年行动计划

启动实施《"食药安全，诚信河北"行动计划（2018～2020年)》，制定各地具体实施方案，分解目标任务，明确责任分工，实行"项目化"、"台账式"管理，以更加具体的"任务书"、"时间表"、"路线图"，扎实推进落实。加快构建现代化食品药品安全治理体系，推进食品药品安全工程。认真学习习近平新时代中国特色社会主义思想，学习习近平总书记食品安全战略思想，"严把从农田到餐桌、从实验室到医院的每一道防线"的思想，创造性地开展工作。积极推进制度的立改废工作，加快形成与新时代食品药品安全工作相适应的制度体系。更加注重运用现代科技思维和手段分析解决问题，加强统筹规划，加快智慧监管系统建设，实现"机器换人"、"机器助人"，形成"严管"加"巧管"的监管新局面。

（二）提升农产品标准化生产能力

依托国家标准、行业标准，突出地方标准，完善覆盖全产业链的标准体系。推动"菜篮子"大县、畜牧业绿色示范县、渔业健康养殖示范县、农产品质量安全县推行标准化生产，引导农户按标生产，全省农业标准化生产覆盖率达到57%。稳步推进"三品一标"认证，做好无公害农产品认证制度改革后的衔接工作。

大力推广树体改造和树形改良技术，积极推广省力高效栽培、网架篱架栽培等现代新模式。开展果品生产"周查月检"制度，加强生产投入品源头管理，推行增施有机肥、生草栽培、测土平衡施肥，减少化肥用量，提高土壤有机质含量；推行生物、物理、化学防治相结合的综合措施，大力推广安全间隔期用药技术，实现病虫无公害防控，最大限度地减少农药残留。

（三）深入开展"两大创建"活动

在全省高标准、高起点推进国家食品安全示范城市创建活动，切实发挥创建市落实食品安全属地管理责任、示范带动、促进社会协同共治的作用。巩固提升石家庄等3个首批市创建成果，力争使更多的市被纳入国家创建范围。认真落实党的十九大提出的全面实施食品安全战略、区域协调发展战略的部署要求，遵循政府主导、企业主责、部门监督、社会参与的原则，会同北京、天津市开展京津冀食品和农产品质量安全示范区建设，确保2020年河北省环京津地区基本达到"京津冀食品和农产品质量安全示范区"创建目标，2025年河北省全域达到"京津冀食品和农产品质量安全示范区"创建目标。制定雄安新区企业入区标准，指导制定冬奥会餐饮保障规划，支持北戴河生命健康产业创新示范区建设，提升渤海新区生物医药产业发展水平。

（四）加强食品安全全链条监管

种养环节，严把投入品使用关，加大畜禽水产品抗生素、禁用化合物、兽药残留超标专项整治力度。生产加工环节，在规模以上食品生产企业逐步推行危害分析和关键控制点（HACCP）、良好生产规范（GMP）等国际通行的质量管理规范，2018年率先推动200家大型食品生产企业建立HACCP体系。对食品生产集聚区和特色食品治理实施"回头看"、"再提升"。加强对肉制品、白酒、水产制品、婴幼儿辅助食品等重点食品的监管，对重点食品生产企业开展专项检查。流通环节，深化食品及食用农产品集中交易市场食品安全整治提升行动，组织开展"放心肉菜示范超市创建"活动，鼓励商场超市扩大基地采购、农超对接、供应商供货、订单农业，设立优质产品专柜，满足群众多层次消费需求。推进农村食品统一配送和农村食品安全示范店建设。组织开展食品、保健食品欺诈和虚假宣传专项整治。餐饮消费环节，实施餐饮业质量安全提升行动，开展"明厨亮灶"示范建设，加强托幼机构、学校、养老机构、建筑工地、医院食堂等集中用餐单位的食品安全教育和管理，推动实现80%的大型餐饮企业、学校和幼儿园食堂的食品安全等级达到良好以上。深入开展农村食品安全治理行动，加强农村集体聚餐食品安全监管。加强网络订餐监管，规范入网餐饮服务提供者食品安全责任，鼓励"后厨直播"，做到线上线下餐饮同标同质。将各领域、各环节的工作项目化，使之可量化、可督导、可评比、可考核。

（五）强化食品药品安全风险管控

把风险管控作为保障安全的先手棋，坚决整治产业聚集区存在的"贴牌"、"傍名牌"、掺杂使假等"潜规则"，防止区域性食品药品安全风险隐患。切实落实食品药品生产经营者的风险防控主体责任，制定控制措施，明确责任人，做到防范化解到位。动员社会力量防控风险，充分发挥食品药品安全协管员熟悉当地情况的优势，鼓励引导其积极反映情况，举报违法违规行为。发挥检验检测在风险防控方面的作用，将省、市、县三级监督抽检工作纳入统一平台,统筹管理;科学制订抽检计划,实现类别、项目、企业、区域和业态全覆盖;提高抽检的靶向性和问题发现率,重点加大对食用农产品和保健食品等重点种类,大型批发市场和校园及周边等重点区域,农兽药残留、重金属和微生物污染等重点指标的抽检检测力度。强化抽检结果的运用,坚持问题企业和产品"五不放过",即原料来源、产品流向未查清的不放过,问题产品未召回、未处理的不放过,不法企业未受到惩处的不放过,企业管理和监管措施不到位的不放过,案件警示教育没有做的不放过。各级监管部门要每周公布食品抽检结果,向消费者传递食品安全信息,倒逼企业负起主体责任。

(六)严厉打击违法违规行为

坚持重典治乱,以"零容忍"的姿态严厉打击食品药品安全违法违规行为。坚持依法行政,规范执法,对违法违规行为以打开路、依法严惩,打早打小、要案快办。加强行政执法与刑事司法衔接,推进日常监管和执法办案信息共享;建立实施大案要案联合督办和典型案件通报制度;针对问题多发频发、群众反映强烈的领域,组织开展专项稽查行动。坚持监管见物见人,所有不合格产品、所有违法案件都要处理到人,推进落实违法犯罪人员行业禁入,建立并向社会公开食品药品安全违法犯罪人员禁业限制数据库。完善案件查办信息公开制度,以公开促进提升办案质量和案件办理规范化水平。

(七)促进产业高质量发展

改进审批流程,提高审批效率,增强服务意识和能力。配合行业主管部门,严格落实产业政策和准入条件,推进区域性食品产业聚集,提高食品产业规模化、集约化发展水平。推进落实食品"三小"条例,坚持政府主导、部门协作,立足于满足人民群众需要,合理规划建设农贸市场等食品集中交易市场,提高农贸市场规范化管理水平。加强食品品牌建设,保护和传承食品行业老字号,发挥其示范带动作用。

（八）持续推进能力建设

加快"智慧食药监"信息化建设，实施"互联网＋"食品药品安全监管项目，建立完善的监管对象数据库和高效的信息化监管系统，推进监管数据资源共享，探索基于大数据分析应用的监管新模式。推动实施食品生产企业监督检查电子化管理，建立完善监督检查数据库。尽全力争取国家食品药品重点实验室，提升检验检测等技术支撑能力。继续落实省局与省财政厅印发的《关于加强市、县、乡级食品药品监管能力专业建设的指导意见》，加强基层执法装备配备，夯实基层工作基础。健全培训管理制度机制，全面提升监管人员综合素质和能力水平。进一步加大对企业管理人员的培训。依托现有资源，加快建设职业化检查员队伍。

（九）着力构建共治共享格局

把握好政府治理与企业治理、社会治理的关系，切实落实党委、政府、部门、企业的责任，发挥社会群防群控、部门联合联动、企业自律互律的作用。加强各级政府食安委及其办事机构建设，提升监管工作合力。建立完善食品安全诚信管理制度，将食品生产经营企业法人、非法人组织、个人的食品安全信用状况全面纳入社会诚信体系范围。切实砸实企业的主体责任，必须使企业对其产品质量安全承担法律责任。稳步扩大食品安全责任保险覆盖范围，健全保险赔付事前事中事后政策。健全网络投诉举报平台，鼓励企业员工举报违法行为，落实有奖举报制度和举报人保护制度，及时兑现举报奖励资金。树立宣传也是监管的理念，积极开展食品药品安全公益宣传。鼓励和支持行业协会制定行规行约、自律规范和职业道德准则，主动发现解决本行业共性隐患问题。

B.2
2017年河北省药品质量安全报告

河北省食品药品安全研究报告课题组

摘　要： 2017年，河北省食品药品监管部门创新监管理念，深化药品监管制度改革，强化全程监管，加强能力建设，药品质量安全状况总体平稳，产业发展质量日趋向好，药品质量安全保障能力不断提高，各项工作取得新进展。

关键词： 医药工业　质量安全　不良反应监测　河北

2017年，按照党中央、国务院、国家食品药品监管总局的决策部署，河北省食品药品监督管理局继续创新监管理念，不断深化药品监管制度改革，强化全程监管，加强能力建设，全力防控药品质量安全风险，严惩重处各类违法行为，积极推动社会共治，药品质量安全状况总体平稳，全年未发生较大规模药害事件和群体药品不良事件，药品安全监管能力稳步提升。

一　2017年全省医药工业发展情况

（一）经济运行情况

1. 工业增加值增速加快，工业总产值、出口交货值稳步增长

2017年末，全省医药工业规模以上企业287家，完成工业增加值262.06亿元，同比增长7.9%。实现工业总产值1063.74亿元，同比增长15.73%。增速最快的子行业是中药饮片加工和医疗仪器设备及器械制造，

增速分别为46.5%、34.0%，占比较大的化药制剂（占比为32.33%）增长8.3%。实现销售产值995.3亿元，同比增长14.67%。完成出口交货值78.2亿元，同比增长8.3%（见表1）。

表1　2017年医药工业主要指标完成情况

指标名称	2017年完成 （亿元）	同比增长 （%）	全省工业增长 （%）	比全省工业增幅 高出的百分点
工业增加值	262.06	7.90	3.40	4.50
工业总产值	1063.74	15.73	12.62	3.11
销售产值	995.30	14.67	13.07	1.60
出口交货值	78.20	8.30	3.31	4.99

2. 主营业务收入突破千亿元、利润超过百亿元，利润增速高于收入

2017年全省医药工业实现主营业务收入1069.05亿元，同比增长10.3%，增速较上年同期提高6个百分点。从各子行业看，主营业务收入增长最快的是医疗仪器设备及器械制造业，同比增长40.7%（见表2）。

表2　2017年各子行业主营业务收入完成情况

单位：亿元，%

子行业名称	2017年实现	同比	比重
全省医药工业合计	1069.05	10.30	100.0
化学药品原料药制造	119.54	9.5	11.2
化学药品制剂制造	456.20	5.7	42.7
中药饮片加工	81.28	18.8	7.6
中成药生产	193.00	13.4	18.1
兽用药品制造	94.42	18.7	8.8
生物药品制造	59.32	-3.0	5.5
卫生材料及医药用品制造	20.87	25.1	2.0
制药专用设备制造	1.85	-21.90	0.2
医疗仪器设备及器械制造	42.57	40.70	4.0

化学药品制剂制造和中成药生产是医药工业主营业务收入的重要组成部分，分别占医药工业主营业务收入的42.67%和18.05%，合计占医药工业

主营业务收入总额的六成以上。化学药品原料药制造主营业务收入位居第三位，占比为11.18%。医疗仪器设备及器械制造2017年规上企业有31家，同比增加了4家，主营业务收入占比为3.98%，较上年提高0.86个百分点，将成为行业发展新的增长点（见图1）。

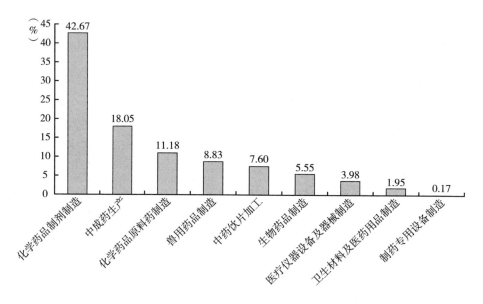

图1　2017年医药行业业各子行业主营业务收入占比

2017年全省医药工业实现利润总额108.38亿元，同比增长23.3%，增速较上年同期提高9.4个百分点。各子行业中，增长最快的是化学药品制剂，同比增长45.2%（见表3）。

表3　2017年各子行业利润完成情况

单位：亿元，%

子行业名称	2017年实现	同比增长	比重
全省医药工业合计	108.38	23.3	100.0
化学药品原料药制造	9.54	21.2	8.8
化学药品制剂制造	53.87	45.2	49.7
中药饮片加工	3.34	-12.6	3.1
中成药生产	18.81	-0.2	17.4

续表

子行业名称	2017 年实现	同比增长	比重
兽用药品制造	9.04	19.4	8.3
生物药品制造	8.31	0.3	7.7
卫生材料及医药用品制造	1.50	41.6	1.4
制药专用设备制造	−0.06	−166.1	−0.06
医疗仪器设备及器械制造	4.04	23.9	3.7

化学药品制剂制造占据医药工业利润总额的半壁江山，2017 年利润总额占比为 49.7%，较 2016 年提高了 7.5 个百分点，利润增速最快，对行业起着拉动作用。第二位的中成药生产利润总额占比为 17.4%，较 2016 年降低 4.1 个百分点，利润总额同比略有下降。化学药品原料药制造位居第三位，利润总额占比为 8.8%，与 2016 年基本持平（见图 2）。

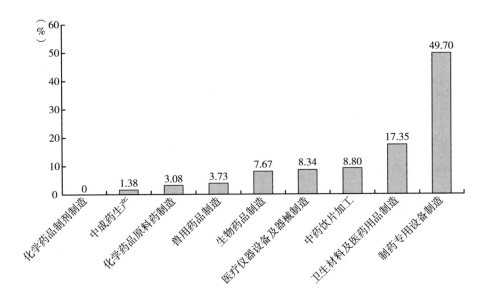

图 2 2017 年河北省医药工业各子行业利润总额占比

3. 产业发展质量日趋向好

2017 年，医药工业主营业务收入利润率为 10.14%，较上年同期提高 1.07 个百分点，高于全省工业整体水平 4.13 个百分点。子行业中，生物药

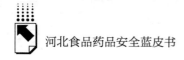

品制造主营业务收入利润率为14.0%，化学药品制剂制造主营业务收入利润率为11.81%，均高于行业平均水平，表明河北省医药工业通过实施创新驱动发展战略，加快新旧动能转换，发展模式实现了由过去的规模扩张向质量效益转型，行业利润支撑由原来的大宗原料药为主转变为创新药品制剂为主，产业发展质量日趋向好。

（二）全省医药工业投资及重点项目建设情况

2017年全省医药工业完成固定资产投资额370.77亿元，同比降低19.7%；其中完成技改投资额211.05亿元，同比降低31.9%。在建项目216个，其中技改项目133个；本年新开工项目132个，其中技改项目87个。

2015年，GMP升级推动的医药工业投资高峰已过去，2016年增速开始下降，医药工业在固定资产投资增速放缓的同时，企业的研发、环保和市场营销投入得到快速增长，反映了医药工业转型期增长方式由投资拉动向创新驱动转变。

二　药品质量安全状况

2016年12月16日至2017年12月10日，全省共抽验各类药品7912批次（含评价抽验1014批次，稽查、公安办案259批次），合格7771批次，不合格141批次，总体合格率为98.22%。与上年同期相比，总体合格率上升了1.43个百分点（见图3）。

（一）药品制剂、中药材（饮片）抽验情况（不含稽查办案）

全省抽验［药品制剂、中药材（饮片）］2378个单位的1685种药品5605批次，合格5538批次，不合格67批次，合格率为98.80%。与上年同期相比，合格率上升了2.14个百分点。

1. 药品制剂监督抽验情况

全省抽验药品制剂4733批次，合格4713批次，不合格20批次，合格

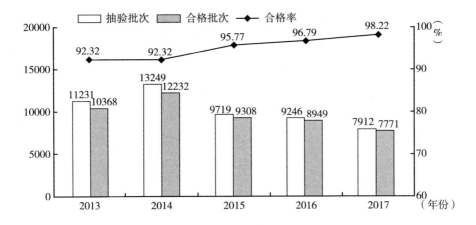

图3　2013～2017年全省药品抽验合格率比较

率为99.58%。与上年同期相比,合格率下降0.05个百分点。

2013～2017年,共监督抽验药品制剂31297批次,年度抽验合格率分别为97.96%、98.72%、99.20%、99.63%、99.58%,药品制剂总体质量水平继续保持稳中向好趋势(见图4)。

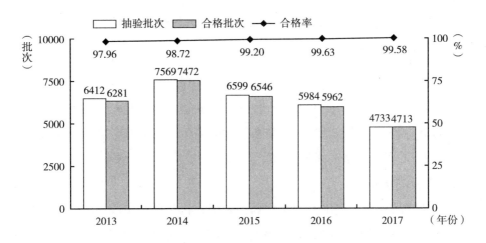

图4　2013～2017年河北省药品制剂监督抽验合格率比较

2. 中药材(饮片)抽验情况

中药材(饮片)抽验872批次,合格825批次,不合格47批次,合格率为 94.61% 。

2013 ~ 2017 年共抽验中药材（饮片）7372 批次，年度合格率分别为 73.56% 、74.05% 、81.74% 、87.56% 、94.61% ，合格率逐年提高（见图 5）。

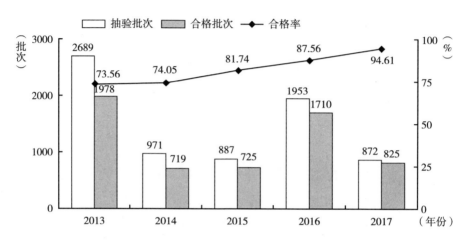

图 5 2013 ~ 2017 年河北省中药材（饮片）抽验合格率比较

3. 按环节分析

2017 年，药品生产企业抽验 976 批次，不合格 12 批次，合格率为 98.77% ；医院制剂室抽验 98 批次，不合格 3 批次，合格率为 96.94% ；批发企业抽验 935 批次，不合格 15 批次，合格率为 98.40% ；零售企业抽验 1928 批次，不合格 17 批次，合格率为 99.12% ；医疗机构抽验 1668 批次，不合格 20 批次，合格率为 98.80% （见图 6）。

4. 按品种分析

从抽样品种看，抗生素和生化药均合格；化学药和中成药的合格率分别为 99.47% 、99.60% ；中药材（饮片）的合格率最低，为 94.61% 。中药材（饮片）不合格批次占全部不合格药品的 70.15% 。

2013 ~ 2017 年，除化学药合格率个别年份略有下降，中成药、抗生素、生化药抽验合格率均逐年升高，稳中有升（见图 7）。

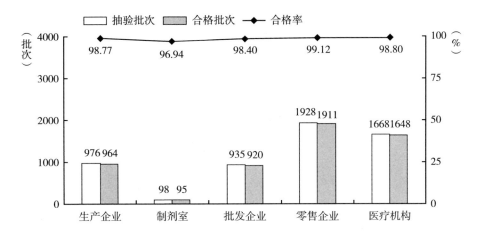

图6　各环节监督抽验合格率比较

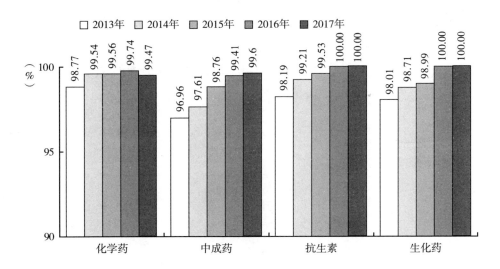

图7　2013~2017年各类制剂合格率比较

5. 按产地分析

2017年，20批次不合格药品制剂中，本省企业生产的为7批次，占不合格总批次的35%；外省企业生产的为13批次，占不合格总批次的65%。（见图8）。

在47批不合格中药材（饮片）中，本省企业生产的为31批次，占不

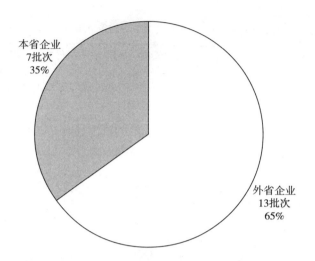

图8 省内外企业不合格药品制剂情况比较

合格总批次的 65.96%；外省企业生产的为 7 批次，占不合格总批次的
14.89%；安国市场的为 7 批次，占不合格总批次的 14.89%；未注明产地
的中药材（饮片）2 批次，占不合格总批次的 4.26%（见图9）。

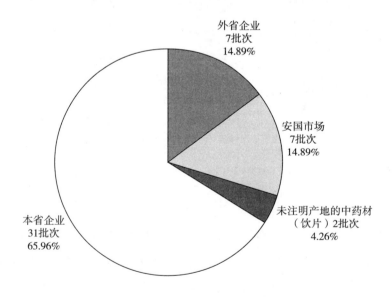

图9 省内外企业不合格中药材（饮片）情况比较

2017年，本省企业生产的药品制剂合格率为99.47%，外省企业生产的药品制剂合格率为99.62%，本省企业生产的药品制剂合格率略低于外省企业（见图10）。

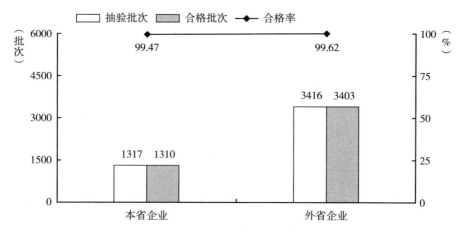

图10　省内外企业药品制剂抽验合格率比较

2017年，本省企业生产的中药材（饮片）合格率为95.10%，外省企业生产的中药材（饮片）合格率为91.67%，未注明产地的中药材（饮片）合格率为84.62%。本省企业生产的中药材（饮片）合格率分别比外省、未注明产地的高3.43个、10.48个百分点（见图11）。

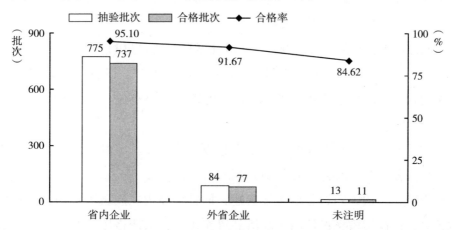

图11　省内外企业中药材及中药饮片抽验合格率比较

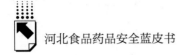

6. 按被抽样单位规模分析

2017 年共抽到 20 批次不合格药品制剂。其中，抽自生产企业和医院制剂 7 批次、市区经营企业 3 批、县及县以下经营企业 7 批次、县及县以下医疗机构 3 批次，分别占不合格总批次的 35%、15%、35%、15%（见图 12）。

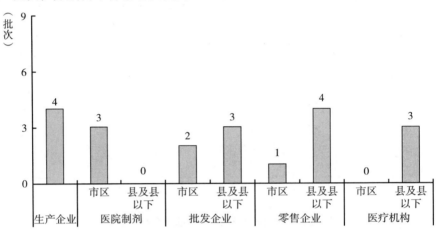

图 12　各环节不合格药品制剂的分布

2017 年共抽到 47 批次不合格中药材（饮片）。其中，抽自生产企业 8 批次、市区经营企业 8 批次、县及县以下经营企业 14 批次、县及县以下医疗机构 17 批次，分别占不合格总批次的 17%、17%、30%、36%（见图 13）。

7. 抽验发现的主要质量问题

药品制剂存在的主要问题：有 2 种化学药品的含量测定不合格，2 个品种 2 批次片剂、1 个品种 2 批次胶囊剂溶出度不合格，其他片剂化学药品主要是性状、注射剂是可见异物不合格；中成药主要是装量差异、性状、粒度等不合格。

中药材（饮片）存在的主要不合格项目：性状、鉴别、含量测定、杂质、总灰分，有 1 批次二氧化硫残留量超标。

中药材（饮片）存在的主要问题：同批样品内在质量不均匀、外观性状差异大；掺伪增重；伪品、混淆品冒充正品；未严格按药典规定进行炮制，致含量下降。

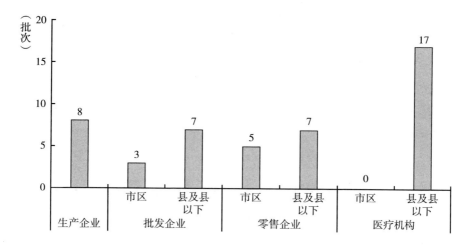

图13　各环节不合格中药材（饮片）的分布

（二）基本药物抽验情况

2017 年在全省 278 个单位共抽到基本药物 234 个品种 602 批次，经全项检验合格 600 批次，不合格 2 批次，合格率为 99.67%。与上年同期（99.54%）基本持平。

不合格基本药物抽自生产企业 1 批次、零售连锁公司 1 批次；1 批次为化学药，1 批次为抗生素。本省企业生产的 1 批次，外省企业生产的 1 批次。不合格项目是溶出度、水分。

2013 ~ 2017 年，全省共抽验基本药物 8798 批次，合格 8747 批次，总体合格率为 99.42%，年均合格率保持在 99% 以上（见图 14）。

三　药品不良反应/事件监测工作

（一）总体情况

2017 年，全省各级监测网点共收集上报药品不良反应/事件个例报告 42021 份，平均每百万人口 585 份，较 2016 年降低 27.99%（见图 15）。其

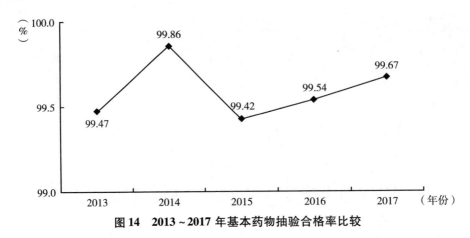

图14　2013～2017年基本药物抽验合格率比较

中严重报告4900份，严重报告占比为11.66%；新的和严重报告17708份，新的和严重报告占比为42.14%。药品不良反应报告和监测市县覆盖率达100%。2017年全年未发生较大规模药害事件和群体药品不良事件。

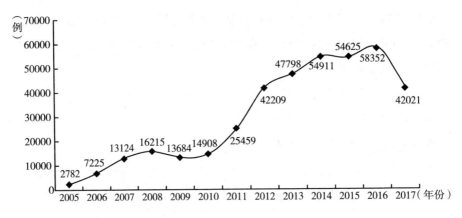

图15　2005～2017年全省药品不良反应/事件病例报告数量增长情况

（二）2017年全省药品不良反应监测情况分析

1. 报告来源情况分析

2017年，河北省药品不良反应监测网络基层用户持续增加，基层监测网点数量达15488家，比2016年增长了4.28%，网络直报覆盖面进一步扩

大；其中医疗机构7639家，经营企业7542家，生产企业284家，计生机构
23家（见表4）。按照报告来源统计，来自医疗机构的报告37743份，占
89.82%；来自药品经营企业的报告3541份，占8.43%，经营企业报告占
比明显降低；来自药品生产企业的报告713份，占1.7%，生产企业报告数
量及占比均有所增长，但报告占比仍然很低，生产企业报告和监测主体责任
难以落实（见图16）。

表4　2017年基层监测网点数量情况

报告单位类别	2017年		2016年		2017年增长率（与2016年比）
	数量	构成(%)	数量	构成(%)	
经营企业	7542	48.70	7343	49.44	2.71
医疗机构	7639	49.32	7279	49.01	4.95
生产企业	284	1.83	211	1.42	34.60
计生机构	23	0.15	19	0.13	21.05
总数	15488	100	14852	100	4.28

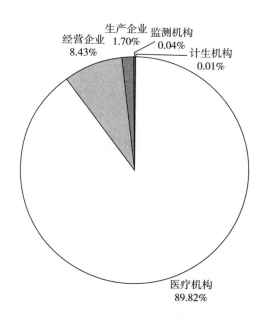

图16　2017年度药品不良反应/事件病例报告来源情况分析

2. 报告涉及患者情况分析

按照医学年龄统计，涉及 45～64 岁中老年患者的报告占比最高，达到 37.86%；涉及 14 岁以下儿童患者的报告占 9.54%，比 2016 年略有上升；涉及 65 岁及以上老年患者的报告占 24.24%，比 2016 年有所升高（见图 17）。

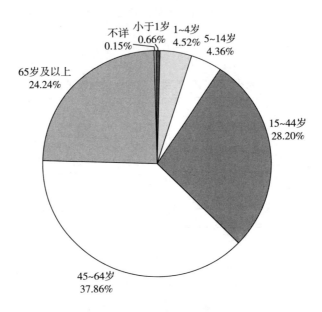

图 17　药品不良反应/事件案例报告涉及患者年龄分布

3. 报告涉及药品分类情况分析

按照药品类别分布统计，涉及化学药品 33395 例次，占 79.84%；中药 7664 例次，占 18.32%；生物制品 768 例次，占 1.84%（见图 18）。

按剂型分布统计，涉及注射剂药品 27407 例，占 62.91%；口服制剂 14726 例，占 33.80%；其他制剂或剂型不详 1430 例，占 3.28%（见图 19）。

报告数量排名前十位的药品品种依次是左氧氟沙星、阿奇霉素、头孢曲松、硝苯地平、清开灵、头孢呋辛、单硝酸异山梨酯、头孢哌酮舒巴坦、甲硝唑、阿莫西林。

4. 药品不良反应/事件案例累及系统情况分析

按药品不良反应/事件案例累及系统分布统计，排名前三位的分别是皮

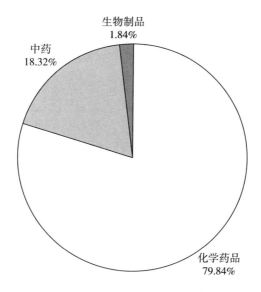

图18 药品不良反应/事件案例报告涉及药品类别分布

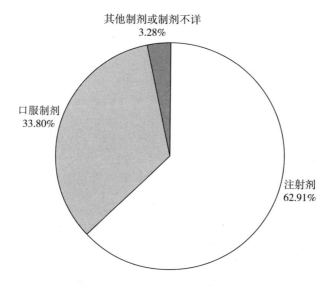

图19 药品不良反应/事件案例报告涉及药品剂型分布

肤及其附件损害（26.26%）、胃肠系统损害（24.68%）和神经系统损害
（10.98%）（见图20）。

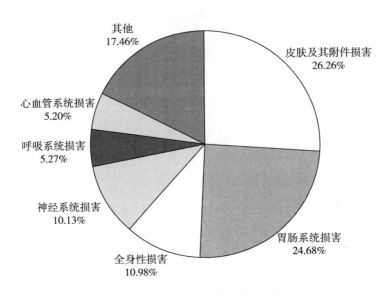

图20　药品不良反应/事件案例累及系统分布

5. 报告涉及国家基本药物情况分析

2017 年，全省共收到国家基本药物不良反应报告 18132 份，占 2017 年全省报告总数的 43.15％，比 2016 年略有下降。其中严重报告 2013 份，占 11.1％，略低于整体水平（11.66％），体现了国家基本药物的相对安全性。

国家基本药物报告中，化学药品及生物制品报告涉及 296 个品种 15417 例次，占 83.40％；中成药报告涉及 165 个品种 3069 例次，占 16.60％。国家基本药物报告中，涉及注射剂报告 9983 份，占总数的 53.89％；口服制剂 8126 份，占总数的 43.86％；其他剂型 417 份，占总数的 2.25％。

（三）主要安全性风险提示

——老年人基础疾患较多，往往多种药物联合使用。从监测情况看，65 岁及以上老年人整体报告占 24.24％，其中严重报告占 28.47％，中药注射剂报告占 31.05％，均比 2016 年有所上升，应重视老年人用药，特别是联合用药和使用中药注射剂的安全性。

——14 岁以下儿童整体报告占 9.54％，比 2016 年有所上升；其中抗感染药物报告占 17.23%，中药注射剂报告占 10.59%，均高于整体报告占比和 2016 年占比；应重视 14 岁以下儿童，特别是 3 岁以内婴幼儿使用抗感染药物和中药注射剂的安全性。

——抗感染药物不良反应报告占化学药品报告总数的 39.35%，与 2016 年基本持平；其中头孢菌素、喹诺酮类、大环内酯类、青霉素类、β-内酰胺酶抑制剂仍是抗感染药物的主要类别；来自一级医院及以下基层医疗机构的抗感染药物报告占比为 42.24%，比 2016 年明显降低，但仍高于整体报告占比；应继续关注抗感染药物在基层医疗机构使用的安全性。

——解热镇痛抗炎类药物大多为非处方药和复方制剂，来自药品经营企业的报告占 26.89%，来自医疗机构报告中一级医院及其以下基层医疗机构占 68.94%，解热镇痛抗炎类药物不良反应主要出现于患者自主用药情况和基层医疗机构，应重视说明书对患者用药的指导作用。

——从涉及药品剂型和给药方式看，注射剂不良反应报告占 62.91%，比 2016 年有所上升，若按严重报告统计，注射剂不良反应报告占 80.78%；从累及系统看，口服制剂不良反应以胃肠系统损害为主，损害程度较轻；注射剂不良反应以过敏反应为主，伤害较为严重；应重点关注注射剂型特别是静脉滴注给药方式的安全性。

（四）存在的主要问题

2017 年，共有 86 家药品生产企业参与上报药品不良反应报告 713 份，占总报告数量的 1.70%，仍低于全国平均水平，参与上报的药品生产企业数量仅占全部制剂企业的 51.5%，需进一步落实生产企业安全性监测主体责任。[①]

---

① 统计数据来源于"国家药品不良反应监测系统"中 2017 年 1 月 1 日至 2017 年 12 月 31 日河北省上报的数据。由于河北省药品不良反应监测工作起步较晚，且受药品不良反应报告和监测整体水平的限制，以上数据和分析并不完全代表河北省药品不良反应发生的实际情况，仅供参考。

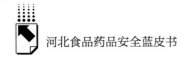

四 2017年主要工作措施

按照党中央、国务院、国家食品药品监管总局的决策部署，近年来，河北省创新监管理念，坚持打建结合，强化正向引导，不断深化药品监管制度改革，积极开展系列专项整治，严打各种违法行为，药品安全监管能力和保障水平有了明显提升。

（一）围绕严守底线，着力防控风险

强化风险排查，落实风险分级管理制度，对重点品种、区域、环节和大型药品生产经营企业风险点严盯死守，严防事故发生。强化监督抽检，坚持问题导向，对药品抽检监测进行规范，完成药品抽验6639批，检验合格6569批，合格率达98.9%，总体反映了药品质量稳定。对不合格产品进行了依法查处，问题产品处置率达100%。强化信息发布，每周公布抽检信息，每月发布质量公告，每季度召开药品生产安全风险评估会议，多措并举防控风险。强化企业量化分级，以企业药品生产质量管理为主线，对全省企业进行重新分级评定，全省共评定A级企业65家，B级企业158家，C级企业53家，D级企业74家。探索建立"四位一体"立体防控监管模式，重点关注生产企业实验室管理薄弱、工艺验证数据不充分、洁净区无菌操作不规范等风险隐患问题，严防药害事件发生。

（二）围绕严惩重处，深化专项整治

始终坚持"打击是最好的预防"理念，聚焦群众反映强烈的突出问题深化专项整治。集中开展了胶剂药品、生化药品、中药材（饮片）、特殊药品、中药提取物、角膜塑形镜、无菌和植入性医疗器械、互联网医疗器械经营、药物临床试验机构资格认定和复核检查、城乡接合部和农村地区药店诊所药品质量安全等专项整治。以"护网"行动和"亮剑"行动为抓手，严厉打击利用互联网非法经营"三品一械"行为。2017年，全省各级食品药品监管部门严格落实"四个最严"要求，积极作为，主动出击，积极开展专项打击整治活动，始终保持打击违法犯罪高压态势，立案查处药品违法案件 5789 起，查获了安国市彤康药业有限公司生产不符合药品规定的药品、石家庄创雅医疗器械有限公司无证生产销售义齿等一批大案要案。

（三）围绕重点事项，强化全程监管

一是继续深化药品医疗器械审评审批制度改革。出台《河北省药品医疗器械审评审批制度改革联席会议制度》，进一步优化、规范和简化医疗器械行政审评审批备案工作流程，不断推动药品医疗器械审评审批能力建设等工作。2017 年，全省首次完成注册医疗器械产品 281 个。二是扎实开展仿制药一致性评价工作。多次召开座谈会，督促引导药品生产企业积极开展仿制药一致性评价工作，并邀请有关专家对药品生产企业进行培训，已完成 6 个品种的药学研究。三是大力推进药品上市许可持用人制度试点工作。出台《药品上市许可持有人试点工作实施指南》，对药品上市许可持有人制度试点工作要求进行了细化，积极妥善解决工作中的难点问题。河北省已申报药品上市许可持有人 16 家企业 323 个品种，批准 10 家企业成为药品上市许可持有人。四是认真做好"两票制"工作。印发了《关于做好药品生产经营环节实行"两票制"监管工作的通知》，规范了药品生产经营企业工作流程，明确了批发企业异地设库和医药现代物流企业多仓等支持政策。"两票制"工作开展以来，各市对辖区内的药品经营企业进行认真监督检查，批发企业全部与公立医院签订了承诺书，并按 GSP 要求将承诺书存档备查。五是继续推进新版 GMP、GSP 实施工作。严格按照法律法规要求，规范现场检查和工作程序，确保认证质量、巩固认证成果。2017 年，313 家企业通过了新版药品 GMP 认证，获得证书 498 张，36 家药品经营企业通过新版 GSP 认证。

（四）围绕夯实基础，加强能力建设

一是加强基层监管能力建设。加大财政投入，持续强化对市县的资金支持，安排年度资金 4113 万元，为全省 94 个县（市、区）购置了监督执法用车，为 841 个乡镇配备了必要的设备，一定程度上弥补了基层基础薄弱这

一短板。二是加强食品药品检查队伍建设。按照培训计划，对药品监管人员分类分层次开展了业务培训，全年完成 12 项培训任务，培训监管人员 1752 人次、企业人员 29562 人次。三是强化"智慧食药监"系统建设。深入推进省、市两级信息化建设，8 大业务平台、47 个子系统中的 16 个系统已开发完成。加大"药安食美"社会共治软件推广力度，累计汇集信息近 6 亿条次，有 30 多万人次下载，500 多万人次访问，开启了食药安全"掌上监督"新模式。四是着力构建食品药品应急指挥平台。组建了省级应急处置队伍并配备了装备，开展各类应急演练 40 场，参演总人数 1700 余人，观摩总人数近 3100 人；升级改造了舆情监测平台，提高了舆情监测的自动化、智能化、靶向化水平，有效处置"不合格百白破疫苗"等各类突发舆情事件 18 起。

（五）围绕产业发展，实施制度改革

相继推出了压缩审批时限、开辟"绿色通道"、推行预约服务等一系列改革措施，提高了行政服务效率和水平。全力助推京津企业入冀，同京津两地签署了"1 + 5"区域合作等一揽子合作协议，出台了《关于支持北戴河生命健康产业创新示范区的若干措施》，倾力支持北戴河生命健康产业创新示范区建设。同时打破区域壁垒，吸引北京药企入驻河北，沧州渤海新区生物医药产业园已有 65 家企业签约入驻，唐山滦南（北京）大健康国际产业园 27 个保健食品和医疗器械项目已开工或签约。全力保障雄安新区食品药品安全，多次召开专题会研究贯彻具体实施意见，并率廊坊、保定市及雄县、安新、容城等食药监部门的主要负责同志，赴北京对标学习北京城市副中心建设过程中保障食药安全的经验做法，指导保定、廊坊市食药监部门以"五大一早"（大培训、大排查、大整治、大打击、大补课、早介入）为抓手，强化食品药品安全监管，为雄安新区持续、快速、健康发展提供了一流的食品药品安全保障。

（六）围绕平台搭建，推动社会共治

一是积极引导社会监督。充分发挥"12331"全省食品药品投诉举报平

台作用，实施药品"黑名单"、有奖举报奖励制度，引导和鼓励社会公众群策群力监督药品违法违规行为。全年接收药品医疗器械投诉举报信息8782件，并均及时进行了答复和处置办结。二是把握正确的舆论导向。通过新闻发布、重大信息披露，正确引导社会关注，主动改善舆论环境和社会环境。牵头组织13个市（含定州、辛集市）食品药品安全监管部门开展了"12331投诉举报主题宣传"、"药品安全宣传月"等主题宣传活动。活动期间，共出动监管人员、专家学者、社会志愿者、基层网格协管员等各类宣传人员5万人次，直接参与群众达40万人次，接受宣传的群众近500万人次。三是开展"开启药安食美新征程"主题宣传。结合宣传贯彻党的十九大精神，组织省、市、县三级同步在火车站、汽车站、公交车站、高速公路口等公共场所统一发布新设计修改的宣传海报与大幅广告，实现了24小时全天候、全覆盖传播，进一步提升了广大人民群众对食品药品安全的关注度。

五　2018年重点工作

2018年，河北省将以习近平新时代中国特色社会主义思想为统领，始终坚持人民利益至上、"四个最严"要求，以问题为导向，严防药品安全风险，深入开展专项整治，重拳打击违法违规行为，扎实推进药品各项重点工作开展，进一步提升全省药品安全保障水平。

（一）制订实施"食药安全，诚信河北"第二个三年行动计划

落实质量强省的总体部署，出台实施"食药安全，诚信河北"第二个三年行动计划，加快从被动治理向能动治理、从危机治理向问题治理、从末端治理向过程治理的转变，着力构建现代化食品药品安全治理体系。

（二）加强药品医疗器械全过程监管

坚持源头严防、过程严管、风险严控，在日常检查、飞行检查、体系检查的基础上，将监管工作项目化，在各环节搭平台、建载体，使之可统一行

动、可量化评价、可督导考核。在药品注册环节,推动国内标准与国际标准对接,开展仿制药质量和疗效一致性评价。在药品生产环节,围绕重点企业、重点品种开展检查,提高日常监管的有效性。继续定期开展药品安全隐患风险分析、药品单品种质量风险分析、品种质量提升、QP 培训等工作。在药品流通环节,继续开展好"两票制"、药品批发企业专项检查、特殊药品经营企业的监督检查工作,进一步做好"扩大规模化连锁经营,推进企业升级"行动,提升企业质量安全管理水平。在医疗器械生产经营环节,继续推进医疗器械审评审批制度改革工作,全面落实实施医疗器械生产经营质量管理规范(GMP、GSP),进一步完善医疗器械质量安全风险防控监管体系。

(三)严厉打击药品各类违法违规行为

以全面公开行政处罚决定书为抓手,促进提升办案质量和案件办理规范化水平;认真组织开展中药材(饮片)、高风险企业、特殊药品、药品批发企业、城乡接合部和农村地区药店诊所药品质量安全等专项整治工作,始终保持严惩重处的高压震慑态势,严防药品安全事件发生。

(四)进一步深化科技支撑作用

一是完成省食品药品医疗器械检验检测中心项目建设;推动国家、京津冀和河北省省、市、县抽检数据共享,提高问题发现率和风险预警水平。二是强化"非标"检验方法研究,破解行业"潜规则";完成特殊医学用途配方食品分析研究等3个国家级科研课题。三是加快"智慧食药监"平台建设,实现审评审批、监督检查、检验检测、不良反应监测、稽查办案等各环节工作信息化、智能化;开展大数据综合分析利用,提升风险监测、风险评估、风险预警能力。

(五)进一步推进药品安全社会共治

一是开展行业培训,让生产经营者用一定时间学习生产经营规范和风险预防控制规则。二是开展"安全用药月"等宣传活动，解读重要政策、传播科学观念，提高消费者自我保护和参与共治能力。三是完善投诉举报机制，实施企业内部"吹哨人"制度；鼓励行业协会建立全行业共同遵守的约束自律机制。

（六）进一步提升服务产业发展能力和水平

深化"放管服"改革，建立"负面清单"制度，鼓励药品特别是重大新药研发，加强对重点药品自主品牌的跟踪培育。制定雄安新区企业入区标准，支持北戴河生命健康产业创新示范区建设，提升渤海新区生物医药产业发展水平。

B.3
2017年河北省医疗器械质量安全报告

河北省食品药品安全研究报告课题组

摘　要：　2017年，河北省食品药品监督管理局努力推进审评审批制度改革，全面加强医疗器械质量安全制度建设，持续深化专项整治，风险防控体系进一步完善，全省未发生医疗器械群体不良事件，医疗器械质量安全状况总体稳定。

关键词：　质量安全　风险防控　监管制度

2017年，河北省食品药品监督管理局认真贯彻落实国家食品药品监督管理总局有关工作要求，努力推进审评审批制度改革，不断健全监管制度，夯实监管基础，推进监管创新，完善风险防控体系，深入开展风险隐患排查和各项专项治理行动，有力地打击了各种违法违规行为，规范了全省医疗器械市场秩序，圆满完成了各项监管工作任务，全省未发生医疗器械群体不良事件，取得了明显成效。

一　监督抽验情况

（一）总体情况

2017年共抽验医疗器械产品653批，其中合格616批，总合格率为94.3%，不合格37批，不合格率为5.7%。除洁净厂房、在用设备以外，其他正常抽验样品实际抽检了476批，合格459批，合格率为96.4%。2017年医疗器械质量安全抽检整体合格率比2016年略有升高（见图1）。

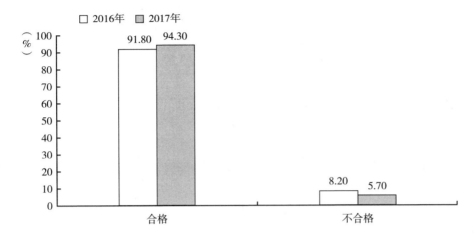

图 1　2016 年和 2017 年医疗器械产品合格率统计

（二）分类统计

按不同产品类型统计：有源医疗器械（包括在用设备）抽验 213 批，不合格 35 批，合格率为 83.6%（其中在用设备抽验 160 批，不合格 19 批，合格率为 88.1%）；无源医疗器械抽验 423 批，不合格 1 批，合格率为 99.8%；洁净厂房抽验 17 批，不合格 1 批，合格率为 94.1%（见图 2）。

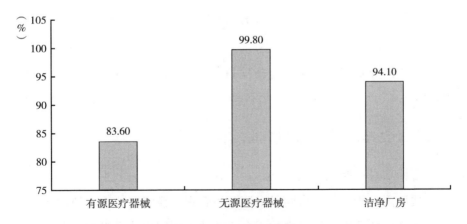

图 2　不同类型产品合格率统计

按不同抽样环节统计：在使用单位抽样 395 批，不合格 15 批，合格率为 96.2%；在经营单位抽样 94 批，不合格 3 批，合格率为 96.8%；在生产单位抽样 164 批（包括洁净厂房 17 批），不合格 19 批，合格率为 88.4%（见图 3）。

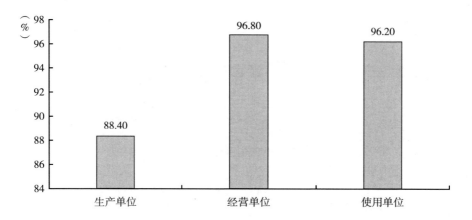

图 3 不同抽样环节合格率统计

2017 年河北省生产产品防褥疮气床垫抽检 14 批，不合格 12 批，其合格率在本年度抽验中最低，为 14.3%；其他类别的合格率与 2016 年相比变化不大。

二 风险分析

根据不同类别产品，对不合格项目、原因分析、可能危害等进行评价，具体如下。

（一）洁净厂房：抽验17批，不合格1批

不合格项目：换气次数。

主要原因分析：某些房间风量调节不合理，换气次数达不到标准要求。

可能产生的危害：换气次数不合格，达不到厂房洁净级别要求，造成产品污染。

（二）外科纱布敷料：抽验50批，不合格1批

不合格项目：无菌不合格。

主要原因分析：为灭菌不彻底所致。对其影响因素进行分析后我们认为有以下几种可能。

（1）采用的灭菌方式均为环氧乙烷灭菌法，其灭菌条件包括温度、相对湿度、灭菌时间等，灭菌工艺有待改进。

（2）应注意消毒物品的性质和厚度对灭菌效果的影响。

（3）应考虑微生物菌龄和含水量的影响。

（4）灭菌物品的包装不能太厚，灭菌柜、待灭菌物品间必须留有一定空隙，以保证灭菌时环氧乙烷气体的浓度均匀，达到有效灭菌。

可能产生的危害：外科纱布敷料无菌项不合格，表明产品带有活菌，临床使用时接触有创皮肤、伤口或手术时会造成二次感染，严重影响患者和医生的健康。

（三）医疗机构在用急救和诊断、治疗类医疗器械

1. 医用中心供氧系统：抽验12批，不合格5批

不合格项目：氧气瓶总数和报警装置。

主要原因分析和可能产生的危害：报警装置不合格是因为没有按要求安装；容易造成缺氧气时没有提醒，可能对患者造成危害。

气瓶总数不合格：气瓶数过多容易造成气瓶间氧浓度过高，产生安全隐患。

2. 医用中心吸引系统：抽验13批，不合格11批

不合格项目：真空表。

主要原因分析：主要是生产单位没有按标准要求的精度进行安装，偷工减料。

可能产生的危害：造成使用时读取的压力值不准确。

3. 医用分子筛制氧设备：抽验4批，不合格1批

不合格项目：指示灯及按钮的颜色要求。

主要原因分析：主要是生产单位没有按标准要求配置有警示作用的指示

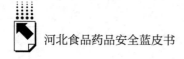
灯，偷工减料。

可能产生的危害：设备发生故障、紧急情况、需要提醒注意或需要重新检查，或意外滞后等情况，不能报警。

（四）本省生产的有源类医疗器械

1. 中低频脉冲治疗仪(神经和肌肉刺激器)：抽检10批，不合格4批

不合格项目：均为控制器和仪表的标记不合格。

主要原因分析：生产厂家在设计时控制器和仪表的标记不符合GB9706.1–2007标准的要求。

可能产生的危害：使用产品时造成读数的不明确。

2. 医用雾化器：抽检2批，不合格1批

不合格项目：外部标记不合格。

主要原因分析：生产厂家的年外部标记不符合 GB9706.1–2007 标准的要求。

可能产生的危害：容易造成误使用。

3. 防褥疮气床垫：抽检14批，不合格12批

不合格项目：外部标记和充放气性能不合格。

主要原因分析和可能产生的危害：外部标记不符合 GB9706.1–2007 标准的要求，容易造成误使用。充放气性能不合格，造成充气时间过长防褥疮的效果变差。

4. 本省生产的其他有源类医疗器械：抽检14批，不合格1批

不合格项目：头部降温仪，不合格项目为控制器和仪表的标记。

主要原因分析：生产厂家在设计时控制器和仪表的标记不符合 GB9706.1–2007 标准的要求。

可能产生的危害：使用产品时造成读数的不明确。

综上可以看出，医疗机构在用急救和诊断、治疗类医疗器械类目中，医用中心吸引系统合格率较低，仅 15.4%，主要是真空表不合格，造成原因是生产单位没有按标准要求的精度进行安装。本省生产的有源类医疗器械抽

检53批，不合格为18批，合格率仅为66%，因此，2018年还应加大对此类品种的抽验力度。

三　医疗器械不良事件监测工作

（一）总体情况

2017年，全省各级医疗器械不良事件监测网点共上报《可疑医疗器械不良事件报告表》11691份，平均每百万人口报告数159份，比2016年降低6.65%（见图4）；其中严重报告837份，占报告总数的7.16%。医疗器械不良事件报告和监测市县覆盖率为96.9%。2017年全年未发生医疗器械群体不良事件。

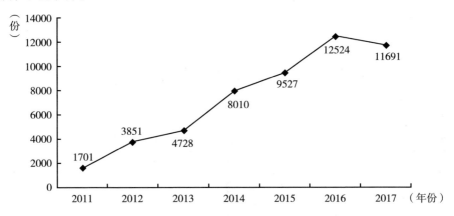

图4　2011～2017年河北省可疑医疗器械不良事件报告数量

（二）报告来源情况分析

2017年，河北省医疗器械不良事件监测网络进一步完善，网络直报覆盖面进一步扩大，基层监测网点达到10648家，比2016年增长2.05%。其中，医疗器械生产企业97家，约占注册用户总数的0.91%；经营企业4040家，约占注册用户总数的37.94%；使用单位6511家，约占注册用户总数的

61.15%（见图5）。从报告来源看，使用单位上报 10680 份，占报告总数的 91.35%；经营企业上报 945 份，占报告总数的 8.08%；生产企业上报 63 份，占报告总数的 0.54%；个人上报 3 份，占报告总数的 0.03%（见图6）。

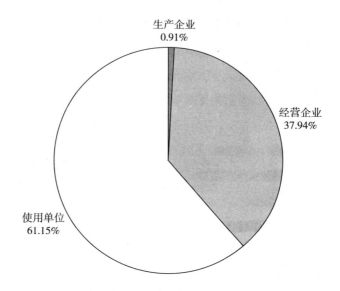

图5 医疗器械不良事件监测网络基层用户注册情况

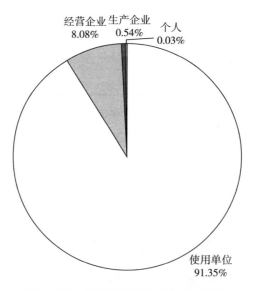

图6 医疗器械不良事件报告来源情况

（三）报告涉及医疗器械分类及产品情况分析

2017 年，全省可疑医疗器械不良事件报告共涉及 43 个产品类别 2628 个品种。其中涉及 I 类医疗器械 894 份，占 7.65%；涉及 II 类医疗器械 3629 份，占 31.04%；涉及 III 类医疗器械 3457 份，占 29.57%（见图 7）。报告数量排名前 10 位的产品类别依次是：6866 医用高分子材料及制品、6815 注射穿刺器械、6864 医用卫生材料及敷料、6821 医用电子仪器设备、6820 普通诊察器械、6854 手术室急救室诊疗室设备及器具、6846 植入材料和人工器官、6826 物理治疗设备、6840 临床检验分析仪器、6841 医用化验和基础设备器具。报告数量排名前 10 的产品依次是：一次性使用静脉留置针、医用橡皮膏、玻璃体温计、一次性使用输液器、一次性使用无菌注射器、输液泵、多参数监护仪、一次性使用输液器带针、一次性使用无菌注射器带针、一次性使用导尿包。

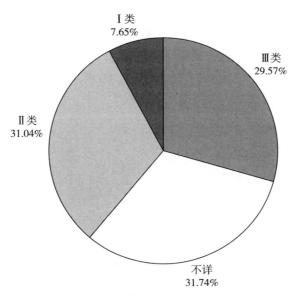

图 7　医疗器械不良事件报告涉及产品类别情况

（四）严重医疗器械不良事件统计分析

2017 年，全省 837 份严重报告共涉及 41 个产品类别。从报告来源看，使用单位上报 816 份，占 97.49%；经营企业上报 21 份，占 2.51%；没有生产企业报告（见图8）。从管理类别看，严重报告涉及Ⅲ类医疗器械报告382 份，占45.64%；Ⅱ类医疗器械报告 179 份，占21.39%；Ⅰ类医疗器械报告 58 份，占6.93%（见图9）。报告数量排名前 10 位的无源医疗器械产品依次为：宫内节育器、一次性使用输液器、接骨板、一次性使用静脉留置针、可吸收性外科缝线、一次性使用中心静脉导管包、一次性使用无菌导尿管、软性亲水接触镜、不可吸收缝合线、一次性使用无菌注射器。报告数量排名前 10 位的有源医疗器械产品依次是：输液泵、血液透析机、呼吸机、多参数监护仪、婴儿培养箱、血液透析用制水设备、血液透析滤过装置、微波治疗仪、高频电刀、血液透析滤过装置。①

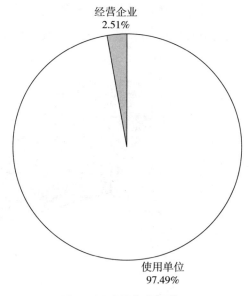

图 8　严重报告来源情况

———————————

①　数据来源于"国家医疗器械不良事件监测系统"中 2017 年 1 月 1 日至 2017 年 12 月 31 日河北省上报的数据，医疗器械不良事件监测网络收集的数据存在一定的局限性，如存在漏报、报告填写不规范、缺乏细节或关键性信息、不合理用械等问题。所有统计结果均为数据收集情况的反映，并不代表评价的结果，每种/类医疗器械可疑医疗器械不良事件报告受该器械的使用数量、风险程度和自身特点等诸多因素影响，故可疑医疗器械不良事件报告数量的排名仅是报告数据多少的直接反映，不代表安全性评价的结论。

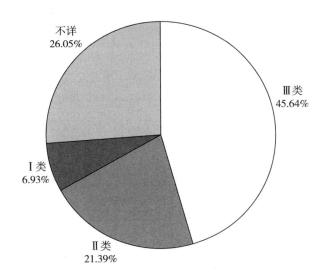

图9 严重报告涉及产品类别情况

四 采取的措施

（一）全面加强监管制度建设

2017年，河北省持续积极构建全省医疗器械制度监管体系，制定了《2017年全省医疗器械监督检查工作计划》，修订完善了《河北省第二类医疗器械注册质量管理体系核查工作管理办法（暂行）》等配套制度，下发了《河北省创新医疗器械管理办法（试行）》、《河北省第二类医疗器械优先审批程序（试行）》，开发了《河北省医疗器械监管信息系统》，强化了与行政审批服务处和医疗器械技术审评中心的联席会议沟通机制，并在石家庄、保定、沧州三个设区市局组织开展试点工作等，为全省医疗器械监管工作夯实了制度基础。

（二）不断推进审评审批改革

以贯彻落实《关于深化审评审批制度改革鼓励药品医疗器械创新的意

见》为契机，大力推进全省医疗器械行政审批备案制度改革，落实创新医疗器械优先审批程序，不断优化、规范和简化医疗器械行政审评审批备案工作流程，全面实施医疗器械网上受理、审评、审批、备案和信息公开，制定和完善创新医疗器械内部审查程序，积极推动医疗器械审评审批能力建设。2017年全省共完成首次注册医疗器械产品281个，延续注册医疗器械产品94个，变更注册医疗器械产品94个；办理医疗器械生产许可186家次，其中核发108家次、变更78家次；完成医疗器械生产企业质量管理体系核查147家次。

（三）持续强化日常监管

全面贯彻风险管理理念，深入排查各环节风险隐患，强化全过程监管，做到源头严防、过程严管、风险严控，不断提升企业质量管理水平。一是严把新产品新企业跟踪检查关。先后对首次注册第二类、第三类产品所涉及的43家生产企业进行跟踪检查和飞行检查，对新备案的372个一类医疗器械产品、108家一类生产企业、1250家二类经营企业及时进行了备案后监督检查。二是严把风险隐患排查关。进一步加大对医疗器械生产、流通、使用等环节的风险排查力度。其间，共检查生产企业338家次，排查风险隐患1398条；检查二类经营企业1261家次，提出整改意见12000余条，发现违法经营医疗器械案件3件，接收停业及注销企业8家；对10345家使用单位进行了监督检查和风险排查，其中省市抽查二级以上医疗机构87家，有力地促进了《医疗器械使用质量管理办法》的有效贯彻和实施。三是严把问题整改落实检查关。组织开展了透析液、透析粉生产企业所用原材料情况专项检查，针对发现的问题认真进行风险研判，并及时召开了相关生产企业和市局约谈会，要求存在安全风险的企业主动申请停产整改，消除产品风险，并责成相关市局加强监管和跟踪检查督导，确保问题整改落实到位。

（四）广泛深入开展专项整治

围绕群众反映强烈的问题和直接损害人民群众利益的违法犯罪行为，河北省通过各类专项整治，全面整治规范医疗器械生产经营和使用秩序。先后组织开展了无菌和植入性医疗器械专项整治、互联网医疗器械经营专项整治、角膜塑形镜专项检查行动、京津冀联合监督检查专项行动、医疗器械生产企业飞行检查行动、医疗器械经营使用秩序专项整治行动、在用大型医疗设备和翻新再用医疗器械专项整治行动等七项专项整治行动，共检查无菌、植入生产企业44家，其他第三类生产企业6家；经营企业1607家，使用单位811家；排查网络销售医疗器械生产经营企业540家次、有关网站153家次，并会同省通信管理局关停了两家涉案违法网站；摸排检查隐形眼镜经营企业400多家，美瞳进口代理商15家，责令整改80多家；联合对京津冀12家高风险医疗器械生产企业进行了联查，提出整改意见97条；省局组织对42家医疗器械生产企业、38家医疗器械经营企业、2家进口总代理、26家使用单位进行了飞行检查，提出整改意见575条，注销经营企业1家；立案查处违法违规案件45起，接收停产停业及注销申请14份。系列整治行动，有力打击和震慑了不法分子，保护了公众用械安全，综合成效明显。

（五）充分发挥抽检监测技术支撑作用

监督抽验方面，一是选取安全风险程度高、日常消费量大、社会反映强烈、易受环境影响和需要一定保存条件的产品作为省级监督抽验重点，科学制订监督抽验计划，精心组织实施；二是开发了河北省医疗器械监督抽验信息管理系统，及时发布省级抽验质量公告，全省医疗器械监督抽验工作得到进一步规范；三是加强数据运用，科学分析研判抽验结果，为日常监管提供技术支撑。不良事件监测方面，一是加强《医疗器械召回管理办法》等有关法规的贯彻和落实，对相关企业和监管人员进行培训，完成了召回信息在网站公布情况与总局网站的对接工作；二是积极推动企业主体责任落实，不断完善医疗器械质量安全防控体系和不良事件监测工作机制；三是切实加强不良事件监测机构建设，报告结构进一步优化，报告质量明显提高。四是重点监测工作稳步推进。"十三五"期间，河北省承担了"多参数监护仪"和"输液泵"两个医疗器械品种的重点监测工作。2017年5月，省局印发了

《十三五期间医疗器械不良事件重点监测工作实施方案》，分别与河北医科大学第二医院、第四医院签订重点监测技术合作协议，遴选出河北省内11家三级医疗机构，签订重点监测哨点合作协议，联合开展2个重点监测品种的分析评价研究。目前重点监测工作正在有序开展中。

五 河北省医疗器械行业调研情况分析

（一）产业发展情况

近年来，河北省医疗器械行业有了一定的发展，在国家产业结构调整、京津冀协同发展战略实施的大的背景及政策支持下，河北省加强了产业整顿优化力度、加强了科学化监管、加强了新产品审评审批、加强了以问题为导向的抽验，全省医疗器械产业呈现出了较快发展的良好态势，医疗器械总产值均以每年20%以上的速度增长，产品结构逐步优化，技术含量不断提升，各地市结合本地区医疗器械产业发展状况，逐步形成了具有地区优势的医疗器械产业格局。

但是在全国层面上分析看，河北省当前医疗器械产业"小而散"的局面并未根本打破，行业发展和监管仍存在诸多问题，导致在全国的竞争地位仍处于相对弱势，整体抵御风险能力较低，与环京津重要区位优势尚不匹配，存在较大发展空间。存在的问题主要有三个方面。

1.大规模企业偏少，产业集中度较低，缺乏集聚发展优势区域

河北省医疗器械产业整体集中度仍偏低，以中小型企业为主，总体呈现小、散、乱的状态，部分规模小、低水平重复生产以及质量偏低的企业和产品仍占据相当比例，导致日常监管负担加重，更使得生产管理水平和生产能力利用率不高，无法形成规模效应。没有专门的医疗器械产业园区，没有形成一定的区域集聚发展效应，规模以上医疗器械企业主要集中在石家庄、保定、唐山、廊坊、秦皇岛等地区。衡水、保定等部分集中区域由于小规模高污染企业较多，区域的企业数量和产品产值在下降。

2. 产品结构尚不合理，研发投入有待增加，高附加值产品偏少

河北省医疗器械行业整体起步较晚，技术基础比较薄弱，近年来虽有康泰、满友、亿生堂、禾柏等一批企业规模不断扩大、产值快速提高，但仍缺乏技术创新人才和能力，缺乏自主知识产权和品牌、缺乏核心竞争力和高附加值产品，企业创新思维不够，以中低端制造以及设备仿制为主，主动联合高端研究机构或自主研发高端产品的意识和力量不足，全省三类器械整体数量较少、上升趋势不明显，一类和二类器械数量波动上升，生产重心仍集中在产品附加值较低的产品上。目前，市场竞争激烈，加之环保等成本增加，低附加值产品企业生存日趋困难，导致省内部分生产者转产改行。

3. 技术支撑能力尚有不足，监管队伍力量有待加强，配套政策落实力度各地差异较大

当前，全省系统内仅有省院一家医疗器械检验机构，检验能力覆盖有源电器、无源电器、体外诊断试剂等大类，但由于医疗器械涉及 47 个门类 3500 多个品种，仅河北省也有几百个品种，现有检验条件和资质等难以全覆盖，系统外虽有省电子信息技术研究院、电子科技集团 54 研究所等单位开展检验，但基本以有源电器为主，覆盖领域欠缺，因此省内企业特别是较大型企业仍然存在"去外省检"的问题。市级医疗器械监管普遍存在人员少、任务重的现象，特别是集聚区问题较为突出，各市本级所列监督抽验计划数量偏少、经费不足，对医院等使用单位的监管频次尚有不足，实际工作中也存在一定的不畅。近年来，国务院印发了《关于改革药品医疗器械审评审批制度的意见》、《关于深化审评审批制度改革鼓励药品医疗器械创新的意见》等，各省对医疗器械的管理存在差异，特别是新产品注册方面，部分产品存在"一省通过、另一省拒绝"的问题，对于医疗器械高科技产业的支持力度也存在较大的省际差异，直接影响到产业的快速发展。

（二）措施建议

1. 继续加强抽验技术的培训和规范

医疗器械产品不同于其他工业产品，种类繁多、标准繁杂、储运烦琐，生

产、经营和使用单位分布广泛。河北省部分产品目前仍存在产品技术标准和技术要求不规范、抽样品种不正确、运输周期较长等问题，已按规定进行了调整。继续加强对抽验人员和抽验技术的培训，特别是医疗器械分类知识、标准知识等需要逐级、逐人、逐步地培训和演习，出台相关抽样的工作规范和操作程序，特别是对一些需要冷藏等的特殊产品，便于确保抽样科学、准确、高效。

2. 继续加快省内检验资质的覆盖范围

通过监督抽验工作我们全面调研了河北省骨干医疗器械企业和重点品种，梳理和汇集了涉及河北省重要产品的检验标准发现，针对近年来医疗器械新型品种快速增加和产品标准频繁出台的现状，省内检验资质在满足科学监管和企业需求方面尚有不足，特别是电磁兼容及安标检验资质、医疗电子产品检验资质、牙科材料及定制义齿检验资质、体外诊断试剂产品检验资质等，存在一定的"需求大、发展快、设备缺、资质少"的问题，有必要加大硬件投入、加大人才引进、加大资质认证、加强激励机制，尽快实现"重点监管品种全覆盖、全省骨干企业产品全覆盖、主要门类全项目检验广泛覆盖"。

3. 继续加大对有源产品的监管力度

有源医疗器械产品涉及机械性能、电器安全、化学安全、生物安全等，是目前临床应用最广泛、最重要的产品之一。从近两年抽检情况看，有源医疗器械的合格率偏低，2017 年为 83.6%，2016 年为 84.8%，明显低于其他类别，不合格的主要原因有控制器和仪表的标记不合格、充放气性能不合格等，说明河北省部分企业仍存在对标准和法规的学习不到位、理解不深刻问题。加强对有源产品的监管，特别是针对外部标记等内容进行集中整顿是有必要的。

4. 继续规范企业生产过程控制和出厂把关

从近两年抽检情况看，医疗器械产品抽验中生产环节的合格率偏低，2017 年为 88.4%，2016 年为 89.0%，明显低于其他环节。部分企业可能存在对部分批次产品未按规定进行进货检验和成品检验，部分企业自检设备存在老化、人员能力不足等问题，部分企业生产过程偏离技术文件，存在不稳定、不规范等问题。建议加强对企业特别是抽验不合格企业的监督力度，加强对其现场检查、能力比对、技术指导的频次，对部分气床垫等不合格率较高的产品实施出厂检验的集中培训和考核。

5. 进一步提升对全省企业的创服水平

充分发挥食品药品监管部门技术优势、监管优势，从行政监管、检验检测、法规制订、科技服务等多方面提高创服水平，以集中问题培训、骨干企业帮扶、小微企业指导等方式，主动"走出去、请进来"，探索企业创服的新模式，针对企业在注册、检验、审评等领域存在的突出问题，采用宣讲、一次性告知书、培训教材、模拟演练等方式，让不同规模和不同水平的企业"好办事、会办事"，有效解决资料不全、对接不畅、过程反复、整改不到位、双方都着急的现象；帮扶企业落实主体责任，从根本上实现过程控制、把好出厂关，帮扶企业提高检验人员水平和实验室质控能力，有力提升对河北经济和河北企业的创服水平。

6. 进一步鼓励和激励高端技术的联合创新

缺乏自主知识产权、缺乏核心竞争力，是在医疗器械产业方面河北省依然属于欠发达省份的重要原因，充分发挥产学研优势，形成"高端产品研发、科研成果转化"的联合平台，充分利用食品药品监管部门技术机构的软硬件条件优势，通过"针对性扩充能力、高端性引入资质、前瞻性开展研究、广泛性实施服务"等方式，带动全省医疗器械向高性能、高智能、高附加值方向发展，通过"技术联合"推动河北省医疗器械产业走向国家舞台、国际舞台。

六　2018年工作思路

2018年，河北省将继续贯彻风险管理理念，着力排查医疗器械各环节风险隐患，深化全过程监管，严控风险，标本兼治，不断提升全省医疗器械质量管理水平。

（一）深入推进医疗器械审评审批制度改革

贯彻落实中共中央办公厅、国务院办公厅印发的《关于深化审评审批制度改革鼓励药品医疗器械创新的意见》和《国务院关于改革药品医疗器械审评审批制度的意见》（国发〔2015〕44号）文件要求，全力推进医疗器械审评审批制度改革和相关工作任务的全面落实。一是继续优化审评审批流程，不断完善受理、审评、审批等各环节的会商沟通机制，提高质量效率。二是开辟审评审批绿色通道，落实《河北省第二类创新医疗器械审批办法》和《河北省医疗器械优先审批程序》，加快审批进度，加大产业扶持。三是加强注册审批真实性核查工作。组织开展产品研发、临床试验样品和注册资料的真实性核查，严肃查处注册申报资料不真实等弄虚作假行为。四是提升技术审评能力。继续充实和扩大技术审评队伍，完善技术审评操作规范，提高审评质量。五是组织开展第二类医疗器械注册收费调研工作。按照省发改委、物价局批复的有关文件要求，研究制定医疗器械注册收费实施细则，落实创新产品、专利产品和小微企业等注册收费优惠政策。

（二）加强对全面落实医疗器械GMP工作的监督检查

自2018年1月1日起，所有医疗器械生产企业均应当符合《医疗器械生产质量管理规范》要求。在对第三类医疗器械生产企业开展生产质量管理规范飞行检查的基础上，加强对第一、二类医疗器械生产企业质量管理体系的监督检查，对限期不达标的企业，坚决依法依规予以停产。按照"双随机、一公开"的原则对第一、二类生产企业进行检查。对发生投诉举报、抽验不合格等情形的生产企业做到必查全查，切实排除产品质量安全隐患。在监督检查中，发现生产企业未依照《医疗器械监督管理条例》规定建立质量管理体系并保持有效运行的，依法进行处理。通过公开检查结果、曝光违法违规企业等形式，形成《医疗器械生产质量管理规范》实施的高压态势，督促生产企业落实主体责任。

（三）加强对重点高风险企业的飞行检查

继续对全省第三类及第二类高风险医疗器械生产企业、重点经营企业和使用单位开展飞行检查。将不具备生产条件或无法联系的第一类生产企业，发生投诉举报、抽检产品不合格的生产企业，无菌、植入等高风险医疗器械生产企业、重点经营企业和使用单位列为重点监管对象，加强飞行检查频次。对查出的问题，依法依规从严处置。

（四）完善医疗器械质量安全风险防控监管体系

一是完善监督抽验工作机制，充分发挥好抽验监督作用，加大不合格产品处置力度，做好对抽验结果和不合格产品处置情况的信息公开工作。二是完善不良事件监测工作机制，注重发挥不良事件监测在上市后监管中的重要作用，推动企业落实主体责任。三是针对社会反映集中、问题较多的避孕套、隐形眼镜、大型医疗设备、定制式义齿、无菌植入类等高风险产品集中开展专项整治，深入开展医疗器械专项整治。

（五）加大对新条例新办法的宣贯力度

宣贯新修订的《医疗器械监督管理条例》和新《分类管理办法》，确保新条例、新办法落地执行。继续加大培训力度，分步骤、有层次地对监管人员、相对人开展业务培训，提高全省系统的监管能力和从业者业务水平。

（六）培育壮大 GCP、GMP 两支队伍

一是积极推动两支队伍建设。制定《河北省医疗器械检查员管理规定（试行）》，对临床核查、体系核查检查员实行动态管理和分类管理。二是遴选部分检查员开展检查能力提升培训，逐步构成组长、骨干、一般检查员梯次合理、分工明确的队伍体系，切实提高检查员现场检查能力和带队检查能力。三是加强监管队伍党风廉政建设。

质量安全篇

Reports on Quality and Safety

B.4

2017年河北省蔬菜质量安全
状况分析与对策研究

于凤玲　张保起　高云凤　黄玉宾*

摘　要：　河北省蔬菜产业在全省农业中占据支柱地位，在促进农民增
收和产业扶贫中发挥着主导作用。2017年，全省蔬菜总产达
8259万吨，居全国第二位；平均单产达4395公斤/亩，居全
国第一位。在推动农业供给侧结构性改革中，省委省政府高
度重视蔬菜产品质量安全，提出了"实施标准战略，以质兴
农，以质富农，打造质量农业、科技农业、品牌农业、绿色

---

*　于凤玲，河北省农业厅农业技术推广研究员，享受国务院特殊津贴专家，近年来一直从事蔬
菜生产与质量安全管理工作；张保起，河北省农业厅农业技术推广研究员，享受国务院特殊
津贴专家，近年来主要从事蔬菜产业发展服务工作；高云凤，河北省环境保护监测站高级工
程师，主要从事农产品质量安全研究；黄玉宾，河北省环境保护监测站研究员，主要从事农
产品质量监测安全研究。

农业"的要求。各级农业部门积极推广农药、化肥减量增效和病虫害绿色防控技术，加强投入品监管和生产过程控制，及时发布蔬菜产销预警信息，全省蔬菜质量持续保持稳定提高态势，有力地促进了产业发展。

关键词： 河北　蔬菜产业　质量安全　产品预警信息

河北省蔬菜总产位居全国前列，河北省以其独特地理位置，长期是北京和天津的蔬菜供应主要基地。多年来，全省着力推进蔬菜生产设施化、规模化、标准化，建设冬春棚室、夏秋露地、春秋拱棚三大蔬菜优势产区，形成了温室、拱棚、地膜、露地等多种栽培形式互补的周年生产格局，实现了生产设施齐全、花色品种丰富、四季稳定生产、周年均衡供应。在京津冀现代农业协同发展中，河北农业的优势是蔬菜产业，做大做强蔬菜产业，是河北的历史责任和政治任务。蔬菜产业在全省农业中占据着支柱地位，为促进农民增收和产业扶贫发挥着主导作用。深化农业供给侧结构性改革，进一步优化种植结构，发展蔬菜产业是重要方向；落实"节水、节肥、节药"，推进农业绿色发展，蔬菜产业是首选。河北蔬菜的数量和质量是京津市场最关注的热点。省委省政府高度重视农产品质量安全，提出了"实施标准战略，以质兴农，以质富农，打造质量农业、科技农业、品牌农业、绿色农业"的要求。全省农业系统认真落实省委省政府的战略部署，支持建立健全检验检测、质量追溯和风险预警体系，加强执法监管，推动蔬菜标准化生产，2017年，全省蔬菜质量继续保持稳定提高态势，对产业发展起到了重要的保障作用。

一　全省蔬菜生产基本概况

2017年，全省瓜菜面积2020万亩，其中蔬菜播种面积1849.2万亩，居全国第五位；瓜菜总产 8877 万吨，其中蔬菜总产 8259 万吨，居全国第 2位。平均单产 4395 公斤/亩，居全国第一位。设施生产 1048 万亩，占全省瓜菜播种面积的 52%，其中温室 370 万亩，大棚 291 万亩，中小棚 387 万亩。主要种植叶菜、果菜、根茎蔬菜 130 余个种类。产品销往全国各地，其中供应京津 1000 多万吨，占北京市场的 52%，占天津市场的 46%，在上海市夏季（7~9 月）市场的占比稳定增长。

立足于自然环境、生态气候、地理位置，在长期生产实践中，河北省蔬菜适宜种植区域和生产方式逐步优化，产业布局基本稳定，冀北坝上错季菜、冀东日光温室生产、冀中环京津棚室栽培和冀南拱棚叶菜四大蔬菜产区基地得到巩固，多品种种植，多种设施类型搭配，多种茬口衔接，是全国为数不多的四季均可大规模生产和调出蔬菜的省份。全省有 57 个县被列入国家蔬菜产业发展规划，仅次于山东，居第二位。2017 年，有 85 个县播种面积超过 10 万亩，其中永年、藁城、定州、玉田、乐亭和固安等 14 个县播种面积超过 30 万亩。设施生产 3 万亩以上的县有 85 个。

张家口、承德冀北坝上错季菜产区，因高纬度、高海拔叠加，夏季气候冷凉，主要以夏秋错季地膜覆盖栽培的叶类和根类蔬菜为主，夏季生产优势明显，季节性特征突出，是全国最大的夏季蔬菜生产基地之一。"坝上蔬菜"每年 7、8、9 三个月集中供应国内各大城市，约有 700 万吨芥蓝、奶白菜、彩椒等精特蔬菜，销往京津及南方市场，成为河北最具市场影响力的农产品和张家口坝上地区农业经济的"名片"。唐山、秦皇岛市的冀东日光温室产区，集中在燕山南麓山前平原，冬春日光温室生产优势突出，是全省深冬精细果菜生产主要基地。廊坊、保定、石家庄、沧州和衡水等地的冀中环京津棚室蔬菜产区，光热资源比较丰富，地平土肥，毗邻京津，兼有日光温室、大中拱棚和露地应季种植，适合多种蔬菜生产，周年生产优势明显。邯郸和邢台冀南春秋拱棚叶菜产区，集中分布在太行山东麓山前平原，因冬季浓雾天气较多，果菜生产风险较大，冬季多以大、中、小塑料拱棚叶菜为主，夏季可生产果菜，叶菜周年生产供应特征突出。

近年来，在品种结构和布局上，河北省着力推动培育大主体，发展大品种，建设大基地，规模化发展水平有较大提高。全省农民蔬菜合作社达到1.52万家，100亩以上的园区1520个。全省26类产品形成规模化优势产区31个，鸡泽辣椒、平泉香菇、崇礼彩椒、青县羊角脆甜瓜、昌黎旱黄瓜、沽源架芸豆、隆尧鸡腿葱、满城草莓、玉田包尖白菜、永年大蒜、乐亭甜瓜等产品特色突出，在生产规模、产品质量和市场影响力等方面具有较强竞争优势，特色潜质明显。

食用菌产业稳步发展，初步形成太行山、燕山山区食用菌产业带，坝上错季食用菌、环京津特色菌和冀中南草腐菌产区的"一带三区"的格局。全省种植食用菌31.9万亩，总产量约290万吨，白灵菇总产居全国首位，香菇产量和平菇产量居全国第二位，在全国具有较强竞争优势。

二 河北省蔬菜质量管理成效

2017年，河北省坚持把发展现代绿色生态农业作为促进农业增效、农民增收的主要途径，扩规模、提质量、推技术、创品牌，全力打造现代绿色生态农业，取得了明显成效。蔬菜质量安全水平有显著提高，农业部例行抽检合格率达98.8%，居全国前列，有效期绿色蔬菜（含菌）认证536个，占全省绿色认证产品总数的65.8%。全年未发生蔬菜质量安全事件和事故。

（一）政策扶持引导质量安全

把提高蔬菜质量安全水平作为深化蔬菜供给侧结构性改革的重点，从扶持政策方面加强引导。省农业厅、省财政厅联合下发《关于2017年扶持蔬菜产业发展的通知》，安排专项资金3000万元，推动永清、丰宁、涿州等12个县建设环京津1小时绿色蔬菜保障基地，突出支持节约资源性技术，在提高供应能力的同时，大幅度降低质量风险。同年继续安排资金5000万元，启动藁城、涿州、平泉、永清、青县蔬菜有机肥替代化肥试点县5个，建立示范区24个，面积达到24万亩，化肥用量平均比上年减少16.8%，平泉示范区每亩化肥用量比上年减少30公斤。在《河北科技报》开设"河北化肥使用量零增长在行动"专栏,组织青县、平泉、抚宁等实施有机肥替代化肥试点项目县(市1),重点推广"菜-沼-猪"、"有机肥+配方肥"、"有机肥+水肥一体化"、"秸秆生物反应堆"等替代模式。通过观摩研讨,全省95%的县发布了县域施肥配方,对规模经营大户入户测土,对购肥农民实行智能配肥、精准施肥提供了便利。全面推行农药减量控害,做好病虫害监测预报,发布病情预报300多期,建立番茄、茄子、甜瓜、青椒等绿色防控示范区40个,重点开展雄蜂授粉、天敌治虫及绿色防控配套技术示范和专业统防统治,推广蔬菜水肥一体化技术,全省滴灌、微喷、喷灌和膜下沟灌等各类节水灌溉方式自主应用面积突破500万亩。生产环节的节肥、节药、节水措施效果明显,全省蔬菜生产化肥用量和农药使用量普遍下降。推广清洁生产,强化废弃物综合利用,推行规模化种植、标准化生产、商品化处理、品牌化销售、产业化经营,对提高全省蔬菜生产水平和质量控制水平起到重要带动作用。

(二)推广技术提升质量安全

在行业主管部门,依托省级高端设施蔬菜基地建设和蔬菜产业补助项目,把蔬菜质量作为项目绩效考核主要目标,省、市、县逐级组织高端设施蔬菜标准化生产现场观摩活动50多场次,培训1200多人次,大力推广标准化生态防控关键技术,从源头上控制病虫害的发生,保证质量安全;6月下旬,在沧州青县大司马省级现代园区举办了全省现场观摩培训活动,省农业厅段玲玲副厅长对蔬菜质量安全工作提出具体任务,要求全省严格落实绿色标准化生产技术;省农业厅印发了《河北省蔬菜绿色生产十大技术》(冀农特发〔2017〕20号),进一步明确了设施结构优化、集约化穴盘育苗、有机肥替代化肥、安全提质等蔬菜绿色发展技术,为保证蔬菜质量提供了技术支撑。在生产经营主体方面,推行质量追溯制度,继续把是否采用二维码质量追溯制度纳入省以上蔬菜生产扶持项目考核验收体系,实行一票否决,全省建立二维码质量追溯制度的蔬菜合作社或企业达到360多个;在251个部级蔬菜标准园和190个省级现代蔬菜产业园,指导生产经营主体建立田间管理档案和质量追溯制度，推广应用地方标准 363 项，物理生态防控措施得到普遍使用，高温闷棚、沟施秸秆、沼肥利用、生态防控等提质增效"蔬菜绿色生产技术"迅速普及。在省级产业技术体系创新团队，发挥专家作用，紧密结合技术攻关和标准化技术研究成果，组织专题生产培训和现场观摩，全省达到 200 多场次，参加培训和观摩的基层和生产主体技术人员达到 6000 多人次。

（三）全面监测保障质量安全

强化蔬菜质量是"管出来"的意识，坚持省级总体部署与带头实施，坚持以提高县、乡监管能力为重点，严格落实监管责任和监管职能。在全省蔬菜农药残留例行检测及监督工作中，省农业厅制定印发省本级监测年度工作实施方案，2017 年安排执行省级例行抽样检测 4 次，启动监督抽查 2 次，共抽检样品 2918 个，抽检总体合格率在 96% 以上，检测结果及时报送厅相关领导、相关处室及各市（县），为全省农产品质量安全的监督管理提供依据；为提高检测机构检验人员的能力和水平，6 月举办了全省农产品农药残留检测技术培训班，11 个设区市农产品质量检测中心和省农产品质量检测中心的检测技术人员共 33 人参加了专题培训。加强产地土壤环境监测，下大力气规避重金属污染，把蔬菜产地土壤监测作为农产品产地土壤环境质量国控例行监测的优先方向，制定了国控点位布设技术规程，全省共设定 1756 个国控例行监测点位，开展了点位踏查，组织采集分析 6.5 万土壤样品，共 40 多万个数据，完成重金属污染普查监测数据分析统计工作，初步确定了河北省农产品产地各类风险区的面积，为蔬菜产业布局提供了基本依据。开展土壤重金属污染防治修复工作，探索不同修复模式，对修复工作进行全面系统分析，积累了工作经验，为今后开展修复工作打下了基础。春季覆膜前，在 15 个定位检测点开展胡萝卜、西瓜、花生等作物地膜残留调查工作，为农业面源污染防治工作提供科学依据。

（四）品牌创建带动质量安全

品牌农业是现代农业的重要标志，质量稳定安全是品牌存续的前提和关键，培育品牌蔬菜首先要确保质量安全。在连续三年每年 1000 万元专项资金的带动下，全省蔬菜生产大县和规模主体对"三品一标"认证工作的认识有显著提高，认证蔬菜产品达到 2207 个，在国家登记注册的"玉田包尖白菜"、"平泉香菇"、"鸡泽辣椒"、"永清胡萝卜"、"青县羊角脆"、"乐亭薄皮甜瓜"等瓜菜区域公用品牌达到 31 个，已占全省区域农产品公用品牌的 1/4 以上。区域公用品牌溢价效应明显，"玉田包尖白菜"、"滏河贡白菜"以每公斤 8 元以上的价格赢得高端市场青睐，一改大白菜低档产品、低价位商品的形象。在区域公用品牌带动下，全省注册蔬菜商品商标 2300余个，在品牌农业建设中起到先锋作用。启动实施优势特色主导产业发展项目，省级安排资金 1.85 亿元，支持 31 个县推动主导特色产业转型升级，做大做强农业特色品牌。开展特色农产品优势区创建，推荐特色产品产区申报国家级特色农产品优势区，"平泉香菇"、"鸡泽辣椒"入选首批国家级特色农产品优势区。开展"冀在心田，乐享河北"系列品牌宣传活动，青县"大司马"、秦皇岛"集发"、鸡泽"天下红"等蔬菜产品荣获中国驰名商标，固安"普春"、隆尧"滏阳河"等省级著名瓜菜商标近 220 个。上述产品产地都建立了完善的生产技术规程和产品质量标准，并在生产经营中得到有效贯彻落实，不仅产品外观形象得到显著改善，内在质量也得到明显提高，市场知名度和美誉度均有较大提升。

（五）高端转型聚焦质量安全

坚持目标导向，紧盯高端市场，落实省委省政府要求，大力发展高端设施蔬菜，努力提高京津高端市场占有率；坚持问题导向，深化供给侧结构性改革，以确保质量安全为底线，进而大力发展高端产品，引领高端设施蔬菜发展。省农业厅印发《2017 年高端设施蔬菜推进方案》，明确要求在设施高端、装备高端、品种高端、技术高端、产品高端中，要以产品高端为重点，以实现设施蔬菜生产标准化为切入点，赢得抢占高端市场的主动权，进而带动蔬菜产业转型升级。为推动方案的落实，坚持典型引路，在青县大司马庄绿豪蔬菜合作社召开全省高端设施蔬菜现场观摩培训会，交流各地高端设施蔬菜发展经验，对照先进找差距、定措施、抓落实，进一步把标准化生产聚焦到膜下滴灌水肥一体化技术、黄板防虫网配合应用、高温闷棚、沟施秸秆、沼肥利用等生态防控核心技术上，聚焦到落实地方标准和操作规程上。全年安排多次督导检查，安排专家一线指导，组织多层次培训。11月中旬，召开高端蔬菜总结交流会，进一步交流工作经验和关键技术落实情况。据统计，全省2017年新增高端设施蔬菜204.17万亩。馆陶黄瓜被农业部列为绿色高产高效创建县，带动农民增收效果显著，有力提高了蔬菜质量安全水平和市场竞争力。

（六）融合发展促进质量安全

在生产环节，加大督导检查力度，狠抓以膜下滴灌水肥一体化技术为核心的无公害标准化和绿色生态栽培工作，地方标准和操作规程在蔬菜标准园创建中得到广泛应用，绿色防控正在被越来越多的生产主体所接受，源头治理正在显现成效。在产后环节，加快蔬菜、食用菌等鲜活产品地头预冷和贮藏设施建设，临时收储和错峰销售能力提升，有效化解了季节性滞销问题；分等定级和清洗整理等初加工覆盖率达到53%，被长期忽视的采购质量控制措施得到加强。在深加工环节，发展龙头企业264家，其中年销售收入500万元以上的达到157家，保健品、速食品和色素提取等精深加工能力突破1000万吨，河北晨光辣椒色素占到全球市场的80%以上，承德双承生物公司、河北亚雄公司先后在新三板挂牌上市。在拓展蔬菜园区功能环节，培育休闲农业和乡村旅游新业态，馆陶黄瓜小镇、涿州高官庄观光采摘园、固安农合生态园等以蔬菜为主题的蔬菜园区已遍布全省各地。

（七）开发市场叫响质量安全

好产品必须卖得出、卖得好，才能调动生产主体重视质量安全的主动性。为此，我们积极推动蔬菜销售工作。稳步扩大传统批发市场销售规模，全省70多个果菜大县建设批发市场160多个，继续发挥着销往全国各地的主力军作用。积极开拓产销对接新途径。5月下旬，省农业厅、中国食用菌协会和保定市政府联合组织了"河北省食用菌产业发展大会暨2017中国国际食用菌新产品新技术博览会"，国内外客商1600多人参加对接洽谈和现场参观，当场签订购销23.65万吨，签约订单金额达22.39亿元，其中采购香菇、杏鲍菇等23.65万吨，金额达17.26亿元。9月中旬，省农业厅与北京市农委、天津市农委、保定市人民政府联合在高碑店市举办了第二届京津冀蔬菜产销对接大会，省内蔬菜生产基地或园区代表、京津等省外蔬菜经销商等1100余人参加会议，北京京工科贸有限公司、中国农业博览会有限公司、北京绿富隆农业有限责任公司等商贸企业与河北省蔬菜种植基地签订战略合作或采购协议，采购莲藕、食用菌、番茄、黄瓜、青椒、豆角、甜瓜等20多类72万吨，签约金额达到17.5亿元。组织和协助北京农产品流通协会、天津市农副产品流通协会、河北省蔬菜行业发展联合总社共同发起成立京津冀蔬菜产业联盟，促进蔬菜产销信息互通和产销合作，开展进社区、进企业、进学校等"六进行动"。到2017年底，全省有108家蔬菜合作社与北京市30多家超市建立稳定合作关系，为首都超市提供了占总采购量36%的新鲜蔬菜；在北京市建设的115个社区直营店，为城市居民与生产者搭建起"从基地到厨房"的便捷通道。

三 加强蔬菜质量监管

蔬菜质量是"种出来的"，也是"管出来的"，在现阶段，以"管出来"倒逼"种出来"更为重要。在监管工作中，应继续坚持以往行之有效的工作措施，并不断完善创新工作方法，提高监管效果。

（一）严格农药监管，确保投入品质量

蔬菜质量安全的核心和消费者关注的重点是高毒农药和农药残留，加强农药等投入品管理，堵塞违禁品流入生产环节渠道是关键。开展农药市场专项整治活动，紧密结合病虫害发生发展规律和农时季节，统一组织开展全省春、夏、秋农药市场打假行动，围绕蔬菜等鲜活农作物产品生产用药，使重

点查处禁用高毒农药、假劣农药、未取得农药登记证农药以及标签严重不合格农药，成为常态化工作方式。开展农药标签和质量专项整治行动，全省监督抽检农药样品 1153 个批次，查出不合格产品 86 个批次，有效避免了不合格产品进入生产领域的风险；统一抽查农药标签 7390 个，查处不合格标签 650 个，为生产者选准、用准农药起到保驾护航作用。开展执法交叉检查，由省农业厅组织抽调设区市执法人员，进行跨市域交互检查，随机抽查农药标签 594 个，抽查农药样品 36 个批次，达到了互相促进，共同提高的目的。以京津冀农药管理联防联控机制为重点，一省两市联合下发《2017 年京津冀农药管理联防联控实施方案》、《2017 年京津冀地区重点监管农药产品名录》和《京津冀 2017 年高风险农药目录》，开展农药市场联合检查行动，取得了良好的社会影响和成效。加强农药行业安全监管，向全省农药生产企业印发了《农药安全诚信生产告知书》，共检查 35 个县，抽查 45 家农药生产企业、140 家农药经营单位、105 家农业新型经营主体，发现问题 183 项，当场处理 32 项，转交当地处理 151 项。全年还按照新修订的农药管理条例，履行农药登记前检测试验工作，完成登记试验样品检测 200 个，方法验证 194 个；安排低毒生物农药示范补贴试点，在唐山、廊坊、承德三个设区市的 5 个县（区）开展示范，总面积为 15000 亩，包括黄瓜、番茄、辣椒、韭菜等蔬菜和苹果，试验药剂达到 30 种。通过实施低毒生物农药补贴政策，减少了高毒农药和化学农药使用。

（二）规范认证管理，保证产品质量

规范无公害蔬菜认证和地理标志登记保护程序，全省建立"及时审核，适时检查，按时报送"的审查报送机制，2017 年共认证无公害农产品 203 个。积极挖掘地理标志资源，做好登记保护工作，两个农产品通过农业部评审，获得农产品地理标志登记，为蔬菜类产品品牌建设增添了新鲜血液。强化认证人员培训，配合无公害农产品认证和复查换证工作开展，2017 年 4 月，在石家庄市举办河北省无公害农产品内检员培训班，全省 200 余人参加培训。在博野县举办了无公害农产品认证培训班，7 个乡镇主管农业的副乡镇长以及 11 家正在申报无公害农产品认证的企业、农民专业合作社、家庭农场的负责人及技术员参加了培训。通过专题培训，无公害农产品生产经营单位内检员业务素质得到提高，为促进产地认定和产品认证打下坚实基础。

（三）排查安全风险，启动质量追溯试点

实行月调度季分析制度，每个月都安排市县开展质量风险评估，每个季度都认真分析上季度质量检测结果，分析查找问题原因，督促质量风险单位开展整改，采取针对性措施，切实加强治理，提高自我控制能力，主动化解风险。针对省级监督抽检不合格的蔬菜样品和发现的风险点，均正式发函给有关设区市，督促协助有关单位查找原因，完善内控措施，监督实施整改。全年共发出督促整改函 20 多份，提出问题查证期限，追踪调查和治理结果，确保整改措施的落实。根据农事季节、病虫测报和历年实践，对下一季度安全隐患进行分析、排查和评估，按照时间节点，提出针对性预防措施，大力降低风险，在提高蔬菜质量水平方面做到未雨绸缪。在全省 13 个农产品生产企业开展追溯试点，针对不同生产主体分类施策，探索有效追溯模式，切实做到农产品"源头可追溯、流向可跟踪、信息可查询、责任可追究"。在环京津农产品生产和市场流通优势区域，建设了两个省级原产地农产品风险监测站，进一步探索建立蔬菜产地准出与市场准入机制。

四　蔬菜实用技术推广情况

蔬菜产品质量控制的源头是生产环节，推广先进实用技术、落实标准化生产，对于管控质量安全至关重要。在此仅就通用的几项技术做一介绍。

（一）推广无公害标准化生产技术

河北省农业厅下发"蔬菜绿色生产十大关键技术"文件，在生产实践中得到广泛应用，成为蔬菜标准化生产技术规范。组织蔬菜专家及基层科技人员深入生产一线，指导菜农安全生产，开展蔬菜标准化生产技术、农药、

肥料科学使用等技术培训。3月下旬，在衡水举办"设施蔬菜雄蜂授粉与天敌治虫及其配套技术现场观摩培训会"；4月上旬，在山海关区举办大樱桃蜜蜂授粉与病虫害绿色防控集成技术培训。各地因地制宜，大力推进专业合作社型、企业带动型、村级组织型、大户主导型、公益应急防治型等多种形式的专业化防治组织5264个，从业人员37041人，再版印发《农药科学安全使用培训指南》2000册。引导蔬菜生产者正确选用正规厂家生产的成分标注清晰的混配农药，按照无公害农产品、绿色食品标准进行生产。实施源头控制，大力推广防虫网、诱杀虫板、节水灌溉等生态防控技术，开展测土配方施肥，全省组织开展有机肥替代化肥技术培训会50场（次），培训人数6725人次，印发资料49490份，开展技术服务252次。全力推进化肥、农药减量增效，全省绿色防控覆盖率达到25%，农药利用率达到37.2%；菜田化肥用量平均比2016年减少16.8%。

（二）应用集约化育苗技术防病

采用集约化育苗技术防止蔬菜苗子带病是减少农药使用量的主要途径之一，2017年全省育苗能力达到50亿株，其中育苗100万株以上的企业达到180家，育苗500万株以上的130家，1000万株以上的110家。蔬菜生产使用商品苗面积达到260万亩，应用率达13%，比上年提高1个百分点，对减轻蔬菜病害发生发挥了明显的作用，保证了整个生育期内不发病或少发病，为蔬菜生长期内减少农药使用、提升产品质量打下了良好基础。

（三）建设绿色防控技术示范区

2017年重点进行了雄蜂授粉与天敌治虫的示范应用推广，以番茄、茄子、甜瓜、青椒、黄瓜、西瓜、草莓、白菜等8种作物为重点，筛选建立示范区40个，示范面积1500亩。印发《关于加强雄蜂授粉与天敌治虫及其配套技术联合示范推广应用工作的通知》，开展保护利用雄蜂授粉技术试验、天敌治虫应用及其绿色防控配套技术示范，验证增产、提质、增收及农药减量效果，对集成技术模式，探索大面积推广应用机制。总结推广物理防控的成功经验，及时纠正措施配置方面存在的错误和不当，设施栽培隔离、防虫网阻隔、色板诱杀和振频式杀虫灯诱杀等得到综合运用，取得良好效果，已经被越来越多的生产主体认可，有效减少了化学农药使用次数和用量。

（四）启动有机肥替代化肥示范县建设

启动青县、藁城、涿州、平泉和永清蔬菜有机肥替代化肥项目示范区建设，化肥用量平均比上年减少 16.8%，有机肥用量增加 20%。启动蔬菜废弃物和尾菜、秸秆集中回收转化利用试点，控制面源污染初见成效。项目区蔬菜产品均符合食品安全国家标准或农产品质量安全行业标准，部分产品达到绿色农产品标准。藁城区 6 个蔬菜产品通过质量认证，价格提高 0.2 元/公斤，亩增加效益 0.3 万元，1.27 万亩核心区可节本增效 3810 万元。

五 蔬菜质量安全存在的问题

蔬菜质量安全是保障"舌尖上的安全"的重点与难点，监管工作具有长期性和复杂性，必须坚持问题导向，不断研判分析形势，找准问题，对症下药。

（一）质量意识亟待加强

受多方面因素影响，生产经营主体对蔬菜产品质量是事关城乡居民生命与健康、事关产业生存与发展的重要性认识还不够，违规使用化学投入品的情况还时有发生，质量风险依然存在。涉农法律法规宣传普及还是短板，亟待加强，尤其生产主体仍以一家一户为主，监管对象群体大，分布广，违规使用化学农药又具有隐蔽性，一旦发生未被查处，极易带来"破窗效应"，造成系统性风险。目前法人组织因存在规模小、组织散、约束松等问题，对蔬菜质量内控也存在失效问题。

（二）推广经费严重不足

河北省蔬菜生产规模扩张较快，新建产区产量较低、品质较差、效益不高，菜农技术水平有待提高。特别是设施蔬菜基础设施投入较高，生产主体不愿意无偿提供试验示范场所，县乡技术推广机构因缺乏必要的推广经费，难以开展蔬菜新品种、新技术、新材料和新机具的展示示范和试验，成为提高质量管理水平和生产技术水平的重要瓶颈。

（三）基层监管手段落后

县级农产品质量监管机构大部分未落实"三定"方案，监管条件不足，缺少专业检测人员，用于蔬菜质量检验的仪器设备不足，检测能力薄弱，没有专项资金保障，例行监测常态化进程比较缓慢。

（四）农药监管体系有待完善

全省例行监测毒死蜱、多菌灵和腐霉利等农药残留超标现象发生频次较高，主要原因是安全间隔期和用药量控制受到生产者忽视。禁用农药克百威和氧乐果等仍被检出，投入品监管仍需加强。

六 加强蔬菜质量安全对策建议

深入贯彻十九大报告提出的"关于乡村振兴战略"重大战略，在深化农业供给侧结构性改革中，要针对存在的突出问题，采取针对性有效措施，加以解决，带动全省蔬菜产业转型升级，确保蔬菜产品质量稳定提高。

（一）加强法律法规宣传

坚持依法行政、依法治农，首先要动员县级农业行政主管部门、蔬菜科技工作者、蔬菜技术推广人员、质量检验人员和乡村干部，加强对农产品质量管理、农药管理等相关法律法规的宣传，不断提高生产经营主体的责任意识和法律意识，筑牢严格控制质量的思想防线。要依法开展质量监督抽查，科学运用抽查结果，依法查处生产不合格产品行为。要加大案件查处力度，结合典型案例，开展警示教育，提高震慑作用，严防系统风险。通过法律法

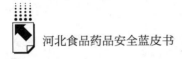

规宣传教育和典型案例警示教育，引导生产经营主体把质量管理变成自觉行为，为提高产品质量安全水平奠定基础。

（二）提高生产组织化程度

积极发展农民专业合作社等新型经营主体，推动蔬菜产业由自然人经济向法人经济转变。依靠法人力量，加强生产主体质量内控能力建设，实现主体内投入品统一采购、统一登记、统一出库、统防统治，努力克服生产经营规模小、结构松散、自律约束不严等问题。依靠法人力量，提高生产的标准化程度，扎实推动以生态物理防控和绿色生产为核心的生产技术规程的落实，推进产品质量标准的实施。依靠法人力量，加强品牌培育，建立质量全程追溯制度，提高产业核心竞争力，树立河北蔬菜绿色高端形象，提振消费信心。

（三）提升县乡基层检测能力

县乡两级农业行政主管部门处在蔬菜产品质量监管的第一线，是质量监管和产业发展不可或缺的中坚力量。应当建立严格的考核机制和责任追究制度，明确县级政府的主体责任，落实机构设置、人员编制、手段装备和检测经费，制定和落实年度抽检方案，利用好抽检结果，及时发现和依法查处违规生产行为。继续争取国家和省级专项资金支持，不断完善县级和乡级检测现场快速检测技术手段，帮助县乡两级正确履行职责，为提高全省蔬菜质量管理水平打牢基础。

（四）支持技术研究推广工作

发挥省级现代蔬菜产业技术体系创新团队的作用，适应蔬菜生产者出现重大变化、老龄化倾向明显的实际情况，围绕蔬菜绿色生产和轻简栽培，开展科技攻关，不断修改完善栽培技术规程，为蔬菜产业健康发展提供强大科技支撑。争取省市县三级调整支农资金适用范围，适当安排新技术试验示范补助，支持县级农业技术推广机构在蔬菜集中产区建立试验示范基地，安排新技术、新品种、新成果展示示范，开展技术集成与成果转化，提高蔬菜生产科技水平。

（五）开展投入品专项治理

使用禁限用农药和农药残留超标仍然是蔬菜产品质量管理重点。各级农业部门要结合学习国务院新修订颁布的《农药管理条例》，认真履行部门监管职责，全程监督农药的生产、流通、使用，配合国家搞好新药登记前的监测试验和安全把关工作，认真落实农药的企业监督抽查、市场监督抽查和标签专项检查，依法查处违规生产经营行为。要根据国家陆续修订禁限用农药目录的实际，加强对禁限用农药名录的宣传和检查，及时采取果断措施，有效停止禁限用农药的生产、流通、销售和使用。完善蔬菜产区高毒农药定点销售、实名购买登记和使用范围登记等制度，赋予农药经销者宣传普及科学用药知识的义务与职责，消除用药隐患，建立起"源头管理"工作机制。

B.5

2017年河北省畜产品质量安全状况分析及对策措施

姚 剑　魏占永　赵志强　孙 红　张梦凡*

摘　要：　2017年，河北省畜牧业生产在调整中转型，在转型中提升，生产结构进一步优化、生产能力明显提升。在构建畜产品监管"大安全"格局前提下，畜产品安全常规工作与重点工作协同推进，发现问题是能力、查处问题是政绩的氛围正在形成，畜产品安全风险可控，有效巩固了畜产品质量安全稳定向好的态势。本文主要从全省畜产品生产供给能力、畜产品质量安全监管成效、主要畜产品检测结果等方面总结概括了2017年河北省畜产品质量安全状况，分析了畜产品质量安全工作面临的形势，提出了加强畜产品质量安全监管工作的对策措施。

关键词：　河北　畜产品　质量安全

2017年，全省畜产品安全监管工作紧紧围绕推进畜牧业供给侧结构性改革这条主线，严守不发生重大畜产品安全事件这一底线，坚持"产出来"、"管出来"并举，实施质量兴农和标准化发展战略，开展畜禽产品质量安全专项整治，强化风险监测预警，完善准出准入机制，着力构建从投入品到养殖、

---

* 姚剑、魏占永、赵志强、孙红、张梦凡均为河北省农产品质量安全监管局人员。

出栏、屠宰、贮运等全环节畜产品监管"大安全"格局。经过一年努力，畜产品安全常规工作与重点工作协同推进，投入品生产经营使用管理进一步规范，畜禽标准化规模养殖比例不断提升，牛羊肉中"瘦肉精"反弹问题得到有效遏制，市县发现问题是能力、查处问题是政绩的氛围正在形成，畜产品安全风险在可控范围之内，有效巩固了畜产品质量安全稳定向好的态势。

一　全省畜产品生产基本情况

畜产品生产紧紧围绕推进畜牧业供给侧结构性改革这条主线，以优化供给、提质增效、农民增收为目标，以奶业振兴和粪污资源化利用为重点，着力培育新动能、打造新业态，扶持新主体、拓宽新渠道，畜牧业在调整中转型，在转型中提升，生产结构和生产能力明显提升。2017年全省牧业产值达1899.4亿元，同比增长3.9%，占农业总产值的30.9%，肉类总产463.7万吨，同比增长1.3%，禽蛋总产376.9万吨，同比减少3%，奶类总产465.4万吨，同比增长3.9%。

二　全省畜产品质量安全监管工作成效显著

（一）饲料生产经营管理进一步规范

2017年饲料总产量1345万吨、总产值391亿元，分别比上年增长0.38%和0.5%，总产量位居全国第三；饲料抽检合格率稳定在98%以上，高于全国两个百分点。为加强饲料监督管理，组织开展了为期40天的全省饲料、饲料添加剂等投入品隐患排查活动，查处违法违规饲料和饲料添加剂生产企业6个，查处饲料和饲料添加剂经营单位10个，下达责令整改通知110份、行政处罚通知2份，取缔无证照企业1家，查扣违法产品4吨，有力震慑了违规生产等不法行为，有效维护了饲料市场秩序，实现了饲料质量、饲料生产"两个安全"。

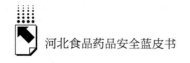

河北食品药品安全蓝皮书

（二）兽药生产经营管理进一步规范

规范兽药生产管理，加强对通过验收企业的事中事后管理，全年验收兽药生产企业35家，对完成整改的企业核发《兽药GMP证书》和《兽药生产许可证》。强化兽药追溯系统建设，全省152家兽药生产企业申请了二维码秘钥，配备了二维码采集设备，基本实现了产品信息及时上传入库。开展兽药经营环节追溯试点工作，全省51家兽药经营企业被确定为试点单位，配备了相关设备，实现了数据采集和上传。组织查处假劣兽药，下发督办函件46件，对涉及的生产企业和经营企业进行突击检查，对假兽药来源进行溯源，查处假劣兽药650公斤，处罚违法企业58家，罚没款7.3万元。

（三）畜牧业绿色发展水平进一步提升

河北省政府出台了《畜禽养殖废弃物资源化利用工作方案》，成立省政府粪污资源化利用领导小组，制定三年工作清单，将畜禽粪污资源化利用装备纳入农机购置补贴范围。在12个县开展粪污治理整县推进试点，建立月调度、季评估、年核查的工作机制，推进项目进度。开展禁养区整治，全省划定公布禁养区2764个，禁养区内728个养殖场全部关停搬迁。按照"一场一策一方案"要求，建立直连直报系统，有8871家企业配建了粪污处理设施，设施配建率达到84.65%，粪污资源化利用率达到65%。开展畜牧业绿色发展示范县创建活动，确定9个县为部、省级畜牧业绿色发展示范县，主体小循环、区域中循环、县域大循环模式被广泛推广。

（四）畜牧业标准化生产成效显著

加快推进畜禽养殖标准化示范场建设，新创建部、省级示范场162个，189个到期的部、省级示范场通过复检，有效期内部、省级示范场总数达到1027个。通过示范引导，带动畜禽养殖场、养殖合作社按标生产，畜牧业进入了稳量、转型、提质的新阶段，畜禽标准化规模养殖水平进一步提升，乳品企业自建奶牛场存栏15万头，占全省10%以上，出栏1000头以上生

104

猪养殖场存栏占全省的 30%，存栏 1 万头以上蛋鸡养殖场存栏占全省的 23%，出栏 5 万只以上肉鸡养殖场出栏占全省的 14%。实施无公害畜产品认证，全年新认定无公害畜产品产地 78 个，产地换证 317 个，92 个产品通过认证，认证产品市场知名度显著提升，优质优价的品牌价值初现。

（五）奶业发展秩序进一步规范

按照省政府把"河北建成规模养殖最集中、奶站管理最规范、乳品质量最安全省份"的要求，河北省农业厅代省政府起草了《加快奶业示范省建设行动方案》，联合五厅局印发《河北省奶业发展规划》，出台《加快巴氏乳生产消费的指导意见》，明确奶业发展思路和任务目标。全省 1108 个奶牛养殖场（区）全部实现管道式机械化挤奶，300 头以上奶牛养殖场（区）存栏比例占 98%，90% 以上的奶牛养殖场（区）完成标准化改造，全株玉米青贮饲喂比例达 96%，全省泌乳牛平均单产达到 7.3 吨，智能化牧场比例达到 37%。启动生鲜乳收购日报告平台，建立全省生鲜乳收购数量大幅波动及质量不合格 48 小时调查追溯机制。推动四个奶业大市开展生鲜乳质量第三方仲裁检测，完善生鲜乳质量定期分级抽检联动机制，规模牧场生鲜乳质量安全指标达到了发达国家水平。

（六）屠宰环节监管能力明显提升

深入推进生猪屠宰企业标准化建设，总结推广"一厂一策、分类推进"经验，81.7% 的企业实现达标生产；加大牛羊鸡定点屠宰管理推进力度，备案的牛羊鸡定点屠宰企业已达到 241 家。全省 445 家畜禽定点屠宰企业完成风险评估，其中评为 A 级（低风险）的 222 家，B 级（中风险）的 171 家，C 级（高风险）的 52 家。印发《河北省畜禽定点屠宰厂（点）"黑名单"管理办法》，对全省畜禽定点屠宰企业实行"黑名单"管理。组织开展畜禽屠宰监管"铁拳行动"、畜禽屠宰暑期专项行动、交叉大检查、"百日行动"，清理小型屠宰厂点 17 个、捣毁私屠滥宰窝点 51 个，有力维护了全省屠宰市场健康秩序，保障了肉食品消费安全。

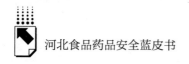

（七）大力推进畜产品质量安全专项整治行动

以"违禁超限"畜产品为核心，加大对原发、复发、多发性问题的排查整治力度，重点打击使用"瘦肉精"和禁用抗菌药、非法收购屠宰病死畜禽、私屠滥宰注水等行为。据统计，全省共出动监管、执法人员 38.9 万人次，检查兽药生产经营单位、各类畜禽与养殖场（户）、屠宰场（点）19.2 万个次，查处问题 407 起，责令整改 386 起，吊销证照企业 5 家，行政立案 140 件，移送公安部门立案处理 6 起，切实保障了畜牧产业健康发展，保障了畜禽产品消费安全。

（八）加快推进畜产品追溯体系建设

印发《关于启用河北省农产品质量安全监管追溯平台的通知》，省级农产品质量安全监管追溯信息平台正式运行，对 270 名省、市、县三级平台管理员进行了全面培训。选择鲜禽蛋推行食用农产品合格证，探索出了"合作社带动、农业部门推动、多部门联动、区域协同倒逼"四种合格证管理模式，完善了鲜禽蛋产地准出与市场准入衔接机制。选择 4 个畜禽屠宰企业开展猪肉、白条鸡追溯试点工作，积极探索"源头可追溯、流向可跟踪、信息可查询、责任可追究"的信息化监管模式。对热点问题实施"智慧农安"行动，购置手持读卡器 62 台，实现"瘦肉精"监管及检测数据实时上传。

（九）加强部门、区域间协调联动

分季度召开风险分析联席会议，与食药监部门互通信息，联防联控，密切协作，对例行监测中发现的不合格畜产品，根据工作职能及时跟进开展监督抽查，提高检打联动效率，严厉打击各种违法违规行为，确保畜产品质量安全。针对国家例行监测中畜产品合格率较低的问题，与食药监局联合对相关市主管领导进行约谈，要求其加强监督检查，确保抽检合格率不低于全国平均水平。加强与公安部门的配合，召开农资打假"两法衔接"座谈会，安排部署"两法衔接"工作，打击农资及农产品领域违法犯罪行为。

三 主要畜产品监测情况

（一）农业部畜产品例行监测情况

共从河北省抽检畜产品 380 批次，检测项目为 β－受体激动剂、磺胺类、氟喹诺酮类等 47 个参数，检出 1 批鸡蛋恩诺沙星超标，合格率为 99.7%。

（二）省级风险监测和监督抽查情况

完成各类畜产品检测 8268 批次，检测样品主要为猪肉、牛肉、羊肉、鸡肉、禽蛋、生鲜乳及育肥后期的生猪、肉牛、肉羊尿液，检测项目为氟喹诺酮类、磺胺类药物、四环素类、地克珠利、氟苯尼考及其代谢物、金刚烷胺、氯霉素、9 种 β－受体激动剂等 32 个参数。共检出 3 批不合格样品，其中 2 批猪肝中检出沙丁胺醇，1 批羊肉中检出盐酸克伦特罗，合格率为 99.96%。

（三）市县两级畜产品检测情况

全年共检测 738413 批次，其中兽药残留 19702 批次、"瘦肉精" 705241 批次、生鲜乳 13470 批次。共检出不合格样品 63 批次，其中克伦特罗、沙丁胺醇检出 24 批，占不合格样品总数的 38%，主要集中在牛羊产品中；兽药残留主要是磺胺类、氟喹诺酮类、金刚烷胺，占不合格样品总数的 62%。

四 畜产品安全监管形势分析

当前河北省正处在由传统畜牧业向现代畜牧业转型的关键时期，畜牧业生产经营新业态、新方式不断涌现，畜产品安全监管对象外延扩大，但监管基础仍然薄弱，全省畜产品质量安全监管工作与畜牧业发展新形势、新要求相比，一些制约畜产品质量安全的深层次问题并未从根本上解决。一是认识不到位。"安全第一"的观念还未牢固树立，"管行业就要管安全"的理念还未牢固树立，产管脱节、检管脱节、监管和执法脱节。二是执法不到位。特别是执法强度不够，执法力度不均衡，各地普遍注重对检疫、兽药饲料等违规行为进行的执法，对养殖环节添加使用违禁物质和不执行兽药休药期规定的执法力度明显不足。三是畜牧业标准化生产示范带动作用亟须加强。标准制修订与标准实施尚未同步推进，标准实施主要以项目带动为主，标准实施的推进手段不够，标准化生产的示范带动作用有限。四是畜产品安全风险依然突出。畜产品生产经营主体小而分散，组织化程度低，质量安全意识不强，加之社会诚信体系不健全，容易出现知法犯法、违规用药等现象，主要表现在：生产经营者自律意识淡薄，违法经营使用兽药和非法添加现象屡禁不止，兽药休药期规定执行不到位，"瘦肉精"等违禁添加物风险较大。

五 强化畜产品安全监管的对策措施

（一）深入实施奶业振兴示范省建设行动计划

对全省 1108 家生鲜乳收购站逐一建立管理档案，指导剩余奶牛 100 个小区要全部转型为规模养殖场。支持 200 个智能奶牛场建设，通过省级奶牛养殖云平台，实现信息化管理。对剩余的 300 家生鲜乳收购站实现视频监控，所有生鲜乳运输车辆全部实现 GPS 定位，全程监控奶牛养殖、挤奶、运输环节。加强生鲜乳检测，省级对所有生鲜乳收购站每年抽检 1 次，市级每半年抽检 1 次，县级每季度抽检 1 次，省、市、县每年联合对生鲜乳收购站、运输车辆进行 1 次全覆盖现场检查。全面实行生鲜乳检测日报告制度，通过省生鲜乳监管日报告平台有关信息，及时追溯生鲜乳收购站数量大幅波动和质量不合格原因。

（二）强化畜牧投入品监管

加强对新修订的饲料法规、《饲料卫生标准》的宣贯培训，加大对使用饲料药物添加剂生产企业的监管，发现超限量、超范围添加，不按照要求在标签上标示有效成分、休药期等违规行为，按照相关条例予以严厉处罚。加快推进饲料散装散运工作，开展多种形式的示范创建活动，树立一批高标准散装散运示范厂。开展兽用抗菌药物使用减量化示范创建，指导养殖场科学规范使用抗生素。稳步推进兽药追溯体系建设，将全省已注册的兽药经营企业在 2018 年 6 月底前全部纳入追溯系统。

（三）加强畜禽屠宰管理工作

开展畜禽屠宰监管提升年行动，健全畜禽屠宰监管体系，落实畜禽屠宰管理制度，逐步推进屠宰企业肉品品质检验合格证电子出证。推进生猪定点屠宰企业标准化建设，年底前达标企业达到 85% 以上，创建生猪屠宰企业标准化示范厂；推进牛羊鸡定点屠宰管理，使牛羊鸡定点屠宰企业增加 10 家以上。树立品牌典型，主攻"集中屠宰、品牌经营、冷链流通、冷鲜上市"，提升屠宰行业规模化、机械化、标准化生产水平，促进行业转型升级。

（四）提升畜产品安全风险防控能力

围绕"瘦肉精"、兽用抗菌药、生鲜乳、私屠滥宰、非法收购屠宰病死畜禽等重点问题持续开展专项整治行动，保持对违法添加、使用禁用物质行为的高压态势，全面排查区域性、行业性风险隐患，集中力量解决兽药残留超标、非法添加使用禁用物质等突出问题。加强风险监测，扩大监测品种和范围，提高风险监测针对性、实效性和科学性。做好风险监测数据的运用，强化数据风险研判，对检出不合格样品的畜产品生产主体实施重点监控，对风险隐患突出的地区及时发布预警信息并约谈部门和相关企业负责人。针对安全隐患及时开展监督抽查，健全检打联动机制。

（五）完善产地准出市场准入衔接机制

落实《关于推行食用农产品合格证管理　进一步加强食用农产品产地准出与市场准入衔接工作的通知》有关要求，健全政府主导、部门联动、

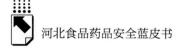

区域协同的工作机制，确保畜产品产地准出市场准入管理制度有力推进、有效实施。扩大食用农产品合格证应用范围，推行"合作社带动模式、农业部门推动模式、多部门联动模式、区域协同倒逼模式"等四种模式，重点提高生产经营主体的应用率。联合食药监部门加大对产地准出与市场准入制度落实情况的监督检查，指导食用农产品生产者产品上市时出具食用农产品合格证，督促食用农产品集中交易市场开办者查验并留存食用农产品合格证，形成有效的倒逼机制。

（六）做好畜产品追溯体系建设

贯彻落实《河北省农业供给侧结构性改革三年行动计划（2018～2020年)》，推动省级以上农业产业化龙头企业及"三品一标"等规模化生产主体率先依托省级农产品监管追溯平台开展追溯工作。扩大省级畜产品追溯试点范围，探索食用农产品追溯管理模式，创建20个以上省级追溯试点。推动农产品质量安全县开展追溯工作，国家级农产品质量安全县建设追溯试点不少于30个，省级农产品质量安全县建设追溯试点不少于10个，并将食用农产品追溯管理作为安全县验收的必备条件。

B.6
2017年河北省水产品质量
安全状况分析及对策

张春旺　滑建坤　周栓林　卢江河　王　睿*

摘　要： 2017年，河北省认真贯彻落实全国水产品质量安全监管工作
会议精神，以推进供给侧结构性改革为主线，以转方式调结
构促转型为重点，大力推进渔业标准化生产，生态健康养殖
全力推进，休闲渔业发展势头良好，资源养护工作持续强化，
疫病防控及时有效，全省水产品质量安全形势持续向好，在
国家和省农业厅组织的产地水产品质量安全监督抽查工作中
合格率均为100%，没有发生水产品质量安全事件。

关键词： 水产品安全　质量安全监管　渔业资源

　　2017年，省农业厅在省委、省政府的领导下，认真贯彻落实全国水产
品质量安全监管工作会议精神，以保障水产品质量安全有效供给为出发点，
大力推进标准化生产，突出源头监管和专项整治，坚决打击水产品非法添加
禁用物质行为，坚持"产"、"管"结合，在国家组织的监测中，水产苗种、
产地水产品抽检合格率均为100%，高于全国平均水平。在省厅组织的产地
水产品质量安全监督抽查工作中，监测合格率为100%，全省水产品质量安
全形势稳中向好，没有发生重大水产品质量安全事件。

---

* 张春旺、滑建坤、王睿为河北省农产品质量安全监管局工作人员；周栓林、卢江河为河北省
农业厅渔业处工作人员，均主要从事水产品质量安全监管工作。

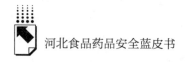

一 2017年全省渔业发展概况

2017年，河北渔业以推进供给侧结构性改革为主线，以转方式调结构促转型为重点，坚持"生态优先、提质增效、绿色发展"工作方针，以健康养殖、适度捕捞、保护资源、做强产业为方向，以绿色生产、产业融合、生态修复为抓手，按照《河北省2017年加快推进渔业转型升级工作方案》的总体部署，积极推进现代渔业建设，全省渔业供给侧结构性改革取得新进展，2017年全省水产品养殖面积共19万公顷，水产品总产量123万吨，其中海水养殖52万吨、海洋捕捞23万吨、淡水养殖38万吨、淡水捕捞10万吨。休闲渔业产值达6.6亿元，呈现快速发展之势。积极发展水产加工业，全年水产品出口量3.75万吨，出口额2.57亿美元，占全省农产品出口额的20%。

（一）生态健康养殖全力推进

全面启动省养殖水域滩涂规划编制工作，划定禁养区、限养区和养殖区，目前正按程序组织论证。新创建农业部水产健康养殖示范场21个，超额完成农业部下达的指标任务。选取8个点开展健康技术模式示范，推广工厂化循环水、设施池塘节能减排等高效、环保养殖技术70多万平方米。重新修订了《河北省水产原良种场管理办法》，9家省级水产原良种场通过复查，另有4家新创建省级场正在组织评验。利用省级资金连续支持海参、对虾、河豚、梭子蟹、中华鳖等特色优势品种开展保种选育和扩繁，并取得阶段性成效。选育新品种"黄海201"中国对虾通过农业部专家现场审查。配合有关部门开展潘家口、大黑汀水库养殖网箱清理工作，清理网箱近8万个，库鱼1.7亿斤，积极研究落实库区渔民扶持政策，统筹各类资金支持库区渔业产业扶持项目。

（二）休闲渔业发展势头良好

坚持把发展休闲渔业作为渔业供给侧结构性改革的重要突破口，制定出台了《河北省 2017 年休闲渔业扶持项目实施意见》，安排资金扶持建设 28 个省级休闲渔业示范基地和 15 个美丽渔村。新创建省级休闲渔业示范基地 11 家，新创建全国精品休闲渔业示范基地 3 家、全国休闲渔业示范基地 2 家，累计创建国家级休闲渔业示范基地 14 家。加大对休闲渔业的宣传力度，深挖渔业文化资源。组织参加第二届中国休闲渔业高峰论坛暨休闲渔业品牌发布活动，吴更雨副厅长代表河北省在会上做了典型发言，省农业厅获得休闲渔业创建工作"最佳组织奖"。目前全省休闲渔业经营主体已达 1270 多个，其中规模以上达 340 个，休闲渔业从业人员达 1.7 万人，年接待游客 460 万人次，休闲渔业总产值达 6.6 亿元，比上年增长 69%，成为全省渔业转型升级的亮点和渔业经济新的增长点。

（三）资源养护工作持续强化

扩大增殖放流规模，在河北省近海海域、内陆湖库增殖放流中国对虾、鲢鳙等各类海淡水苗种 48 亿尾，超额完成了年度目标任务。6 月 6 日全国"放鱼日"河北同步增殖放流和 11 月 6 日潘大水库增殖放流活动，均取得良好效果。海洋牧场建设上水平，积极推进第一批 3 个、第二批 4 个国家级海洋牧场示范区人工鱼礁项目建设工作，制定下发了《河北省 2016 年国家级海洋牧场示范区人工鱼礁建设项目实施方案》，规范程序、标准，确保项目实施质量和资金使用安全，并全面推行国家级海洋牧场示范区人工鱼礁海底可视化监测系统建设，全年新创建国家级海洋牧场示范区 3 家，累计创建总数达到 10 家，居全国前列。加强水产保护区建设管理，新创建石家庄中山湖国家级水产种质资源保护区 1 个，全省保护区总数达到 19 个，保护区总面积达 100 多万亩，重点保护品种有 30 多个。严格落实涉海工程渔业资源损害补偿机制，与用海建设单位签订补偿协议 7 份，落实渔业资源补偿资金 2400 万元。

（四）疫病防控及时有效

加强水生动物疫病防控，专项监测草鱼出血病、对虾白斑综合征等 8 种

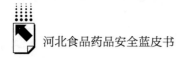

重大水生动物疫病样本535个，检出阳性13个，检出率为2.43%。积极开展贝类毒素监测预警，对秦皇岛连续两年发现贝类毒素的情况进行了及时高效处置。2017年5月16日，农业厅闫建民总渔业师代表河北省在全国水产品质量安全监管工作会议上做了典型发言。

（五）"互联网+"渔业蓬勃发展

加大"互联网+"渔业建设支持力度，黄骅、乐亭、保定等地的渔业电商创业园已初具规模，产品、物流、网络有序运营。鼓励发展数字渔业，在任丘、鹿泉等8个县（市）试点配备精准生产网络监控系统，实现养殖水质在线实时监测、远程智能控制自动精准投喂。

（六）京津冀渔业协作深入推进

与北京、天津联合编著了《京津冀休闲垂钓》（2017～2018），与北京合作进行鲤鱼浮肿病流行病学调查与研究。配合中国水产科学研究院开展环京津水源地水域生态环境调研，为实施华北水域生态大保护和保障雄安新区建设做了前期准备。在天津市召开了第二届京津冀渔业协同发展联席会议，三地签署《京津冀水产苗种疫病监测检验协议》。举办了京津冀三地水产技能大赛、水产品质量安全监测大比武两项赛事，河北省囊括两项赛事冠军。在第二届全国水产技术推广职业技能大赛中，河北省唐山市水产技术推广站的岳强同志获第一名，并被授予"全国技术能手"称号，河北省荣获团体二等奖。

二 检验监测工作成效明显

2017年，河北省围绕完成农业部及省级水产品质量安全监管监测工作任务，不断加大抽样检测力度。在对象上，加强对水产健康养殖示范场、标准化水产养殖示范区、"三品一标"获证单位、省级以上水产原良种场以及"菜篮子"水产品生产单位的抽检；在时机上，集中做好重大节日、暑期等重点时段的抽检工作；在类型上，逐步增大风险监测、专项监测的频次和数量，充分发挥监测的服务保障作用。全年先后开展了水产苗种、产地水产品、捕捞水产品的监督抽查，以及海水贝类产品卫生监测及划型等各项工作。

（一）农业部水产苗种质量安全监督抽查

2017年5月，省农业厅配合农业部渔业环境及水产品质量监督检验测试中心（广州），先后到沧州、唐山两市的全国现代渔业种业示范场、国家级水产原良种场、省级水产良种场和农业部水产健康养殖示范场，对河北省的水产苗种质量安全进行监督抽查。全年共抽取10个样品，主要是四大家鱼、罗非鱼、牙鲆、对虾、梭子蟹苗种，监测合格率为100%。

（二）农业部产地水产品质量安全监督抽查

按照《农业部办公厅关于开展2017年第一次国家农产品质量安全监督抽查工作的通知》要求，2017年6月，省农业厅组织省水产品质量检验检测站的技术人员和农业部委派的专家，先后赴任丘市、中捷产业园区的6家养殖基地、水产品生产企业，抽取10个样品。经检测，合格率为100%。

2017年5～9月，配合辽宁省水产品质量安全检验检测局，完成了对河北省的国家产地水产品质量安全监督抽查任务。全年共抽取110个样品，主要品种为草鱼、鲤鱼、对虾和罗非鱼，监测合格率为100%。

（三）海水贝类产品卫生监测及生产区域划型

根据《农业部关于开展2017年海水贝类产品卫生监测和生产区域划型工作的通知》（农渔发〔2017〕13号）部署要求，省农业厅组织省水产品质量检验检测站、省海洋渔业生态环境监测站等相关单位实施了海水贝类卫生监测与生产区域划型管理工作。在划型范围内的秦皇岛市海港区、山海关区、昌黎县和唐山市乐亭县、丰南区共五个贝类养殖区县，共抽取样品220个，主要是贻贝、杂色蛤、青蛤、四角蛤蜊、毛蚶和扇贝。经检测，各项指标均未超标，划型总面积达41002公顷，全部为一类生产区。

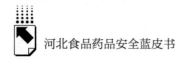

（四）省级产地水产品质量安全监督抽查

2017 年，省农业厅委托省水产品质量检验检测站完成部级、省级监督抽查 140 个样品，监测合格率为 100%。一是依据《农业部关于开展 2017 年国家产地水产品质量安全监督抽查工作的通知》（农渔发〔2017〕12 号）要求，承担了对全省产地水产品质量安全的监督抽查任务，从 26 个养殖场抽取了 40 个样品，主要是草鱼、鲤鱼、对虾、罗非鱼和大菱鲆，抽检合格率为 100%。二是依据《河北省农业厅关于印发 2017 年河北省蔬菜等农产品及投入品质量安全监测计划的通知》（冀农业安发〔2017〕6 号）要求，共抽取检测样品 100 个，涉及区域内重点水产养殖品种，抽检合格率为 100%。

三 主要做法、工作成效和主要经验

（一）主要做法

2017 年，以解决水产品质量安全突出问题和薄弱环节为重点，坚持专项整治与标准化生产相结合，坚持"产"、"管"有机融合，推进标准化健康养殖，加强组织领导和统筹协调，加大水产品质量安全监管力度，确保不发生重大水产品质量安全事件。

1. 严格责任落实

省农业厅高度重视水产品质量安全监管工作，积极落实属地管理责任，全面提升水产品质量安全监管水平。省、市、县主管部门均成立了质量安全监管工作领导小组，建立了水产品质量安全监管责任制，切实负起水产品监管职责，明确分工，落实责任，并逐步抓好工作落实。结合全省实际，及时拟定下发了 2017 年全省水产品质量安全监管要点和专项整治工作方案，进一步明确了全省水产品质量安全监管目标和重点任务，在此基础上分析研判全省水产品质量安全态势，查明了质量安全监管工作存在的薄弱环节，提出了改进措施和建议，提高了水产品质量安全监管工作成效，确保了水产品质量安全监管和执法工作有效落实。

2. 强化监管监测

注重源头监管和综合治理，加大抽检频率、数量，实现生产过程抽检全覆盖。各单位加强产品检测、生产综合检查、用标专项检查、水产养殖执法检查等，主动作为，不断强化风险意识，提高处理应急事件的能力，确保了全省水产品的质量安全。

3. 加强专项整治

为全面做好水产品质量安全监管工作，根据省农业厅《2017 年全省农产品质量安全专项整治方案》和五厅局联合印发的《河北省畜禽水产品抗生素、禁用化合物及兽药残留超标专项整治行动方案》，全省范围内组织开展了水产苗种和渔业投入品专项整治工作。重点结合重大节日、增殖放流活动，对有关水产企业开展了现场督导检查活动，重点检查本地优势品种违法使用孔雀石绿、氯霉素和硝基呋喃类等禁用药品和其他化合物等情况。全年累计组织质量安全监管执法 1500 多次，出动监管或执法人员 3700 多人次，检查水产苗种、养殖企业、市场等 1860 家（次），下达整改通知书或提出整改意见 100 多份（次），对违法养殖和阳性样品查处率达到 100%。

4. 稳步推进"三品一标"认证

规范申报程序，严格材料审核，狠抓现场检查，强化证后监管。一是组织了两期无公害水产品内检员、检查员培训班，共培训内检员 109 人、检查员 61 人，提升了企业内控质量水平和检查员认证能力。发放渔业项目"三品一标"认证补贴 100 万元，进一步调动了渔业生产单位的积极性、主动性和自觉性，全年承办认定或上报无公害水产品产地 51 个、产品 141 个。二是水产地理标志登记保护工作取得突破，主动协调，积极组织，黄骅市水产技术推广站申请的"黄骅梭子蟹"、玉田县鑫龙养殖专业合作社申请的"玉田甲鱼"均顺利通过现场核查、品质鉴评、评审答辩、公示公告，分别成为河北省登记保护的第三、第四个水产品地理标志。三是为进一步加强全省"三品一标"工作，提升农产品质量安全水平、促进农业提质增效和农民增收，积极推进"三品一标"证后监管工作。2017年，根据《关于开展2017年无公害农产品和地理标志农产品标志使用专项检查的通知》要求，共组织出动检查人员3500多人次，对926个超市、农贸批发市场以及部分通过无公害农产品认证的企业，集中开展检查，没有发现违法违规使用标志、证书等现象。四是陪同农业部渔业认证分中心组织对唐山部分认证企业进行现场核查，反映良好。

5. 注重宣传培训

为积极推广无公害健康养殖技术，不断夯实水产品质量安全基础，各地利用食品安全宣传月、专项督导、现场检查等时机，加大对水产品质量安全、"三品一标"水产品等的宣传力度，发放各类宣传资料1.5万多份，组织培训各类人员近3100人次，进一步提高了监管、执法人员的能力素质，强化了养殖单位的质量安全意识，提高了科学用药技术水平。养殖场点认真落实各项规定，普遍落实了制度上墙、有关资料及台账记录留存等制度。

（二）工作成效

通过开展国家、省级产地水产品质量安全监督抽查和海水贝类卫生监测与生产区域划型管理，使健康养殖生产技术逐步深入人心，养殖生产者质量安全意识显著增强，养殖水产品质量明显提高。管理部门有效掌握了水产品质量安全总体状况和风险隐患情况，对全省质量监管工作发挥了分析研判、决策参考作用，为行政执法提供了科学依据，消除了食品质量安全风险隐患，避免了水产品质量安全问题的发生。特别是秦皇岛市山海关区发现贝类毒素超标时，管理部门发现及时、处置有效，监管工作取得显著成效。

（三）主要经验

重视监测，及时进行预警监管是确保水产品质量安全的重要保障。由于2016年秦皇岛发生了食用海虹中毒致死事件，2017年省农业厅高度重视贻贝麻痹性贝类毒素监测和超标应对工作，并组织开展了专项监测。4月19日，省农业厅对秦皇岛山海关海域海虹（贻贝）养殖区进行的贝类毒素预警监测中，抽取贻贝样品 4 个，麻痹性贝类毒素全部严重超标，含量为 2530～5774MU/100g，为标准值 400MU/100g 的 6.3～14.4 倍。经调查，山海关海域海虹（贻贝）养殖户共 33 户，养殖面积 5608.02 亩，省农业厅立即对该区域实行了暂时性关闭并加强监管。暂时性关闭期间，禁止该区域采捕贝类，并对其进行了重点跟踪监测。直到 5 月 26 日和 5 月 31 日连续两次监测贻贝样品不再超标时，省农业厅结合两个多月以来贻贝中麻痹性贝类毒素发生、发展和消除规律，解除了对该区域实行的暂时性关闭监管措施，予以重新开放。通过对贻贝中麻痹性贝类毒素的成功处置，认真总结事件规律，加强监测，及时预警监管，确保了水产品质量安全。

四　风险隐患及问题分析

随着京津冀协同发展、居民消费结构快速升级和市场需求扩大，优质高端安全的水产品已逐渐成为"家常菜"，但监管执法体制不够顺畅、检测队伍力量薄弱、经费投入不足等，特别是分散落后的养殖生产方式是水产品质量安全问题多发的根本原因。渔业产业化程度不高、养殖结构未趋于合理、水产品精深加工发展滞后、资源环境的制约等问题仍较突出，成为影响水产品质量安全风险隐患的深层次原因。水产品质量状况已成为群众关注的焦点，保障水产品质量安全任重道远。

全省水产品质量安全风险隐患的表现形式复杂多样，从总体上看，主要分布在渔业生产环境、水产苗种、渔用投入品、生物毒素、流通运输等多个环节，具体表现在各类水产养殖品种和部分近、浅海捕捞品种上，主要风险项目有药物残留、环境污染等。

五　监管执法工作存在的困难和问题

一是水产养殖生产单位点多面广，基层执法机构普遍存在人员少、任务重、经费少、专业知识不强等情况，与当前的水产品质量安全监管执法要求还有一定差距。与检验检测机构的协作还有欠缺，需进一步加强案件通报和信息共享，确保违法违规案件能在第一时间被发现并得到及时有效查处。

二是大多基层检测机构人员编制少，招聘人员占有较大比例，人员流动性较大。

三是大多县（市）没有水产品检测机构，部分县未将检测经费列入财政预算。

六 2018年水产品质量安全监管工作谋划

（一）工作思路

紧紧围绕实施乡村振兴战略这条主线，守住"确保不发生重大水产品质量安全事件"这一底线，按照省农业厅印发的《2018年全省农业质量提升年实施方案》要求，以保护资源、健康养殖、做强产业为主攻方向，加强源头严防、过程严管、风险严控，推进渔业供给侧结构性改革，加快转方式、调结构，促进现代渔业健康发展。

（二）目标任务

一是以开展水产健康养殖示范创建活动为抓手，引导扶持工厂化循环水养殖、池塘工程化循环水养殖等节水、高效、生态的养殖模式发展，新创建农业部水产健康养殖示范场6家以上，扩大示范面积。

二是稳步推进无公害水产品认证和水产品地理标志登记保护。做好无公害农产品认证制度改革衔接工作，实现平稳过渡。加强现场检查和证后监管，无公害水产品监测合格率保持在98%以上。加强教育培训，拟组织举办无公害水产品检查员、内检员培训班各一期。

三是加强检验检测力度，完成农业部、省农业厅下达的各项抽样监测任务，产地水产品质量安全监测合格率不低于全国平均水平，不合格样品追溯率达到100%。

四是深入推进检打联动和综合执法，各级渔业行政主管部门对所属苗种场及养殖场的督查检查率力争达到100%。

（三）重大举措

一是推进按标生产。及时制定2018年河北省水产健康养殖示范推进方案，持续抓好水产健康养殖示范场创建、"三品一标"认证等工作，落实生产主体责任，推行农业良好生产规范。强化证后监管，每年对认证企业的全面检查不少于2次，获证产品监督抽检比例不低于30%，从源头上保障水产品质量安全。

二是持续专项整治。坚持问题导向，围绕非法添加禁限用物质等突出问题，继续开展兽药残留专项治理行动，重点治理违法使用孔雀石绿、氯霉素和硝基呋喃类药物等问题，严把投入品使用关，保持高压态势，积极查办案件，严厉打击违法违规行为。

三是强化日常监管。依托省级农产品质量安全监管追溯平台，强化日常监管，以养殖生产记录建立、渔药饲料及饲料添加剂的使用为检查重点，完善监督检查日志，落实生产单位主体责任，推行痕迹化管理。

四是推进社会共治。注重教育宣传，及时将工作亮点、日常监管等取得的成效进行总结推广，营造良好农安工作氛围，唱响共享共治主旋律。加强与食药监管、公安等部门的联动协作，强化监管信息共享、重大舆情分析会商、违法案件信息通报等方面的交流与合作，健全联合督导、联合约谈、案件移交、联合办案等机制，配合司法部门做好案件调查和技术支持工作，形成监管合力。

B.7
2017年河北省果品质量安全状况及分析

孙福江　王海荣　李莉　袁媛*

摘　要： 2017年，河北省林业部门加快推进林业生态建设，积极发展林果富民产业，全面深化林业改革，狠抓森林资源保护，供给侧结构性改革初见成效，京津冀协同发展稳步推进，质量安全监管工作明显加强，林果品牌知名度显著提升。

关键词： 河北　果品　质量安全

一　2017年主要工作措施

河北环绕京津，是京津重要生态屏障和水源涵养地，承担着建设京津冀生态环境支撑区的重大责任。近年来，全省林业系统认真贯彻国家林业局和省委、省政府决策部署，加快推进林业生态建设，积极发展林果富民产业，全面深化林业改革，狠抓森林资源保护，取得显著成效。2017年，全省林地面积11085万亩，占国土面积的39.4%；有林地面积9200多万亩，森林覆盖率为33%。其中，果树面积达到2970万亩，产量达到1638万吨，分别居全国第1位、第2位，果品业已成为全省农业三大主导产业之一。全省林业产业总产值达1577亿元。

---

* 孙福江、王海荣，河北省林果桑花质量监督检验管理中心；李莉，河北省林业厅果桑产业处；袁媛，河北省林业信息中心。

（一）供给侧结构性改革初见成效

以改革栽培制度、创新种植模式、培育发展新业态为重点，优化林果空间布局，调减林果过剩产能，重点打造山区生态经济型木本粮油产业带、平原区高效节水型现代林果产业带"两大产业带"和高档苹果基地、优质梨出口基地、京东板栗出口基地、薄皮核桃基地、红枣基地、葡萄基地和观光采摘基地"七大基地"发展新格局，实现优势产品向优势产区集中。文安县和曹妃甸区的人造板、平泉市的山杏通过国家林业局组织的国家级示范区现场考核；承德华净活性炭、富岗食品等5家林果企业被国家林业局认定为全国林业产业重点龙头企业；邢台市林业局等6个单位和剧惠存等7位同志分别荣获国家林业产业突出贡献奖和创新奖。河北4个县被国家命名为中国经济林名县，10个基地获评国家级核桃示范基地和国家级林下经济示范基地。河北生产梨、板栗、大枣等果品产品的威县、遵化、阜平等5个县获得省级出口食品农产品质量安全示范区。全省高标准果品基地、树体改造等两个200万亩建设任务全部完成，新建集"生产、生态、生活"于一体的休闲观光采摘果园114个。向国家林业局推荐林业产业基金项目27个，申报资金额度超过82亿元。

（二）京津冀协同发展稳步推进

与北京园林绿化局、天津林业局协作，整合中国农业大学、河北农业大学、天津农学院等京津冀三地果树科技资源，成立了"京津冀果树产业科技创新联盟"，建立了"聚集资源、联合创新、共同发展"的协作机制，共同推进了京津冀林果产学研结合，引领了京津冀区域林果产业技术进步。在第二十一届中国（廊坊）农产品交易会期间，成功举办了"第二届京津冀果王争霸赛"和"首届京津冀现代林果机械展"，有来自河北、北京等省市的375家龙头企业、合作社、家庭林（果）场的833个名特优产品参赛、参展，共评出果王55个、金奖115个，无论参赛数量还是获奖数量均创历届之最；有13家果园机械经销商，携带包括病虫害防治、树体管理、果品收

河北食品药品安全蓝皮书

获等 8 大类 50 多款最新产品参展，参观咨询人数超过 1.5 万人次，现场销售及订单额达 360 万元，有效推动了京津冀三地林果产业向规模化、集约化、高效化方向发展。

（三）质量安全监管工作明显加强

河北省认真贯彻党中央、国务院和省委、省政府确定的食品安全党政同责相关要求，进一步加强了党委对食品安全工作的领导。将果品质量安全工作纳入对各设区市、省直管县党委政府和各县（市、区）党委政府主要负责同志的考核内容。印发了《河北省林业厅关于进一步加强果品质量安全工作的通知》、《2017 年暑期果品质量安全保障工作方案》、《2017 年国庆中秋双节果品质量安全保障工作方案》等文件，狠抓了关键时期和关键节点果品质量安全监管，开展了暑期、双节果品质量安全专项整治行动和全面督导检查，对秦皇岛、唐山和廊坊暑期果品质量安全工作进行了重点督导检查，排查了生产隐患，防控了质量安全风险。初步构建了以"质量安全追溯系统信息平台、生产者（基地）全过程生产记录、林业部门检测监管、消费者信息查询"等为重点的"从果园到餐桌"的果品质量安全追溯体系，全省有 190 家企业和合作社、46 万多亩基地进入追溯系统。建立了果品生产"周查月检"制度，加强了生产投入品源头管控。2017 年，全省果品质量安全例行监测合格率达到 99% 以上。

（四）林果品牌知名度显著提升

有效推进"互联网＋林果"快速发展，"燕赵百果园"网上展馆入驻企业和合作社超过 300 家，河北林业网"果品观光采摘园"专栏点击量居各专栏、专题之首。威县鲜梨、遵化板栗、阜平大枣、滦南农具、沧县红枣等省级出口质量安全示范区成为引领现代林果产业快速发展的强大引擎。积极实施"走出去"战略，组织 30 多家企业参加了"德国柏林国际果蔬展"、"香港亚洲果蔬展"和"中东迪拜国际果蔬展"，并分别举办了河北特色果品推介会，河北鸭梨、黄冠梨、京东板栗等名特优果品在国际高端市场的占有率显著提高。成功组织了"河北省林果品牌评选"活动，评选出10个地域公用品牌、10个龙头企业品牌、10个产品品牌并向社会公布；黄骅冬枣、赵县雪花梨、兴隆山楂、昌黎葡萄酒、威梨等5个林果品牌被省政府评定为河北省十佳农产品区域公用品牌。新华网、凤凰网等数十家主流新媒体分别以《果王争霸赛落幕，河北十大林果品牌出炉》、《最新河北十大林果品牌公布！有你家乡特产吗?》等醒目、响亮的标题刊发和报道，推送点击量超过300万人次，叫响了河北林果品牌。京东商城、百果园、本来果坊、果多美等200多家采购商来河北开展购销洽谈，河北特色林果产品的知名度得到明显提升。

二　2017年果品质量安全状况分析

按照《河北省林业厅关于做好2017年全省果品质量安全例行监测工作的通知》要求，河北省林果桑花质量监督检验管理中心对全省11个设区市和定州市、辛集市的果品生产基地、批发市场、农贸市场和超市进行了抽样监测。监测果品种类以河北省当地主产、主销品种为主，兼顾其他品种。包括梨、苹果、葡萄、桃、柑橘类、枣、杧果、樱桃、火龙果、香蕉、核桃、板栗等31类果品。监测项目包括甲胺磷、对硫磷、甲基对硫磷、久效磷、磷胺、氧乐果、乐果、甲拌磷、喹硫磷、马拉硫磷、敌敌畏、毒死蜱、乙酰甲胺磷、杀扑磷、杀螟硫磷、六六六、滴滴涕、百菌清、三唑酮、甲氰菊酯、联苯菊酯、氟氯氰菊酯、氯氟氰菊酯、氯菊酯、氯氰菊酯、氰戊菊酯、溴氰菊酯等27种农药残留。监测时间为全年，重点时段为河北省大宗果品集中成熟期，兼顾元旦、春节、中秋、国庆等市场销售旺季，在6~8月暑期，重点监测秦皇岛市、唐山市、廊坊市三市基地的主栽品种和市场主销品种，兼顾其他市主产品种。

（一）2017年果品农药残留监测结果分析

2017年共抽样监测2156批次果品样品，合格样品2149批次，不合格样品7批次，合格率为99.68%。

1. 按监测果品种类分析

2017 年抽检的 2156 批次果品中不合格果品有梨、柑橘类、枣，共 3 类，7 批次的不合格样品中柑橘类 5 批次，占超标样品的 71.43%，梨 1 批次，占超标样品的 14.29%，枣 1 批次，占超标样品的 14.29%（见图 1）。

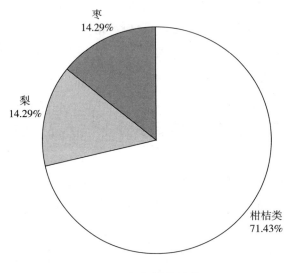

图 1 超标样品品种

监测的 31 类果品，每种果品的合格率、农药检出率、常检出农药的具体统计结果如表 1 所示。

梨，抽检 450 批次，合格 449 批次，1 批次不合格，合格率为 99.78%，316 批次检出农药残留，检出率为 70.22%，常检出三唑酮、联苯菊酯、甲氰菊酯、氯氟氰菊酯、氯氰菊酯、氯菊酯、氟氯氰菊酯、氰戊菊酯、溴氰菊酯、敌敌畏、乐果、马拉硫磷、毒死蜱等农药残留。

苹果，抽检 427 批次，合格 427 批次，合格率为 100%，229 批次检出农药残留，检出率为 53.63%，常检出百菌清、三唑酮、联苯菊酯、甲氰菊酯、氯氟氰菊酯、氯氰菊酯、氰戊菊酯、溴氰菊酯、氯菊酯、毒死蜱、杀扑磷等农药残留。

葡萄，抽检 294 批次，合格 294 批次，合格率为 100%，131 批次检出农药残留，检出率44.56%，常检出三唑酮、联苯菊酯、甲氰菊酯、氯氟氰菊酯、氯菊酯、氟氯氰菊酯、氯氰菊酯、氰戊菊酯、溴氰菊酯、毒死蜱等农药残留。

桃，抽检256批次，合格256批次，合格率为100%，198批次检出农药残留，检出率为77.34%，常检出百菌清、联苯菊酯、甲氰菊酯、氯氟氰菊酯、氯菊酯、氟氯氰菊酯、氯氰菊酯、氰戊菊酯、溴氰菊酯、毒死蜱、杀扑磷等农药残留。

柑橘类，抽检189批次，合格184批次，5批次不合格，合格率为97.35%，63批次检出农药残留，检出率为33.33%，常检出三唑酮、联苯菊酯、甲氰菊酯、氯氟氰菊酯、氯菊酯、氟氯氰菊酯、氯氰菊酯、氰戊菊酯、氧乐果、毒死蜱、马拉硫磷、杀扑磷等农药残留。

枣，抽检76批次，合格75批次，1批次不合格，合格率为98.68%，45批次检出农药残留，检出率为59.21%，常检出甲氰菊酯、氯氟氰菊酯、氯氰菊酯、氰戊菊酯、毒死蜱等农药残留。

杧果，抽检66批次，合格66批次，合格率为100%，16批次检出农药残留，检出率为24.24%，常检出三唑酮、联苯菊酯、甲氰菊酯、氯氟氰菊酯、氯菊酯、氟氯氰菊酯、氯氰菊酯、氰戊菊酯、溴氰菊酯、杀扑磷等农药残留。

樱桃，抽检53批次，合格53批次，合格率为100%，38批次检出农药残留，检出率为71.70%，常检出三唑酮、氯氟氰菊酯、氯菊酯、氯氰菊酯、氰戊菊酯、毒死蜱等农药残留。

火龙果，抽检60批次，合格60批次，合格率为100%，11批次检出农药残留，检出率为18.33%，常检出百菌清、联苯菊酯、甲氰菊酯、氯氟氰菊酯、氯氰菊酯、氰戊菊酯等农药残留。

香蕉，抽检50批次，合格50批次，合格率为100%，8批次检出农药残留，检出率为16.00%，常检出百菌清、三唑酮、氯氟氰菊酯等农药残留。

核桃，抽检42批次，合格42批次，合格率为100%，7批次检出农药残留，检出率为16.67%，常检出氯氟氰菊酯、氯氰菊酯、氰戊菊酯等农药残留。

板栗，抽检29批次，合格29批次，合格率为100%，1批次检出农药残留，检出率为 3.45%，常检出氯氟氰菊酯等农药残留。

猕猴桃，抽检 30 批次，合格 30 批次，合格率为 100%，8 批次检出农药残留，检出率为 26.67%，常检出百菌清、三唑酮、氯氟氰菊酯等农药残留。

菠萝，抽检 26 批次，合格 26 批次，合格率为 100%，12 批次检出农药残留，检出率为 46.15%，常检出联苯菊酯、甲氰菊酯、氯氟氰菊酯、氯氰菊酯等农药残留。

木瓜，抽检 23 批次，合格 23 批次，合格率为 100%，7 批次检出农药残留，检出率为 30.43%，常检出三唑酮、联苯菊酯、甲氰菊酯、氯氟氰菊酯等农药残留。

山楂，抽检 16 批次，合格 16 批次，合格率为 100%，13 批次检出农药残留，检出率为 81.25%，常检出氯氟氰菊酯、氯氰菊酯等农药残留。

李子，抽检 15 批次，合格 15 批次，合格率为 100%，7 批次检出农药残留，检出率为 46.67%，常检出甲氰菊酯、氯氟氰菊酯、氯氰菊酯、氰戊菊酯等农药残留。

桂圆，抽检 14 批次，合格 14 批次，合格率为 100%，5 批次检出农药残留，检出率为 35.71%，常检出百菌清、氯氟氰菊酯、氯氰菊酯、毒死蜱等农药残留。

山竹，抽检 8 批次，合格 8 批次，合格率为 100%，1 批次检出农药残留，检出率为 12.50%，常检出氯氰菊酯农药残留。

荔枝，抽检 7 批次，合格 7 批次，合格率为 100%，4 批次检出农药残留，检出率为 57.14%，常检出氯氟氰菊酯、溴氰菊酯、乙酰甲胺磷等农药残留。

杏，抽检 5 批次，合格 5 批次，合格率为 100%，4 批次检出农药残留，检出率为 80.00%，常检出甲氰菊酯、氯氟氰菊酯等农药残留。

柠檬，抽检 4 批次，合格 4 批次，合格率为 100%，3 批次检出农药残留，检出率为 75.00%，常检出甲氰菊酯、氯菊酯、毒死蜱等农药残留。

石榴，抽检 4 批次，合格 4 批次，合格率为 100%，1 批次检出农药残留，检出率为 25.00%，常检出三唑酮、氯氰菊酯等农药残留。

枇杷，抽检 3 批次，合格 3 批次，合格率为 100%，3 批次检出农药残留，检出率为100%，常检出三唑酮、氯氟氰菊酯等农药残留。

海棠，抽检2批次，合格2批次，合格率为100%，未检出农药残留。

百香果，抽检2批次，合格2批次，合格率为100%，未检出农药残留。

阳桃，抽检1批次，合格1批次，合格率为100%，1批次检出农药残留，检出率为100%，常检出氯氟氰菊酯农药残留。

菜瓜，抽检1批次，合格1批次，合格率为100%，未检出农药残留。

红毛丹，抽检1批次，合格1批次，合格率为100%，未检出农药残留。

人参果，抽检1批次，合格1批次，合格率为100%，未检出农药残留。

桑葚，抽检1批次，合格1批次，合格率为100%，未检出农药残留。

表1　2017年监测果品合格率、农药检出率一览

单位：批次，%

序号	果品名称	抽样数量	不合格数	合格率	农药检出数	农药检出率
1	梨	450	1	99.78	316	70.22
2	苹果	427	0	100	229	53.63
3	葡萄	294	0	100	131	44.56
4	桃	256	0	100	198	77.34
5	柑橘类	189	5	97.35	63	33.33
6	枣	76	1	98.68	45	59.21
7	杧果	66	0	100	16	24.24
8	樱桃	53	0	100	38	71.70
9	火龙果	60	0	100	11	18.33
10	香蕉	50	0	100	8	16.00
11	核桃	42	0	100	7	16.67
12	板栗	29	0	100	1	3.45
13	猕猴桃	30	0	100	8	26.67
14	菠萝	26	0	100	12	46.15
15	木瓜	23	0	100	7	30.43
16	山楂	16	0	100	13	81.25
17	李子	15	0	100	7	46.67
18	桂圆	14	0	100	5	35.71
19	山竹	8	0	100	1	12.50
20	荔枝	7	0	100	4	57.14

续表

序号	果品名称	抽样数量	不合格数	合格率	农药检出数	农药检出率
21	杏	5	0	100	4	80.00
22	柠檬	4	0	100	3	75.00
23	石榴	4	0	100	1	25.00
24	枇杷	3	0	100	3	100
25	海棠	2	0	100	0	0
26	百香果	2	0	100	0	0
27	阳桃	1	0	100	1	100
28	菜瓜	1	0	100	0	0
29	红毛丹	1	0	100	0	0
30	人参果	1	0	100	0	0
31	桑葚	1	0	100	0	0
	总计	2156	7	99.68	1132	52.50

2. 按监测项目分析

2017 年抽样监测的 2156 批次样品中，梨、橘子、枣存在农药残留超标问题，主要为杀扑磷、氧乐果和氰戊菊酯超标。其中杀扑磷超标 4 批次，氧乐果超标 2 批次，氰戊菊酯超标 1 批次，所监测的其他 23 种农药残留量全部合格。氯氟氰菊酯、氯氰菊酯、联苯菊酯、毒死蜱、甲氰菊酯、氰戊菊酯等果树允许使用农药检出频率较高，但不超标。

3. 按抽检样品来源分析

2017 年抽检生产基地 1286 批次，合格果品 1285 批次，合格率为 99.92%，河北省主产的枣检测出农药残留超标；桃、梨、杏、山楂中农药检出率较高。抽检市场（包括超市、农贸市场、批发市场）870 批次，合格果品 864 批次，合格率为 99.31%，香梨、橘子监测出农药残留超标，特别是金橘，4 批次检出杀扑磷超标；枇杷、阳桃、柠檬、荔枝中农药检出率较高。

（二）果品农药残留超标原因分析

1. 果品病虫害防治措施不健全

部分果园病虫害防治主要依靠农药，物理、生物等生态防治措施运用较少，随着各种化学药剂大量使用，病虫抗药性增强，为增强杀虫效果，只好采取加大用药剂量，增加用药频率的办法，形成恶性循环，导致农药残留风险增加。果园及周边农作物药液大量使用，并采用粗犷喷施方法，施药过程冒、跑、漏、滴问题突出，导致农药流失在空气、土壤和农产品中，造成相互污染，导致部分果品农药残留高。

2. 高毒农药还未被禁止

果品生产禁止使用的高毒农药仍有个别检出，表明禁用农药生产登记、流通销售监管和收缴等方面还有待加强，禁用农药仍有销售和使用现象。高毒农药药效强、效果好，成本较低，农药生产商及经营者为了追求高利润存在变相生产、私自销售和违规掺用现象。

3. 果农的果品质量安全意识有待加强

个别果农缺乏科学使用农药的基本知识，对果品质量安全的严重性认识不足，在生产过程当中，为追求杀虫效果存在违规用药情况。还有为争取果品提前上市，采取提前采摘或对果树施用化学制剂和激素类物质的办法，使其生长期缩短，从而达到催熟目的，导致部分果品农药残留超标。

4. 个别果农安全生产技术掌握不全面

合理用药、安全间隔期等技术掌握不好。少数果农为追求防治病虫害效果，未按农药使用说明用药，擅自加大施用剂量和施用次数，果品采摘期间农药使用安全间隔期未到，农药还未完全分解，导致果品农药残留超标。

B.8
河北省食品相关产品质量
安全状况及对策

郁 岩[*]

摘　要：　食品相关产品是食品安全不可分割的、重要的组成部分。国
　　　　　家从立法和标准等方面对食品相关产品的重视程度日益加强。
　　　　　本文通过对河北省近四年的监管数据进行对比，分析了河北
　　　　　省食品相关产品的生产、质量状况，阐述了食品相关产品生
　　　　　产加工环节出现的主要质量问题及本行业质量安全风险监测
　　　　　情况，并提出了有针对性的对策和改进措施。

关键词：　食品相关产品　质量安全　监督抽查　风险监测

一　产业概况

食品相关产品对食品安全有着重大的影响，是食品安全不可分割的、重
要的组成部分。有些食品本身没有问题，但是受与它接触的相关产品的影响
而发生不安全问题。这种影响主要表现在：第一，食品相关产品自身在生产
制造中发生问题，如设计问题、制造问题。第二，食品相关产品自身没有问
题，但是在与食品接触后发生问题。如：不同材质的食品相关产品与不同的
食品接触以及不同的保质期和保存方法等，会引发食品的酸碱的、物理的或

* 郁岩，现任河北省环保产品质量监督检验研究院副总工程师，正高级工程师，研究方向为产
品质量检验和实验室管理。

其他化学的方面的变化。这类问题大多是潜在的，随着时间的推移不断蓄积，进而凸显出来。

（一）新法提高了对食品相关产品的重视程度

2015 年 10 月 1 日实施的新《食品安全法》中有 39 处直接提到食品相关产品，明确了许多新的规定要求。新修订的《食品安全法》第四十一条规定，生产食品相关产品应当符合法律、法规和食品安全国家标准。对直接接触食品的包装材料等具有较高风险的食品相关产品，按照国家有关工业产品生产许可证管理的规定实施生产许可，即质量监督部门加强对食品相关产品生产活动的监督管理，主要包括三个方面：一是生产食品相关产品的基本要求；二是食品相关产品生产许可制度；三是质量监督部门的监管责任。因此国家层面上对食品相关产品的重视程度日益加强。

（二）新标准促进食品相关产品质量提升

标准方面，中共中央、国务院出台了《关于开展质量提升行动的指导意见》，其中特别强调了"继续推动食品安全标准与国际标准对接，加快提升营养健康标准水平"。2017 年，共有与食品相关产品有关的 63 个强制性食品安全国家标准先后出台。从 2017 年 10 月 19 日起，强制性的国家标准《食品接触材料及制品通用安全要求》正式开始实施。从此，作为与食品直接接触的一次性塑料杯、碗、纸杯、纸碗、吸管等产品都要按此标准执行。

食品接触材料制品种类多、数量大，与我们的生活息息相关。我们每天都在使用大量的食品接触制品，其质量安全问题值得关注。新标准中将原来"食品容器及包装材料"转变为"食品接触材料"，材料的范围扩大到食品生产、加工、包装、运输、贮存、销售和使用等环节与食品接触的所有材料及制品。换句话说，现在只要与食品有接触的材料都在监管之中。

新国标与国际惯例接轨。评价食品接触材料的卫生质量安全，主要是考察其含有的物质组分是否迁移、迁移量是否达到危及人体健康的水平，直接的考察方式就是检测与包装材料接触过的食品中所含迁移组分的量，即为总迁移量，再与经过风险评估后建立的限量指标进行比较，做出是否安全合格的判断。总迁移量是各国食品接触材料法规评定食品接触材料卫生安全性的一个重要和基础的指标。例如在生产食品用塑料接触材料时，生产商为改善其性能往往会加入一些添加剂或助剂，这些添加剂或助剂连同聚合物单体、低聚物、大分子降解产物等在塑料包装与食品接触过程中会迁移到食品中，从而给人们的健康带来危害。

"总迁移量"指标在美国 FDA、欧盟被称为总迁移量，在日本被称为蒸发残渣，我国以前的标准称之为蒸发残渣，此次按国际惯例改为总迁移量，检测方法也按照国际通行做法特意强调通过模拟实际使用条件进行检测，在可预见的使用情形下选择最严苛的试验条件（如最高使用温度或最长使用时间），在尚无法确定使用时间和温度的情形下选择有科学证据支持的最严苛的测试温度和时间。这种检测方法更科学、合理，也更严苛，其检测结果能更充分、更真实地反映使用过程中的安全性，这也就对产品质量提出了更高的要求，同时也降低了产品质量安全风险。

二 河北省食品相关产品许可证管理情况

根据《食品安全法》、质检总局的有关规定及中华人民共和国国务院令，对于保证直接关系公共安全、人体健康、生命财产安全的重要工业产品的质量安全实施许可证管理，执行《中华人民共和国工业产品生产许可证管理条例》。对食品相关产品中五大类实施生产许可管理，即食品用塑料包装、食品用纸包装、餐具洗涤剂、工业和商用电热食品加工设备以及压力锅。

2014～2017 年，河北省食品相关产品发证企业数量连续四年增长，呈稳步上升发展态势。每年新发证数量 2014 年为 156 家，2015 年为 177 家，达到高峰，自 2016 年起，受经济下行压力影响，行业发展面临困难，河北省食品相关产品新获证企业数出现拐点，呈下降趋势，2016年发证115家、2017年发证97家。但全省获证企业总量仍处于上升态势，2014年为526家，2015年为709家，2016年为805家，2017年为857家（见图1、图2）。

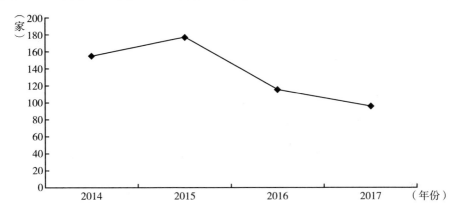

图1 2014～2017年新发证企业数量

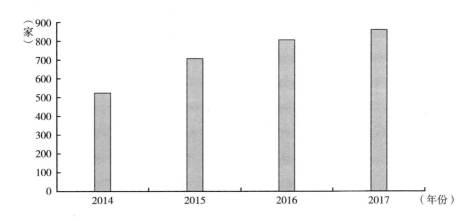

图2 2014～2017年获证企业总数

从获证企业产品分类来分析，塑料包装企业占总数的87%，一直为河北省食品相关产品发证企业的主流，纸包装、餐具洗涤剂、工业和商用电热食品加工设备等产品企业瓜分剩余份额。从地域上看，获证企业主要分布在沧州、保定、石家庄，占总数的61%以上。其他各市企业数量按从多到少排列，依次为廊坊、唐山、邢台、邯郸、衡水、秦皇岛、张家口、承德、辛

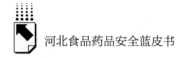

集、定州。

由于食品相关产品行业存在特殊性，90%以上的食品相关产品的采购对象并非消费者，而是食品生产加工企业。食品相关产品的行业发展模式主要为订单式生产，尚未显现产能过剩、大量库存现象，供需基本处于平衡状态，产业发展相对稳定。从企业数量增长情况来看，河北省食品相关产品产业发展速度较快；但从河北省食品相关产品产业发展的规模和产值来看，河北省食品相关产品基本上在全国没有数得着、叫得响的龙头企业和品牌，尚没有年产值超过3亿元的企业，年产值超过亿元的企业有20余家，占比不到3%。一些较大的企业，还是总部在外埠的子公司；有些市县，食品工业较发达，但食品相关产品生产企业却处于空白。

从企业生产技术和产品档次来看，河北省与先进省份相比，绝大多数企业是中小企业，群体大、规模小，管理粗放、工艺落后、设备陈旧，从业人员素质偏低，质量保障基础弱、能力差，产品附加值和科技含量低，市场竞争力和占有率不高，产业处于中低端、产品面向的市场也是中低端市场等问题。据统计，河北省发证企业数量在全国31个省份中排名第六，所占比例为4.90%，与河北省GDP全国排名基本相当。而排名第一的广东省企业数量是河北省的4倍，浙江、山东、江苏、四川企业的数量是河北省的1~2倍，河北省与安徽、上海、福建、辽宁的企业数量相近。

三 河北省食品相关产品质量监管情况分析

2017年，河北省质量技术监督局针对食品用塑料工具、非复合膜袋、塑料片材、食品包装金属罐、日用陶瓷、玻璃制品、复合膜袋、编织袋、塑料容器、纸制品、餐具洗涤剂等11类产品计划抽查470个样品，实际抽查了433批次产品，抽样率为92.1%。经检验，共有7批次产品不合格，抽查合格率为98.4%。

纵观2014~2017年省级监督抽查情况，年度监督抽查总合格率分别是

2014 年 99.02%、2015 年 98.2%、2016 年 96.57%、2017 年 98.37%。从近几年监督抽查整体情况看，河北省食品相关产品质量平稳。

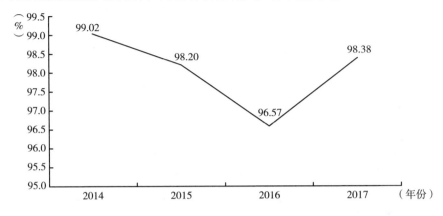

图 3　2014～2017 年度省级监督总合格率

（一）监督抽查抽样覆盖率

河北省监督抽查工作在制订计划时实现了对河北省主要获证产品的覆盖，即对河北省主要发证产品包括食品用塑料包装、纸包装、餐具洗涤剂的全覆盖。同时，结合上年度监督抽查情况，扩展了监督抽查范围，对非发证产品，主要包括日用陶瓷、玻璃制品、金属包装等进行充分覆盖，因此检验结果能够表征河北省食品相关产品的产品质量。

（二）2014～2017 年监督抽查集中出现的问题

1. 食品包装复合膜、袋

食品包装复合膜、袋是河北省食品相关产品中生产数量最多的产品。考核食品用塑料复合膜、袋的主要指标为蒸发残渣（乙酸、乙醇、正己烷）、重金属、高锰酸钾消耗量、甲苯二胺、溶剂残留、脱色实验，膜类产品指标还有水蒸气透过性、氧气透过量、拉伸强度、断裂伸长率。汇总不合格项目分别为断裂标称应变（纵向）、膜水蒸气透过量、溶剂残留量。

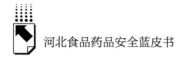

2. 食品用纸、纸包装

考核食品用纸、纸包装的主要参数为铅（以 Pb 计）、砷（以 As 计）、荧光性物质、脱色试验、大肠菌群、致病菌。吸水性、荧光性物质、容量偏差、感官要求出现过不合格。

3. 食品用金属包装

考核食品用金属包装的主要参数为感官、蒸发残渣、高锰酸钾消耗量、游离酚、游离甲醛。游离甲醛出现过不合格。

4. 食品用塑料包装容器及制品

考核食品用塑料包装容器的主要参数为密封性能（PET 材质）、锑（PET 材质）、蒸发残渣、重金属、高锰酸钾消耗量、脱色试验，跌落性能。跌落性能和蒸发残渣出现过不合格。

5. 食品包装用塑料编织袋

考核食品包装用塑料编织袋的主要参数为感官、蒸发残渣、重金属、高锰酸钾消耗量、脱色实验、拉伸负荷、跌落性能。拉伸负荷出现过不合格。

6. 餐具洗涤剂

考核餐具洗涤剂的主要参数为外观、气味、稳定性、总活性物含量、PH 酸碱度、去污力、荧光增白剂、甲醛、甲醇、砷、重金属（铅）、菌落总数、大肠菌群。总活性物含量出现过不合格。

四 河北省食品相关产品风险监测情况分析

开展产品质量安全风险监测是国家质检总局在质量监管领域提出的新工作模式，旨在实现产品质量监管从"事后监管"向"事前预防"转变。产品质量安全风险是指产品质量因素的不确定性对消费者、企业、监管机构及社会等各类主体造成的影响，产品质量安全风险监测是通过动态获取和分析风险信息，发现区域性、行业性和系统性的产品质量安全风险，提出预见性的建议和应对措施，防止风险发生或发展蔓延，形成特大质量安全事件。产品质量安全风险监测与监督抽查不同的是，风险监测不是标准符合性判定，而是一项带有科研性质的风险调查及预警研究工作。

食品相关产品关系到千家万户的身体健康，一直是全社会重点关注的产品领域，也是国家重点监管的领域。由于市场的瞬息万变，产品的原料、工艺都有可能改变，食品及食品相关产品都存在因生产过程中的变化而未得到安全验证的潜在风险，根据河北省食品相关产品生产的实际情况，确定有可能发生风险的项目（参数），进行风险监测和预警是保证河北省食品相关产品质量安全工作的重要内容。

河北省食品相关产品风险监测工作方法是根据河北省实际情况，研究产品质量安全中大量的不确定性因素，从产品类别、生产区域等多个角度，采用风险矩阵图法、主成分分析法、聚类分析法等多种方法对这些不确定性因素进行分析和研判，在此基础上以概率论方法、专家打分法、蒙特卡罗方法、直接积分法评价各检测项目的风险危害程度及影响程度，提出消除或减小风险的建议，形成高质量的风险监测报告。

（一）食品相关产品风险项目分析

风险监测项目确定是风险监测工作的重要环节。风险项目来源于风险信息收集，收集渠道包括媒体网络、民风舆情、境外通报、国内机构通报、投诉举报、风险监测、执法监管、实验室检验检测等。河北省食品相关产品风险信息来源主要是河北省的质量监管通报以及生产过程中容易产生的非常情况，因此河北省风险监测工作除了对使用相关标准进行正常检验检测不能发现的潜在项目进行监测外，还开展了对加工环节的过程监测。2014～2017年风险监测项目有以下几类。

1. 塑料包装产品风险项目为邻苯二甲酸酯迁移量、铅、溶剂残留、乙醛、锑、双酚 A

邻苯二甲酸酯俗称塑化剂，主要作为增塑剂使用，用于塑料包装在生产过程中软化原料。一些企业为了降低成本，将工业用塑化剂添加到食品包装生产中，因此应将邻苯二甲酸酯迁移量和重金属含量作为风险项目指标。

溶剂残留主要来源于包装材料在印刷过程中使用的印刷油墨和生产复合

材料时使用的胶粘剂。如果企业为了降低成本，使用了含苯油墨或胶粘剂，在盛装食品过程中会迁移到食品中，从气味、感官及产品质量方面都存在一定风险性。

乙醛、锑、双酚 A 主要作为塑料包装容器产品的风险项目，在生产过程中如果使用回收料或者工艺控制不当会导致上述指标不合格，从而影响所盛装食品的安全。

2. 编织袋产品风险项目为铅、荧光性物质

荧光性物质俗称荧光增白剂，是在造纸过程中加入的，其目的是增加纸和纸板的白度，让产品看起来美观。而在塑料编织袋产品生产过程中，一些企业可能使用回收料生产，特别是生产白袋产品时，企业会通过添加一定比例的回收料来降低成本，而为了让产品感官较白，可能添加荧光增白剂来实现此目的。因此将荧光性物质、铅作为编织袋产品风险监测项目。

3. 纸包装产品风险项目为镉、铬、溶剂残留量、甲醛

在生产过程中如果使用了非食品级原纸与其他辅助性材料或者生产过程中工艺控制不当，都会导致上述物质迁移到所盛装的食品中，因此被列入风险监测项目中。

4. 金属罐产品风险项目为三聚氰胺迁移量、双酚 A

金属罐产品在生产过程中，为了阻止食品对金属的腐蚀，会在内壁适用防腐涂料环氧酚醛涂料，在高温的生产线中，酚醛树脂反应不完全有可能存在未完全反应的三聚氰胺、双酚 A，虽然目前国家标准没有对这两项指标进行技术要求，但是危害程度不言而喻。

5. 餐具洗涤剂产品风险项目为环氧乙烷

环氧乙烷是一种有机化合物，被用来制造杀菌剂，被广泛地应用于洗涤、制药、印染等行业。环氧乙烷是一种有毒物质，因此在风险监测项目中。

6. 油墨产品风险项目为溶剂残留

油墨产品存在的主要问题是溶剂残留检出（包括溶剂残留总量、苯类溶剂残留两项）。问题产生的主要原因是印刷企业使用的油墨本身不是环保

油墨，产品质量较差，油墨在生产过程中使用了比较低档的联结料、树脂和颜料，导致油墨的溶剂残留量检出。

对食品相关产品生产加工过程的监测内容有：

第一，复合膜袋生产过程中的复合膜袋的熟化工艺；

第二，聚碳酸酯饮水桶的生产原料控制；

第三，食品用纸容器的生产原料控制；

第四，食品包装纸的印刷工艺。

通过对风险项目的分析确认以及存在潜在风险的生产工艺的监测和生产原料的控制，可最大限度地摸清河北省食品相关产品在生产过程中存在质量安全风险的可能性的底数，便于有针对性开展风险监测工作。

（二）2014～2017年省级风险监测情况分析

2014～2017年河北省风险监测工作结果汇总如下：

2014年监测样品820个，问题样品检出率为33.6%；

2015年监测样品666个，问题样品检出率为15.9%；

2016年监测样品438个，问题样品检出率为16.4%；

2017年监测样品300个，问题样品检出率为8.9%。

为贯彻新的《食品安全法》，按照国家卫计委和质检总局等部门《食品安全风险监测计划》，河北省制定了《食品相关产品生产环节省级风险监测实施方案》，对食品安全法界定的15种食品相关产品开展深入研究，将尚未制定安全标准的产品及相关有害因素作为重点监测对象，对风险程度高、流通范围广、消费数量大、使用者反映比较多、媒体舆情关注度高的产品作为重点，在安排省级风险监测的同时，组织部分设区市开展塑化剂含量、油墨溶剂残留、单体残留、三聚氰胺含量、重金属含量以及未知污染物、新型污染物专项监测，增强监管的针对性和有效性。河北省注重全面采集风险信息，分别召开企业质量管理人员、各级监管人员、技术专家参加的风险分析研讨会，每季度进行一次风险监测，撰写食品相关产品风险分析报告。从风险监测结果分析来看，落实原辅料的检验力度有利于产品质量的提升，特别是企业自己不能检测的项目，应该要求供应商提供检测报告或者企业自己送检，省质监局根据风险监测工作程序，已对存在潜在风险的企业和项目进行了技术分析和采取了整改措施，同时强调加强对原辅料入厂检验制度的落实，强化质量提升结果。为此，河北省结合食品相关产品企业生产许可管理改革的关键时期，和风险监测结果的技术分析，增加了对复合膜袋、聚碳酸酯饮水桶、食品用纸容器、食品包装纸四类产品的生产加工过程监测，对企业实际生产过程的关键控制点进行检查，以确保产品质量安全。同时省质监局制定了《河北省食品相关产品生产加工环节标准和质量提升措施》等一系列预警措施，推进供给侧提质增效升级。

五　对策与措施

（一）有针对性地进行区域性产品质量提升

从数据分析来看，河北省区域性产品问题比较突出。针对在监督抽查与风险监测过程中发现的问题，结合区域产品特点，制定区域产品整治方案，提升区域产品质量，确保食品相关产品安全。

（二）坚持服务与监管相结合

无论是监督抽查、风险监测还是行政审批，目的都是推进食品相关产业提质增效升级。把发证现场核查、监督抽样检验、日常巡查、监督检查、考核评价等过程作为服务企业的重要途径，发挥审查人员、技术人员、监管人员的各自优势，对企业存在的问题，当面予以帮助分析，全面查找原因，提出具体整改措施，提高从业人员素质，坚持把强化服务贯穿到工作的各个环节和全过程，把行政审批作为监管服务平台，改进完善原有工作模式，强调服务意识。

（三）提升从业人员的整体素质

建立健全各种培训机制，从源头出发，加强管理负责人培训，强化质量安全意识，提升质量管理水平；针对技术人员，在改进生产工艺、关键技术点的把控等方面加强培训和交流，鼓励企业制定高于国家标准的企业标准；另外，及时组织学习宣贯国家最新检验检测规范，确保国家标准、规范如期顺利实施。

（四）注重食品相关产品知识宣传

食品安全是全社会关注的热点问题，食品相关产品的质量安全同样关系到千家万户。有计划、有组织地加强对社会、消费者的宣传力度，用食品相关产品的相关知识、产品质量等信息，引导消费者树立正确的消费意识，培育有益于质量提升、质量安全的消费导向，同样是我们的职责所在。

B.9
河北省进出口食品农产品质量安全状况分析及问题对策研究

杨跃民　师文杰等*

摘　要： 2017 年，河北进出口食品农产品安全工作以"整体工作上台阶、重点工作争一流、特色工作树品牌"为抓手，深化落实"十二字"方针，强化风险管理，增强监管能力，保障进出口食品安全，服务河北经济发展，食品农产品安全保障能力得到提高，全年未发生进出口食品安全问题。本文对全年进出口肠衣、水产品、进口乳品、粮食及出口蔬菜、干坚果、中药材、水果等主要或敏感进出口食品农产品的质量状况进行了分析，对监管工作进行了研究，对风险监测工作进行了评估，针对存在的问题提出了改进意见和建议。

关键词： 进出口食品农产品安全　河北　质量状况

2017 年，河北出入境检验检疫局（以下简称河北局）全面贯彻落实质检总局工作会议和河北局工作会议精神，以《河北检验检疫局沿海强局建设三年行动计划》为指导，以"整体工作上台阶、重点工作争一流、特色工作树品牌"为抓手，深化落实"十二字"方针，强化风险管理，增强监

---

* 杨跃民，石家庄海关进出口食品安全监管处副处长；师文杰，石家庄海关进出口食品安全监管处科长；参与编写人员还有万顺崇、朱金銮、陈茜、李晓龙、王朝华、李霞、吕红英、邱明甲。

管能力，保障进出口食品安全，服务河北经济发展，促进河北局进出口食品安全工作再上新台阶，全年未发生食品安全问题。

一 进出口食品农产品情况

2017 年河北辖区出入境检验检疫食品、化妆品共计 32210 批，货值 16.41 亿美元，与 2016 年度同期相比，批次、货值分别增长了 3.68%、4.44%。

（一）进口食品农产品情况

2017 年河北辖区检验检疫进口食品、化妆品共计 1084 批，货值 2.45 亿美元，较 2016 年同期批次、货值分别增长 4.94%、28.21%，检出不合格 29 批，合格率为 97.32%。

主要进口食品农产品包括粮食、原糖、食用油、乳及乳制品、肉类产品（包括肠衣）、粮食制品等，按货值进口量前五位为粮食 384 批、18 亿美元，食用油 158 批、9498.8 万美元，原糖 13 批、8236.9 万美元，乳及乳制品 87 批、2034.1 万美元，肉类产品 417 批、1788 万美元（见表 1）。

表 1 2017 年河北省主要进口食品农产品情况

单位：万美元

序号	产品类别	主要进口品种	批次	货值
1	乳及乳制品	全脂乳粉、脱脂乳粉、黄油、无水奶油	87	2034.1
2	食用油	食用棕榈油、食用椰子油、混合精炼植物油脂（代可可脂）、食用葵花籽油	158	9498.8
3	酒类	啤酒、葡萄酒	135	792.9
4	食品添加剂	食品添加剂	146	566.5
5	粮谷类	大麦	56	7348
6	豆类（干）	大豆	328	172414.2
7	原糖	原糖	13	8236.9
8	水果	香蕉	160	723.9
9	动物内脏及杂碎类	猪肠衣	417	1788

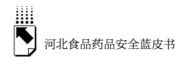

河北食品药品安全蓝皮书

表2　2017年河北省主要出口食品农产品情况

单位：万美元

序号	产品类别	主要出口品种	批次	货值
1	罐头	水果罐头、番茄酱罐头、蔬菜罐头、水产罐头、板栗罐头	3714	12633.5
2	熟肉制品	热处理鸡肉、冻牛筋串、冻香肠、冻牛舌片	1994	9561.9
3	食用植物油	食用芝麻油、大豆油、棉籽油、亚麻籽油、小麦胚芽油	267	3593.8
4	干(坚)果、炒货类	熟制花生、冷冻板栗(仁)	773	2550.3
5	蔬菜水果制品	冷冻果蔬、盐渍蔬菜	2711	6296.6
6	水产品	盐渍小虾、盐渍杂色蛤、冻煮杂色蛤肉、冻象拔蚌肉、调味章鱼、冻烤鱼	596	6908.9
7	饮料	白桃浆、浓缩梨汁、杏仁露、浓缩苹果汁	667	4213.6
8	糖与糖果、可可及巧克力制品	糖果、麦芽糊精、无水葡萄糖、白砂糖	3796	9845.2
9	调味品	酿造酱油、复合调味料、配制食醋	420	976.2
10	水果	梨	8130	19800
11	粮食制品	面条、豆制品、红豆馅、粉丝、玉米淀粉、豆类蛋白、速冻粮食制品	3684	10758.7
12	蜜饯	果脯	708	2480.9
13	豆类(干)	红小豆、绿豆、黑豆、芸豆	762	2929.3
14	保鲜蔬菜	保鲜蔬菜	5233	7084.8
15	植物性调料	辣椒干、辣椒粉	682	3525.1
16	药材类	中药材	1572	9053
17	干果类	核桃仁、杏仁、板栗、干枣	1035	6260.1
18	动物内脏及杂碎	肠衣、冻羊肉、冻鸡肉	1168	18848.4
19	动物水产品	冻章鱼、冷冻河豚、冻扇贝、冻虾夷贝	1369	18727.5
20	其他食品	大麦苗粉、小麦苗粉、苜蓿苗粉、水解蛋白粉	547	1297.9

（二）出口食品农产品情况

2017年河北辖区检验检疫出口食品化妆品共计31126批，货值13.96亿美元，较2016年同期，批次、货值分别增长3.64%、1.16%，检出不合格53批，合格率为99.83%。

主要出口食品农产品包括水产品、肉类及肉制品、水果、罐头、糖果巧克力制品、中药材、果蔬制品、粮食制品、保鲜蔬菜、干果、饮料等，按货值出口量前五位为肉及肉制品 3162 批、2.84 亿美元，水产品及制品（不含罐头类）1965 批、2.56 亿美元，水果 8130 批、1.98 亿美元，罐头 3714 批、1.26 亿美元，粮食制品 3684 批、1.08 亿美元（见表2）。

二 监督管理状况

（一）行政许可情况

出口食品生产企业备案情况：2017 年河北局辖区有效卫生备案企业共计 639 家，备案企业数量居前六位的依次为唐山、秦皇岛、保定、张家口、承德、石家庄，对应企业数为 107 家、84 家、76 家、74 家、69 家、56 家，其总和占河北辖区总出口食品备案企业近 3/4。

出口食品生产企业对外注册情况：河北省有对外注册企业 104 家，其中罐头类 11 家、水产品类 41 家、肉及肉制品类 13 家、肠衣类 34 家、果蔬汁类 4 家。

出口水果注册情况：河北辖区共有出口水果注册包装厂 53 家、注册果园 178 个，其中梨园 156 个、苹果园 9 个、葡萄园 4 个、桃园 2 个、李子园 4 个、柿园 2 个、草莓园 1 个，主要出口美国、加拿大、澳大利亚、新西兰、以色列、东南亚、欧洲、中东等国家和地区。

口岸食品经营许可情况：河北口岸食品生产经营单位卫生许可共计 47 家，其中食品生产 1 家、餐饮服务 16 家、食品流通（含交通工具食品供应）42 家、饮用水供应 4 家（多家企业涉及多种经营业态）。

（二）主要进出口食品农产品质量状况

1. 进出口肠衣

（1）基本情况

2017 年河北共进出口肠衣 1148 批、15301.16 吨、16784.61 万美元，同

比分别增长 15.8%、14.36%、46.9%。其中出口肠衣 731 批、7519.26 吨，货值 15019.51 万美元，同比分别增长 5.2%、8.7% 和 41.8%；进口肠衣 417 批、7781.9 吨，货值 1765.1 万美元，同比分别增长 41.36%、21.2% 和 112.9%。

（2）质量状况

进口不合格情况：2017 年，河北进口肠衣共有 4 批判定为不合格，批次不合格率为 0.95%。1 批包装破损，3 批进口肠衣个别肠衣桶内盐卤外泄、肠衣表面发生腐败被判定为不合格。分别对其进行了整理，对腐败货物销毁处理。

对不合格进口肠衣，河北局按照《进出口肠衣检验检疫监管作业指导书》相关要求，对检验检疫不合格的入境货物签发了《入境货物检验检疫处理通知书》。对于包装不合格的，进境货物在检验检疫人员监督下，对包装进行了重新整理，处理合格后卸离运输工具。对销毁处理的货物，监督企业进行了货物销毁并提供有关证明材料。

出口不合格情况：2017 年出口肠衣无不合格情况。

（3）监管情况

依据国家质检总局 2011 年 142 号令《出口食品生产企业备案管理规定》要求，对出口肠衣加工企业实施备案管理；依据国家质检总局 2004 年第 49 号公告《进境肉类产品检验检疫管理规定》要求，对进境肠衣定点加工企业实施备案管理，对进境肠衣实施许可证审批制；依据《河北局关于印发〈河北检验检疫局出口食品生产企业风险评估规范（试行）〉的通知》对出口肠衣企业实施分类管理。

（4）存在问题

由于有些进口猪肠衣为残货，故国外客户对肠衣的包装桶及用盐情况能省则省，导致肠衣桶封闭不严盐卤外泄或有破损情况发生，致使个别肠衣发生腐败。

（5）工作建议

①建议企业与境外出口商多家沟通，重视肠衣的包装问题，保障肠衣质

量安全。

②及时调整进出口肠衣风险安全监控项目，对历年来监控结果进行统计分析与风险评估，减少多年未检出项目的监控。

③按照法律法规要求，尽快对《进出口肠衣监管工作手册》进行修订。

2. 进出口水产品

（1）基本情况

河北是沿海省份，贝类、头足类、虾类等水产品的出口量位居全国前列，出口企业主要集中在秦皇岛、唐山、沧州等地，出口产品形式较为单一，主要为速冻产品。原料来源多元化趋势明显，由河北沿海地区自产，逐渐扩大至周边沿海省份和国外进口。2017 年河北辖区共进出口水产品 2077 批，货值约 2.64 亿美元，其中进口水产品 67 批、货值 483.3 万美元，同比分别降低了 5.63%、54.1%，具体产品主要为冷冻贝类、冷冻鱼类产品、冻煮贝类等，主要来自日本；出口水产品 2010 批、货值 2.59 亿美元，同比分别降低了 7.37%、24%，出口产品包括冻扇贝柱、冻虾夷扇贝、冻煮杂色蛤肉、冻章鱼、调味章鱼、冻河豚、冻虾仁等，出口国家和地区主要为美国、日本、韩国、中国香港、中国台湾、新加坡、澳大利亚、新西兰、俄罗斯、加拿大等。

（2）质量状况

①检出不合格情况。2017 年进口水产品未检出不合格，出口水产品检出不合格产品 3 批，其中 2 批不合格原因为检出禁用药，具体分别为冻煮杂色蛤和单冻扇贝柱，相关产品不准出境；1 批为包装不合格，具体产品为单冻去脏河豚，返工整理合格后出境。

②通报核查情况。2016 年出口水产品共收到国外通报 3 批次，其中加拿大通报 2 批，其中 1 批通报产品为冷冻鳗鱼，通报企业备案号为 1300/20041，经核查，河北辖区近年无出口冷冻鳗鱼业务，也无该备案出口食品企业；1 批通报产品为冷冻扇贝，通报原因为水分不合格，经核查，相关企业提供的报检资料中提供附有合格水分检测报告（水分含量 79.2%），企业收购、加工、检验记录齐全，按照原料每吨取 2 个样品、生产过程中对半成

品每小时取 1 个样品、对成品每 2 小时取 1 个样品的原则对水分含量进行检测，检测均合格，分析原因可能为运输中缓化，表面冰衣水分渗入产品，导致产品水分超标。韩国通报 1 批，通报产品为冻章鱼，通报原因为提交伪造证明，经核查，相关证书证实为伪造，但被通报企业表示并不知道证书伪造情况，其产品是通过中间商出口韩国，据企业反馈证书伪造可能为中间商所为。

（3）监管情况

①检验检疫监管措施。对进出口水产品的检验检疫监管主要依据《进出口水产品检验检疫监督管理办法》（质检总局令 135 号）、《关于施行〈进出口水产品检验检疫监督管理办法〉的通知》（国质检食〔2011〕286 号）等文件要求实施，按照 E－CIQ 系统抽中情况实施现场查验及实验室送检，依据国家相关产品标准进行检验。河北辖区现有备案出口水产品企业 44 个，在出口监管方面按照"预防为主、源头监管、全过程控制"的原则，一是实施风险管理，依据出口水产品企业质量安全管理水平、诚信经营情况等对企业进行分类，采取针对性的监管措施；二是通过对出口水产品养殖场实施备案管理，建设出口水产品质量安全示范区等措施，强化源头监管，保障产品可追溯性，目前河北省已建成国家级和省级出口水产品质量安全示范区各 1 个，辖区共有出口水产品备案养殖场 28 个；三是依据质检总局风险监测要求制订河北辖区出口水产品风险监测计划，保障出口水产品质量安全。

在进口监管方面按照"预防在先、风险管理、全程管控、国际共治"的原则，建立符合国际惯例、覆盖"进口前、进口时、进口后"各个环节的进口食品安全"全过程"管理体系。进口前严格准入，对进口水产品贸易国准入情况、国外出口商和生产企业的注册资质情况严格审核，对国内进口商实施备案管理，目前河北辖区共有备案水产品进口商 18 个，对进口水产品依据有关要求严格实施检疫审批；进口时严格检验检疫，不符合要求的，依法采取整改、退运或销毁等措施；进口后严格后续监管，要求进口商建立和完善进口销售记录制度，完善进口食品追溯体系，对不合格进口水产品及时召回等。

②风险监测情况。按照国家质检总局风险监测有关要求，制定了河北局出口食品风险监测实施方案，其中涉及水产品样品 47 个，包括养殖贝 23 个、野生贝 10 个、头足类 5 个、养殖鱼 1 个、野生鱼 5 个、野生比目鱼 3 个，监控项目包括微生物、农兽残、污染物、生物毒素等。河北局按要求完成了全部采样任务，共检出超限样品 5 个，具体产品为养殖贝、野生贝和比目鱼，超限率为 10.6%，超限项目均为多氯联苯。依据《进出口食品安全监督抽检和风险监测实施细则》及有关文件要求，河北局对检出的首个超限信息按要求报送质检总局食品局、检科院秘书处等部门，考虑检测结果（31pg/g），未超国标限量（0.5mg/kg），且产品主要出口目的国没有明确要求，采取对企业加强检验监管并对养殖场水质进行追溯调查等处理措施。后经与检科院沟通，获悉风险监测中水产品多氯联苯项目的执行限量 2.5pg/g 可能为针对二噁英多氯联苯设定，根据其建议对随后送检的 4 个样品同时进行指示性多氯联苯及二噁英多氯联苯 2 项指标的检测。经检测，指示性多氯联苯结果分别为 78pg/g、26pg/g、57pg/g、140pg/g，均未超过国标 0.5mg/kg；二噁英多氯联苯结果分别为 0.12pg/g、0.087pg/g、0.18pg/g、0.3pg/g，均低于执行限量 2.5pg/g，经沟通可按未超限处理。因此，在系统中显示水产品超限样品数仅为首次检出超限的 1 个。

（4）存在问题

①河北辖区部分出口水产加工企业属于中小型粗加工企业，企业加工设施和环境条件较差，从业人员缺乏安全卫生知识和意识等，可能造成加工过程水产品安全隐患。部分水产品如河豚等养殖过程存在鱼虾混养的情况，增加了用药风险。

②部分贸易国家如新西兰及菲律宾等对我国出口贝类产品提出了贝类毒素、微生物等新的标准要求，可能会对辖区出口水产品贸易产生一定影响。

（5）工作建议

①进一步优化营商环境。鼓励企业多元化发展，增加养殖和加工的水产品种类，改良改进养殖和加工的方法，如推广网箱养殖等，实现产业升级，增强市场竞争力。大力推动示范区建设，形成多部门联动帮扶机制，对人

员、设备等各方面存在困难较多的企业进行重点帮扶。

②加强人员培训。持续开展企业实验室能力促进计划，通过加强实验室建设、实验室能力比对等提升企业自检自控能力；充分发挥官方部门信息优势，及时传达国外官方最新要求，督促企业加强内部培训，提升质量安全意识。

③大力推进"三同"示范企业建设。进一步加强与出口水产品质量安全示范区政府及有关部门的协调联动，促进示范区产品质量再提升、产业再优化、品牌再升级，加强宣传和推介，通过"三同"示范创建工程择优重点扶持，打造龙头企业，提升品牌影响力，扩大国内外市场。

3. 进境粮食

（1）基本情况

2017 年河北进境粮食口岸有秦皇岛港、京唐港及黄骅三个口岸，进境粮食品种有大豆、大麦两个品种。共检验检疫完成 98 船次、358 批、418 万吨，货值 16.89 亿美元。其中进口大豆 65 船次、307 批次、388.2 万吨，货值 16.25 亿美元，输出国家有美国、巴西、阿根廷、加拿大、乌拉圭，所有进境的大豆都是转基因大豆，用于榨油或国储。进口大麦 33 船次、51 批次、29.8 万吨（含进境集装箱 24 船次、1027 标箱、重量 24175 吨），货值 6355.3 万美元，输出国家有澳大利亚、加拿大，全部用于啤酒原料。

（2）质量状况

检出不合格情况：2017 年进境大豆品质不合格 36 批次，重量 63.6 万吨，批次不合格率 11.7%，重量不合格率 15.2%，不合格项目有杂质、损伤粒、蛋白。进口大麦品质不合格 41 批次，重量 28.79 万吨，批次不合格率 80.4%、重量不合格率 96.6%。不合格项目有杂质、饱满粒、瘦小粒、千粒重。

疫情截获情况：2017 年，河北口岸进境粮食疫情截获率为 100%。共截获外来有害生物 307 批、228 种、7758 种次，其中检疫性有害生物 307 批（大麦 123 种次）、32 种（7 种）、1780 种。其中，密刺苍耳为全国首次截获检疫性有害生物，大豆北方茎溃疡病菌、球状苍耳、小麦线条花叶病毒等为河北口岸首次截获检疫性有害生物。

（3）监管情况

针对进境粮食疫情截获率居高不下的情况，河北局在加强检验检疫的同时，做好进境粮食的后续监管工作。

①严格按照进境粮食规定办理调运手续，落实跨辖区调运联系制度，防止进境粮谷外流和挪作他用。

②做好卸船、运输、监管，使用规定的粮食专用车，防止运输过程撒漏。

③做好进境粮食的加工及下脚料处理环节的后续监管，要求企业每月定期汇报下脚料产生和处理情况，并且不定期下厂监管下脚料处理情况，核实加工数量、下脚料产生数量与无害化处理是否相符。

④针对进境品质不合格情况，及时和企业沟通，达到减少杂质超标粮食输入，降低有害生物传入风险。

⑤针对安全卫生问题，在加强进口安全风险监控及转基因监控工作的基础上重点抽查合同外可能经常使用的农药，确保进口粮谷的卫生安全。

为有效防止外来有害生物的定植和传播，切实做好进境粮食外来有害生物的监测和调查工作。河北各分支局制定年度进境粮食检疫性有害生物监测方案，将监测和调查范围重点放在进口粮食接卸的港口、码头及周边区域、进口粮食定点加工厂、储存库及周边区域，进口粮食运输的车站、铁路、公路、内河航道沿线。发现检疫性杂草，及时采取拔除、铲除和喷洒除草剂灭活处理，有效地防止了外来有害杂草对外扩散。

（4）存在问题

进境粮食携带有害生物种类繁多，真菌、细菌、病毒等检测周期较长，与压缩通关流程时限要求存在一定的冲突。主要原因一是进境粮食中携带有害生物种类较多，鉴定困难，特别是植物病原真菌、细菌及病毒检测方法较少，已有检测方法耗时太久；二是一旦发现全国首次截获有害生物需进行专家复核程序，鉴定周期过长。

（5）工作建议

广泛征求各方意见，制定更加适合粮食检验检疫实工作的流程时限要求，确保有害生物鉴定时间。成立专家组，制定统一的有害生物检疫除害处

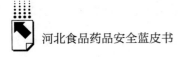

理措施规范。

4. 进口乳品

（1）基本情况

2017 年度河北辖区共检验检疫进口乳制品 87 批次，重量 6409.33 吨，货值 2034.12 万美元，同比批次减少 21.62%，重量减少 22.88%，货值增长 5.16%。产品主要为原产于法国、新西兰等国家的全脂乳粉、脱脂乳粉、少量黄油、无水奶油、巴氏杀菌乳等。

（2）质量状况

2017 年度全省进口乳制品主要用作生产加工原料，未检出不合格情况，产品质量稳定良好。

（3）监管情况

①按照国家质检总局的要求对进口商实施备案，要求进口商建立进口乳品的进口与销售记录，口岸检验检疫机构对进口商的进口和销售记录进行严格监管，确保产品质量安全和可追溯。

②严格落实国家质检总局 2017 年度进出口食品安全监督抽检计划，对抽中需实施检验的进口乳制品进行严格的实验室检验。

③敦促进口商履行好社会主体责任，保障进口乳品安全。

（4）存在问题

进口乳制品检出农兽药残留及食品添加剂的风险较高。

（5）工作建议

应注意防范农兽药残留及食品添加剂的风险。

5. 出口畜肉及制品

（1）基本情况

2017 年河北辖区共检验检疫进出口畜肉产品 483 批、重量 5817.77 吨、货值 4979.04 万美元，同比分别增长 35.29%、60.58%、35.03%。无检验检疫不合格情况。

（2）质量状况

2017 年河北局出口畜肉产品无检验检疫不合格情况，也未被国外通报。

（3）监管情况

根据《进出口肉类检验检疫监督管理办法》（国家质检总局第 136 号令）等有关规定制定了出口肉类、肉制品检验检疫作业指导书，结合 ECIQ 主管系统抽中情况，在企业自检自控合格基础上进行检验检疫。结合风险监测和监督抽检结果进行合格评定。对企业实施风险分类管理，提升企业质量安全和管理能力，使企业真正发挥质量安全主体责任作用。

（4）工作建议

①建立健全出口肉类产品预警体系，及时搜集和更新国外对该类产品标准、检测方法等资料，并将信息在网站上同步公布，利于一线检验检疫人员、生产企业随时掌握有关信息。

②加强对一线检验检疫人员的知识技术培训，尤其是对风险分析及评估等方面的知识培训。

6. 出口禽肉

（1）基本情况

2017 年（1～12 月），河北辖区共计出口禽肉产品 1913 批、22007.49 吨、8037.56 万美元。批次、重量、金额同比分别增长 12.93%、0.69%、－5.54%。无被国外退运或索赔情况发生。

（2）质量状况

2017 年熟制禽肉检出不合格批次 1 批，不合格原因为包装不合格，返工整理后合格。无被国外预警通报产品。

（3）监管情况

严格按照国家质量监督检验检疫总局《进出口肉类产品检验检疫监督管理办法》（总局第 136 号令）、《熟肉制品卫生标准》（GB2726－2005）、《进出口加工肉制品检验规程》（SN/T0222－2011）、《鲜、冻禽产品》（GB16869－2005）、《出入境鲜冻家禽肉类检验检疫规程》（SN/T0419－2011）、《质检总局关于发布内地供港冰鲜禽肉、冷冻禽肉和冰鲜猪肉检验检疫要求的公告》（2017 年第 68 号）等文件对企业及产品进行检验检疫监管，同时依据《河北出入境检验检疫局出口食品安全风险管理办法（试行）》、《河北检验检疫局出口食品生产企业风险评估规范（试行）》、《河北检验检疫局出口食品风险评估规范（试行）》等文件要求对产品和企业进行风险分类，对其进行相应级别、相应频次的监管。

对企业重点加强过程管理，着重提高出口企业的加工水平和质量控制能力，积极指导出口企业建立符合标准的原料养殖基地，严格对原料基地的注册备案管理，将"五统一"要求落到实处，确保屠宰活禽全部来自备案养殖场。活鸡经检疫合格后方可屠宰；对其产品采用过程抽样为主、终产品抽样为辅的抽样方式，开展动物源性残留监控及熟制产品的国抽，对微生物的监测则按照《出口禽肉微生物监控计划》进行。

（4）存在问题

①监管人员不足。备案养殖场数目相对较多，且分布较为广泛，而部分局相关检疫监管人员较少，在执行双随机检查时，无法做到人员随机抽选。

②疫情疫病不断。禽流感等疫情不断在各地爆发，因此疫情防控需进一步加强。

③企业及养殖场人员整体素质参差补齐，需进一步提高。

（5）工作建议

①进一步加强各协作组成员之间的交流，建全禽类产品出口预警体系。及时搜集和更新国外对禽类产品相关规定、标准和检测方法等资料，让检验检疫人员和生产加工企业可以随时掌握相关信息。

②加大对一线检验检疫人员的培训力度，组织多种形式的学习培训、调研，学习有关强兄弟局的优秀做法和经验，提高我们自身的监管水平。

③对出口企业开展专项业务培训和法律法规宣传，不断提高管理水平，增强企业质量安全第一责任人的意识，使业务水平和管理理念能够跟上出口要求的变化。

7. 出口中药材

（1）基本情况

中药材是河北辖区传统、特色出口农产品之一，其生产加工产业链条完善、产业基础雄厚、中医药历史文化悠久。2017年，河北辖区出口中药材

1590 批、货值 9146.5 万美元，同比分别增长了 23%、14.2%，产品主要包括黄芪、甘草、人参、桔梗、苍术、大枣、枸杞、川芎、茯苓、防风、地黄等植物源性中药材，以及少量地龙、土鳖虫等动物源性中药材，主要输往日本、韩国、中国台湾、马来西亚、美国、德国、意大利等国家和地区。

（2）质量状况

2017 年，河北辖区共有 7 批出口中药材检出不合格，涉及 71 个品种批次，计 28.72 万美元，不合格原因为出口药材中存在腐败变质、夹带土壤等。分析原因为中药材（尤其是根及根茎类中药材）形态结构盘根错节，容易在结构间隙、孔洞中夹带杂草籽、虫卵、土壤等有害检疫物，通过晾晒、挑拣、切制等常规药材加工工序较难彻底去除这些检疫物，造成药材自身容易携带有害检疫物。

（3）监管情况

严格落实《进出境中药材检疫监督管理办法》要求，对出口中药材实施检疫监管，帮助出口企业提高产品质量主体责任意识和风险意识，做好对中药材种植源头管理和生产加工过程的安全卫生控制。

①加强出口中药材检疫监管。通过日常监管和出口产品抽批检疫相结合的方式，做好产品检疫监管。目前，河北辖区共有出口中药材生产企业 39 家，在检验检疫部门的监管和企业自检自控下，整体质量安全水平较为稳定。

②着力提高贸易便利化。全面推行以诚信管理和风险分析为基础的分类管理模式，对质量安全管理水平较高、诚信经营的企业减少监管频次，同时扩大直通放行、无纸化通关惠及率，提高贸易便利化水平。

③大力推进出口中药材质量安全示范区建设。充分发挥检验检疫职能，服务地方政府出口中药材质量安全示范区建设，督促各分支机构与所在地政府接洽商讨，推动建立地方政府、检验检疫、食药监、商务、检测中心、协会等多部门联合工作机制。目前，已建成安国市省级出口中药材质量安全示范区，有效带动了全省出口中药材质量安全管理水平的提升，提高了国际市场竞争力。

④强化科学技术支撑。在安国市建立了河北中药材检测中心，为中药材企业提供检测服务，填补了当地检测技术短板，有效辐射河北省。检测中心成立以来，先后与 70 多家药企签订长期检测技术服务合约，为安国中药材种养殖、采购验收、加工炮制、新药研发提供了大量的质量检测服务，帮助安国本地 13 家中药材生产企业打开国际市场。

（4）存在问题

①检疫监管体系文件有待进一步完善。《进出境中药材检疫监督管理办法》出台后，为进出口中药材业务提供了强有力的上位法支撑，有较强的指导作用。但配套细则的缺失使得执行过程中出现操作性不强的问题，如进境中药材指定存放、加工企业评审要求、出境中药材注册登记评审程序等。

②产品用途申报难认定。目前，出口中药材实行用途申报制，需在贸易合同、通关单等备注栏注明"药用"或"食用"。在具体操作中，部分出口企业多从通关便利角度进行申报，检验检疫部门对该批货物最终实际用途较难认定。

③对理化卫生项目检验监管衔接机制尚不健全。2017 年河北辖区出口中药材共被通报 5 批，其中 2 批为毒死蜱超标。由于被通报产品在出口报检时均申报为"药用"，依据《进出境中药材检疫监督管理办法》（原质检总局令第 169 号）要求，海关（原检验检疫部门）对相关产品仅实施植物检疫，理化项目的检验不属于职责范畴；我国中药材法定标准《中华人民共和国药典》对药材中的毒死蜱未做出限量要求，一方面国内市场监管部门缺乏明确的监管依据，另一方面部分出口企业在原料验收和成品检验过程中未将毒死蜱纳入检测范围。

（5）工作建议

①加强对国外的相关法规和技术标准信息的关注，及时反馈辖区企业，使其掌握国外官方要求，加强自检自控，降低出口退运风险。

②加强产品风险信息采集，探索与其他官方部门信息共享机制，加强联合监管。

③督促出口中药材企业加强诚信建设，严格落实用途申报制度；提升自

身质量安全管理水平，提升出口产品的附加值，使企业向规模化、现代化发展。做好出口中药材有害生物防控，加大病虫害、杂草等疫情疫病防控力度，降低出口中药材检疫风险。

8. 出口食用菌

（1）基本情况

2017 年度河北辖区共检验检疫食用菌及其制品 893 批次、货值 2127.42 万美元，同比批次、货值分别增长 44.03%、42.45%。出口产品涵盖保鲜、罐头、干制、冷冻、盐渍等多种形态，输往马来西亚、泰国、西班牙、韩国、俄罗斯等国家和地区。其中保鲜食用菌 315 批、货值 732.31 万美元，以白玉菇、蟹味菇、鲜香菇等产品为主；食用菌罐头 69 批、货值 264.43 万美元，以滑子菇罐头、金针菇罐头、姬菇罐头、双孢菇罐头、香菇罐头、混合菇罐头为主；干制食用菌 8 批、货值 7.79 万美元，包含干香菇、竹荪、干蘑菇等；冷冻食用菌 418 批、货值 914.31 万美元，以冷冻香菇、冷冻混合菇、速冻小平菇、冷冻炒蘑菇、速冻滑子菇、速冻双孢菇片为主；盐渍食用菌 83 批、货值 208.58 万美元，以盐水蘑菇、盐渍香菇、盐渍平菇、盐渍滑子菇、盐渍金针菇为主。

（2）质量状况

2017 年度，按照国家质检总局的统一部署对出口产品实施监督抽检制度的要求，依据《2017 年度国家出口食品化妆品安全监督抽检计划》对出口产品进行抽检。全年未在出口食用菌及其制品中检出不合格情况，产品质量良好。出口食用菌及其制品的主要风险来源为农药残留，一部分来自培养基中的农作物原料，如棉籽皮、各种秸秆等；另一部分来自农药使用，食用菌在拌种和生长过程中使用少量杀菌剂和杀虫剂。杀菌药物多为多菌灵、百菌清、美帕曲星等，杀虫剂多为氯氰菊酯、氯菊酯、阿维菌素、联苯菊酯、吡虫啉等。食用菌种植多使用熟料（高温处理），培养基中的残留农药也会部分进行分解，所以食用菌中的农药残留相对处于一个比较低的水平，生产企业通过对种植基地的用药管理和加强原料入厂验收等环节，控制产品的农药残留风险。

（3）监管情况

①河北局积极探索检验监管模式改革，加强检政合作。依托出口食品农产品质量安全示范区管理及产业优势，与地方政府制定相关合作协议，推动示范区及区内企业用好国际国内两个市场，实现产业升级转型，在保障出口食品质量安全的同时，提升产品国际竞争力。

②落实出口蔬菜基地备案管理制度。按照《中华人民共和国食品安全法》的要求，出口食用菌产品的原料必须来自备案基地，河北局监管人员按照《出口食品原料种植场备案管理规定》要求，深入基地开展食用菌原料基地备案与监督检查工作，要求出口企业加强对原料验收管理以及溯源制度，对原料供应商建立合格供应商评价制度，确保原料质量安全指标达标，从源头控制产品的风险。

③强化企业质量安全主体责任意识。河北局通过开展一系列法律法规宣传和培训活动，提高出口生产企业主体责任意识，使企业充分认识到食品安全无小事，加强对出口企业诚信体系和自律机制的建设，强化出口食品生产企业的守法意识，增强企业提高食品质量安全的主观能动性。

（4）存在问题

①食用菌栽培介质材料及灌溉用水有毒有害物质的控制不到位，介质材料农残及重金属本底含量高，栽培出的食用菌容易出现重金属及农残超标。目前国内土壤污染、大气污染和水污染的情况时有发生，出口食用菌备案基地的原料在其生长过程中由于培养基污染、水污染和大气污染带来食用菌原料污染的可能性还是很大，给出口食用菌产品带来极大的质量安全风险隐患。

②供货证明管理相对宽松，部分来源不明食用菌原料通过基地开具的供货证明进入加工企业，来源不明食用菌生产过程不受控，容易导致农残及重金属超标。

（5）工作建议

①强化协同监管，抓好质量共建。出口食用菌生产涉及农业、商务、检验检疫、市场监管等多个监管部门，各部门应各自发挥职能优势，建立监管

信息交流机制，形成"互动、互补、互信"协同监管质量共建态势。

②加强食品安全风险信息管理工作。近年来，各进口国对我国出口食用菌质量安全的关注点不断变化，比如，日本于2013年6月和2016年7月分别解除了对我国黑木耳和松茸中毒死蜱的命令检查，但对我国食用菌中的二氧化硫仍然十分关注；欧盟对我国生产的牛肝菌中的尼古丁较为关注；美国对我国生产的药用菌灵芝类产品中的辛硫磷、三唑磷和高效氯氟氰菊酯等杀虫剂十分关注。应密切关注国内外食品安全信息，指定专人收集各国食品安全法律法规，定期对搜集数据进行总结分析，发挥食品安全风险信息的预警作用。

9. 出口植物源性调料

（1）基本情况

2017年度河北辖区共检验检疫出口植物性调料682批、货值3525.13万美元，较2016年同期，批次、货值分别减少7.84%、6.52%。主要出口产品以辣椒干、辣椒粉（碎）等辣椒制品为主，还有少量甜椒粉、八角、花椒、姜粉、孜然粉输往美国、西班牙、波兰、日本、德国、中国台湾等国家和地区。

（2）质量状况

2017年全省出口植物性调料共检出不合格产品4批次，检出率为0.59%，检出不合格产品为辣椒碎、辣椒片、辣椒粉。不合格的原因是农残超标、货证不符、与合同不符，对农残超标、与合同不符的产品采取不准出境处置；货证不符的产品经整改合格后出境。

（3）监管情况

①严格把关，确保安全。河北局按照《出口食品生产加工企业的卫生要求》等国家质检总局的相关要求对企业进行监督管理；严格按照《2017年度国家出口食品安全监督抽检计划》对出口产品实施实验室检测，确保出口产品的质量安全。

②动态管理，热情帮扶。积极落实促进食品农产品出口相关各项措施，最大限度地为出口企业提供优质、便利的服务。

（4）存在问题

出口植物性调味料类产品主要为辣椒制品，产品结构和出口市场单一、附加值低，出口企业多为原料供应商，徘徊于产业链的最低端，容易受到输入国家和国际市场的经济状况影响。

（5）工作建议

①加大向企业宣传国家法律法规的力度，进一步提高出口企业主体责任意识、诚信意识、风险意识，提高出口植物性调味料生产加工企业的质量管理水平及产品质量安全水平。

②持续关注出口敏感国家和地区标准要求的变化，加强与国内其他检验机构、地方政府食品安全监管部门和企业之间的联系，建立信息互通、交流和共享机制，规避出口产品质量安全风险。

③加大科技投入力度，建议政府和企业把增加科技投入作为提高产品质量的战略措施，从育种、技术储备、种子生产、加工、营销等全过程进行产业设计与支持，重点加大对辣椒种质资源开发和产品工艺的创新力度，提高产品附加值，研发新品种、新工艺、新产品，增强产品的国际竞争力。

10. 出口保鲜蔬菜

（1）基本情况

2017年度河北辖区共检验检疫出口保鲜蔬菜5233批、货值7084.85万美元，较2016年同期批次、货值分别减少1.11%、1.39%。主要出口品种以白菜、菜花、白萝卜、甘蓝、生菜、西兰花等为主，输往日本、韩国、马来西亚、新加坡、美国、中国台湾等国家和地区。

（2）质量状况

2017年全省出口保鲜蔬菜共检出不合格产品5批次，检出率为0.10%，检出不合格产品为保鲜西兰花、白菜、生菜，不合格的原因是品质缺陷、包装不合格等，对品质缺陷的产品采取不准出境处置；包装不合格的产品经整改合格后出境。

（3）监管情况

①加强源头管理，保障原料安全。河北辖区出口保鲜蔬菜所用原料全部

来自经检验检疫部门备案的种植基地。按照国家质检总局《出口食品原料种植场备案管理规定》（质检总局 2012 年第 56 号公告）及《河北检验检疫局出口食品原料种植基地/厂/果园备案/注册登记工作规范》等规范性文件的要求，严格对种植基地实施备案审核，定期对其进行监督管理，加大对农业投入品使用的监管力度，从源头保障产品安全。

②实施监督抽检，保障产品安全。严格执行国家进出口食品安全监督抽检计划，按照要求对出口保鲜蔬菜实施抽采样、实验室检验，密切关注农药残留、重金属元素等高风险项目，保障出口产品质量安全。

③加大培训力度，加强主体责任意识。通过对企业进行法律法规的培训，加大宣传力度，进一步提高其质量安全第一责任人的主体意识，强化对出口企业诚信体系建设，增强其守法意识，增强企业提升食品安全质量的主观能动性。

（4）存在问题

①农药市场管理混乱。农药添加"隐形成分"乱象严峻，"隐形成分"多属于农业部公布的禁用或限用的农药名单，存在低毒农药中掺杂高毒农药的情况。农药行业混乱带来农药残留问题，导致出口保鲜蔬菜的质量安全风险。

②多头监管导致成效降低。目前，在农业管理方面存在分头管理、信息交流不通畅的情况，例如，出口蔬菜种植场农用化学品的使用由检验检疫部门监管，而农药化学品经销则由农业部门管理，一旦出现由于农药残留超标引起的质量问题，调查起来很难深入，也不能采取相应管控措施，不能解决根源问题。

③食品安全意识仍需提高。蔬菜种植加工多是中小型企业、农民专业合作社，安全意识欠缺，一些蔬菜种植户为了赶行情、早出售，不考虑施用农药安全间隔期，导致检出不合格或被国外通报等情况发生。由于出口保鲜蔬菜的利润相对较高，在出口过程中企业遇到货源不足时，往往从非备案种植基地购买产品进行补充，检验检疫部门很难对原料来源进行监管，在一定程度上增加了出口产品的质量风险。

（5）工作建议

①建议组织人员收集、整理国外（尤其是美国、欧盟、日本、韩国等

高风险国家）在食品农药残留限量方面的资料，以及国外技术性贸易措施最新动态信息，及时了解各个国家和地区有关蔬菜的法律法规、技术标准及安全卫生项目限量要求等，并建立数据库，提供完善的信息平台，及时向出口企业宣传，帮助企业及时了解应对，降低出口风险，增强跨越壁垒能力。

②借助示范县建设之机，加强与政府部门沟通，制定区域化备案管理规定。企业需要具备成规模的出口农产品备案种植场并负责管理，无形之中增加了出口农产品的生产成本，且很难确保出口原料来自备案种植场。建议与政府部门沟通，由政府主导，多部门联动，结合区域经济发展特点，确定对出口备案种植场的产业布局和区域布局，实现区域备案管理，整体提高产品质量。

③落实质量约谈制度，促进企业质量管理水平提升。对企业食品安全管理体系运行中存在的质量安全问题以及隐患，及时通过约谈方式对企业进行警示教育，通过约谈机制，促进企业在产品质量和安全意识上的提高，确保检验监管工作的有效性。

11. 出口板栗及制品

（1）基本情况

2017年度河北辖区共检验检疫出口板栗及其制品744批、货值4135.37万美元，较2016年度同期批次、货值分别减少31.30%、21.31%。其中，出口鲜板栗505批、货值2876.84万美元，主要输往中国台湾、日本、泰国；出口板栗罐头58批、货值153.38万美元，主要输往日本、韩国；出口熟制板栗（仁）181批、货值1105.15万美元，主要输往日本、中国台湾、韩国。

（2）质量状况

2017年全省出口板栗及其制品共检出不合格产品1批次，检出率为0.13%，检出不合格产品为速冻栗仁，不合格的原因是包装不合格，产品经整改合格后出境。

（3）监管情况

①严把原料进厂关。根据原辅料的特性、类别、产地等，依据原料种植

基地管理情况、病虫害发生情况、农药使用情况等，按照进口国家和地区的要求，结合风险评估结果，确定相应的农残、重金属等检测项目，对出口食品农产品原料中相关农残、重金属等进行检测和监控。定期评估企业原辅料质量安全控制体系，实施出口食品原料核销制度。

②严把生产过程关。制订年度监管计划，对出口板栗及制品生产企业进行严密监管，在生产季节重点核查生产企业的原料控制、生产过程卫生控制、设备设施管理、文件及记录等，并对发现的不符合项的整改情况进行跟踪验证，确保整改有效。

③严把质量追溯关。结合日常监管，对工厂生产过程记录和报检相关单证进行追溯性审查，审查生产企业原辅料验收、关键工序、CCP、成品检验检测等质量记录，确保能实现质量记录全程追溯，始终把质量追溯性审查作为评判产品检验合格与否、质量体系运行有效与否的重要依据之一。

④严把成品发运关。为确保出厂产品安全，在品质感官和安全卫生项目检验合格的基础上，认真审查产品发运相关记录，核对货证是否相符，检查运输工具的卫生状况等，按照业务流程要求对出口产品实施快速核放、监管放行、查验放行、检验放行等，确保质量安全。

（4）存在问题

出口鲜板栗携带有害生物风险较高，在板栗成长期及收获过程中，栗实象甲危害较大。栗实象甲成虫一般于夏秋季节在栗苞上钻孔产卵，将卵产于栗果实内，卵孵化成幼虫继续在栗果实内蛀食，不脱果不形成虫孔，危害隐蔽，在检疫过程中很难检出，对其检验检疫措施亟待加强，在板栗种植环节需要加强对病虫害预报和防治。

（5）工作建议

①结合出口食品农产品质量安全示范区建设，进一步加强与鲜板栗产区政府有关部门的合作，从源头加强对板栗种植管理，及时掌握农林部门发布的病虫害疫情，督促栗农正确、合理使用农业投入品，从源头控制产品质量安全。

②建议支持出口检测实验室建设。建议政府增加检验检疫实验室的资金

投入，帮助产地设立检验检测中心，引导和鼓励有条件的实验室升级为省级乃至国家级农产品检测重点实验室，健全检测网络，提升整体检测水平，实现资源共享、信息互通。

③加大对板栗出口企业的规范、引导力度，及时向企业通报国外相关的产品标准与要求，并建立良好的出口秩序，制止恶性竞争，同时要严厉打击以假当真、以次充好的行为。

12. 出口水果

（1）基本情况

2017 年出口鲜梨 8130 批、26.66 万吨，同比增长 7% 和 24.6%；出口苹果 4 批、124.76 吨，同比分别降低 63.6% 和 71.5%；出口葡萄 5 批、165.1 吨，同比分别增长 400% 和 614.7%。

（2）质量状况

2017 年共检出不合格鲜梨 1 批，主要原因为检出康氏粉蚧等一般有害生物，均采取了返工整理合格后允许出口的措施。分析原因：企业管理人员及加工人员检疫风险意识不强，加工不仔细。

（3）监管情况

严格按照《出境水果检验检疫监督管理办法》（国家质检总局第 91 号令）、《关于进一步加强进出境水果检验检疫工作的通知》（国质检动函〔2007〕699 号）及双边协议等相关文件要求，对辖区内注册果园和包装厂进行监管，确保出口水果源头可追溯、过程可控制、去向可追踪、信息可查询、质量可保证。

①严格落实出口前"三核一定"，即通过采收前核实果园面积、产量以及加工能力来确定出口量，以此保证了河北出口水果全部由注册包装厂包装生产，来自注册果园。积极帮扶新申请果园注册及到期果园和加工厂的换证审核工作。2017 年新增 3 家出口水果包装厂和 19 个注册果园；对 10 个出口水果包装厂和 28 个注册果园完成换证审核；取消 1 家出口水果包装厂和 6 个注册果园。

②按照国家质检总局文件要求，对出口水果进行安全风险监控。2017

年河北局共扦取鲜梨样品 52 个、苹果样品 9 个、葡萄样品 5 个进行一般监控，共获得 1806 个检测数据。扦取鲜梨样品 147 个、苹果样品 3 个进行重点监控，获得 699 个检测数据。

③按照国家质检总局和国外有关协议要求，做好实蝇、苹果蠹蛾、斑翅果蝇等有害生物监测工作，全省共设置实蝇监测点 439 个、舞毒蛾监测点 34 个、苹果蠹蛾诱捕器 200 个、斑翅果蝇诱捕器 25 个、花翅小卷蛾诱捕器 25 个。

④破解国外技术壁垒，力促水果顺利出口。

第一，积极应对欧亚经济联盟植物检疫新法规。2017 年欧亚经济联盟发布了关于植物检疫方面的新法规，该法规是欧亚经济联盟首次颁布植物检疫方面的统一性法规，欧亚经济联盟成员（俄罗斯、白俄罗斯、亚美尼亚、哈萨克斯坦、吉尔吉斯斯坦）均要遵照实施。河北局主要开展了以下工作：组织相关业务人员学习总局通知及联盟法规要求，及时向辖区水果出口企业传达法规要求，加强检验检疫，确保出口俄罗斯水果符合新法规要求，降低出口风险。

第二，助力河北优势水果开拓新市场。成功举办中国鸭梨出口秘鲁首发仪式，孔忠局长为出口企业颁发了首份中国鸭梨出口秘鲁植物检疫证书，该批鸭梨是自 2005 年国家质检总局与秘鲁共和国农业部《关于中国梨输秘植物检疫要求的议定书》签署以来首批出口秘鲁的中国鸭梨；助力河北鲜梨对智利的首次出口；配合总局做好厄瓜多尔植物检疫专家对沧州辖区鲜梨加工厂及果园的考察工作，为河北鲜梨尽早出口厄瓜多尔奠定了良好基础。

第三，积极组织企业参加国际展会。组织和引导出口水果企业参加柏林国际果蔬展、香港国际果蔬展、北京国际果蔬展等各种展会，加大河北辖区优势水果的宣传力度，提升河北水果国际知名度。

（4）存在问题

①注册果园"一家一户"或"合作社 + 农户"管理模式依旧存在，对有害生物监测和控制不能做到统防统治、综合防治，增加农药残留的风险；地下水及土壤污染，导致重金属残留风险增加。

②包装厂加工人员流动较大，工人岗前培训不到位、责任心不强，造成

病虫害果可能挑拣不彻底，给出口带来一定风险。

③国内劳动力和农业投入品价格的逐年增长，导致水果的生产成本和加工成本增长明显，而国际市场近年来价格持续低迷加之国外检疫及农残风险增加，使水果出口企业压力增大。

（5）工作建议

①建议以地方政府为主导，以农林部门技术优势为依托，充分发挥出口水果质量安全示范区的带动作用，对出口水果生长管理期间的病虫害发生统防统治，综合治理；规范农用化学品的使用，杜绝禁止农用化学品的使用，对国外农用化学品有严格限量要求的，采用替代产品。

②建议地方政府加大对出口水果示范区的政策和资金支持力度。示范区的建设以地方政府为主导，然而由于没有相应财政预算的支持，造成创建工作缓慢，创建成效达不到预期效果，建议省政府配套相应的政策和资金支持示范区的发展。

③充分发挥检验检疫协会鲜梨分会及优果盟的服务保障作用，加强行业自律，提升产业规模，确保河北出口鲜梨"优质、优价、优出"。

④加强人才队伍建设，组织开展专业培训，提升一线检验检疫人员的业务能力，提高把关水平；成立出口水果专家队伍，多渠道搜集国外检验检疫及农用化学品限量要求，积极应对国外技术性贸易措施，破解贸易壁垒。

⑤建议商务、林业、农业等相关部门加大对出口水果企业的资金、政策的扶持力度，在贴息贷款、国外参展、标准化种植加工等方面给予适当补贴。

（三）案件查处情况

2017 年，河北局严厉打击违反检验检疫法律法规的行为，加大对食品生产经营单位的监督检查力度，利用简易处罚手段，高效处置违法情节轻微的案件。发现不如实提供出口商品的真实情况取得出入境检验检疫机构的有关证单 1 批，进口法检货物未经检验擅自使用 15 批，根据《食品安全法》、《产品质量法》、《商品检验法》及其实施条例、《行政处罚法》等有关规定，责令相关食品生产经营单位整改并对违法行为实施行政处罚，共计罚款 26.28 万元。

三 风险监控状况

（一）出口食品风险监测

实际完成采样数 559 个、检验项目 1659 项（次），产品包括干坚果、酒类、豆类、粮谷、粮食加工产品、粮食制品、蜜饯、罐头、熟肉制品、保鲜蔬菜、蔬菜制品、动物水产品、水产制品、食糖、特殊食品、调味品、饮料、食用植物油、植物性调味料、中药材等，监控项目有微生物、农药残留、兽药残留、重金属、生物毒素、食品添加剂等。在出口食品监督抽检计划执行过程中检出不合格样品 8 个、不合格项目 8 项（次），样品不合格率为 1.43%，项次不合格率为 0.48%，其中梨脯 1 个、脱皮花生仁 2 个、冷（单）冻扇贝柱 2 个、红豆 2 个、冻煮杂色蛤肉 1 个，不合格的具体原因为梨脯中检出二氧化硫超标、脱皮花生仁中检出特丁基对苯二酚超标、冷（单）冻扇贝柱中检出多氯联苯或呋喃西林超限、红豆中检出铅超标、冻煮杂色蛤肉中检出呋喃西林超限。依照国家质检总局《进出口食品安全监督抽检和风险监测实施细则（2016 版）》及有关文件要求，河北局对检出不合格信息报送总局食品局、检科院秘书处等部门，并及时通报当地行政主管部门；对检出不合格的产品原料要求企业进行封存处理，暂停原料供应商合格供方资质；对未出口的产品禁止出口，已出口产品已在国外通关的，要求企业对其做好后续跟踪。

（二）进口食品风险监测

实际完成采样数 100 个、检验项次 251 项（次），产品包括啤酒、葡萄酒、其他粮食加工产品、小麦粉、淀粉及淀粉类制品、奶油、全脂乳粉、脱脂乳粉、贝类、食糖、原糖、可可制品、淀粉糖、其他包装饮用水、果蔬汁饮料等，监控项目有微生物、农药残留、兽药残留、重金属、生物毒素、食品添加剂等。在进口食品监督抽检计划执行过程中未检出不合格样品，合格率为 100%。

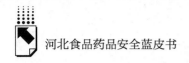

（三）专项食品监督抽检

河北局承担进口食用植物油、进口肠衣、供港蔬菜等 3 项专项抽检计划任务，其中进口食用植物油实际完成样品数 110 个、检验项目 335 项（次）；进口肠衣实际完成样品数 32 个、检验项目 256 项（次）；供港蔬菜实际完成样品数 15 个、检验项目 3360 项（次）。在执行过程中未检出不合格样品，合格率为 100%。

（四）出口动物源性食品风险监测

实际完成样品数 251 个、监测项目 907 项（次），产品包括鸡肉、鸭肉、羊肉、肠衣、养殖贝、野生贝、头足类、养殖玉、野生鱼、野生比目鱼、鸡蛋、鸵鸟肉。在出口动物源性食品风险监测计划执行过程中未检出不合格样品，合格率为 100%。

（五）取样、样品传递及检测结果上报

2017 年度进出口食品安全监督抽检计划均由总局部署在 e－CIQ 主干系统和"进出口食品化妆品安全监督抽检和风险监测管理系统"中，河北局按照 e－CIQ 业务规则和总局的规定，对抽中的进出口样品实施监督抽检，2017 年度出口动物源性食品风险监测计划参照 2016 年度辖区出口实际情况，均匀分布，避免集中或突击抽采样等情况。全省均能按照质检总局要求完成抽样、送样、实验室检测工作并及时在"进出口食品化妆品安全监督抽检和风险监测管理系统"中进行数据的审核和上报。

四　本年度采取的监管措施、出台的重要政策和实施的重大行动

（一）加强风险管理，开展风险防控

一是严格落实质检总局要求，做好进出口食品安全风险监测和监督抽检

工作。二是开展国外通报信息核查工作，共对 19 批通报信息进行了核查，经查实 6 批，均已按要求进行了处置。三是定期开展食品安全监管情况通报，按季度针对全省进出口食品业务量、安全风险信息、种养殖场备案情况、监督抽检计划完成状况等逐项进行通报。四是加强与地方政府食品安全监管部门之间的风险信息交流。通过全省食品安全风险防控联席会议制度，就风险监测、不合格产品检出、国外预警通报核查等情况与联席会议单位开展交流和沟通，形成了食安信息共享、食品安全共治的良好氛围。

（二）推进示范区建设，促进河北省产业升级

一是联合河北省工信厅、农业厅等部门制定了《河北省出口食品农产品质量安全示范区管理办法》，进一步规范河北省出口示范区建设及管理工作，并建立了河北省出口食品农产品质量安全示范区建设联席会议制度，加强了部门间协作。二是做好新申报国家级出口示范区的初审及总局考核验收组织工作，两个示范区通过国家级验收。三是会同河北省农业厅组织了 43 家国际标准农产品示范区（基地）等的认证考核工作，争取了省政府和地方政府资金支持共计 2900 万元。

（三）加强监督管理，保证质量安全

1. 精心准备，接受总局专项督查

总局督查组针对进出口食品安全监督抽检和风险监测、进口肉类检验检疫监管、进口肠衣检验检疫监管和进境食品检疫审批等 4 项工作对河北局开展了专项督查，河北局处精心准备，开展自查，对督查组提出的问题积极进行整改并有效落实。

2. 稳步推进首次进出口食品检验检疫能力评估工作，降低进出口食品安全风险

共对 9 个分支机构的 6 种进口产品、10 种出口产品的检验检疫能力进行了评估，规范了检验检疫工作程序，降低了工作风险，确保河北省首次进出口食品的质量安全。

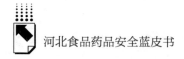

3. 积极开展专项检查

2017 年相继开展了春节及两会期间供港澳食品安全专项检查，进口日本水产品检验检疫监管及检疫审批工作自查，2017 年度进口食用植物油和供港蔬菜专项检查和备案出口禽蛋及制品加工企业、出口禽蛋养殖场"氟虫腈"风险排查工作。通过开展专项检查和风险排查，找到了风险点，整改了发现问题，确保了进出口食品安全。

4. 建立监管新机制，保证食品安全

一是按照总局要求制定了《河北检验检疫局备案出口食品原料种/养殖场现场审核和监督检查、已备案进口食品进口商监管"双随机"检查工作规范》，对出口食品种养殖场备案、进口食品收货人备案等工作按照"双随机"要求开展考核、备案，确保监管工作公开公平。2017 年对全省 15 个出口食品原料种植基地进行了考核，对全省 406 个蔬菜备案种植基地进行核对清理，取消不合格备案基地 72 个，新增备案种植基地 23 个，变更基地信息 6 个，并及时将有关信息在河北局门户网站进行更新；对 280 多家禽肉养殖场进行了检查，取消了 32 家，对 24 家新申报的养殖场及时给予备案。

5. 进一步加强进口肉类收货人备案审核

一是制定了《进境肉类收货人备案审核指南》和审核记录表，统一了审核要求和评语，组织全省有工作经验的兽医专业人员对备案申请材料进行审核并实施组长负责制。到目前为止，收到了 30 份新申请材料，将符合要求的 15 家进口肉类收货人名单上报质检总局，将不符合要求的及时通知有关分支机构并反馈申请企业，同时通过"以老带新"的方式，培养了河北局的业务专家队伍。二是 2017 年初对 40 家进口肉类收货人进行了年审，其中 29 家符合要求保留备案资格，11 家因连续 2 年未开展进口肉类业务或未提交年审表格被取消备案资格。

6. 加强进境食品检疫审批工作

河北局获得总局授权的进境检疫审批食品主要为水产品。到目前为止，受理进境检疫审批 57 批，签发许可证 40 批，对存在申请填报信息不全、核销数量不符、随附单证不全等问题的 17 批进行了否决。

（四）落实职能作用，帮扶经济发展

一是积极帮扶河北进口肉类指定口岸建设。河北局对曹妃甸进口肉类指定口岸建设项目的可行性报告进行了具体的指导，提出了修改意见和建议，并协助省政府上报了《河北省政府关于请批准设立唐山港曹妃甸港区进口肉类指定口岸的函》；对石家庄进口肉类和冰鲜水产品指定口岸建设事宜提供了技术指导和支持。二是针对河北省政协第十一届委员会第五次会议《关于推动河北省奶业持续健康发展的建议》（第578号）提案，结合检验检疫职能优势，从促产品质量提档升级、加强企业品牌建设、指导企业争创"三同示范企业"和保障出口乳品质量安全等方面提出了推动河北省奶业持续健康发展的建议，及时反馈提案主办单位。三是积极落实习近平总书记指示和支树平局长批示精神，召开"帮扶君乐宝乳业外向型发展"专题工作会，支持君乐宝乳业举办"质量提升打造国际品质 三同搭台共促奶业发展"论坛，提出了促进君乐宝乳业出口的针对性帮扶措施，促进君乐宝乳粉扩大出口。截至2017年10月底，112044罐君乐宝婴幼儿配方乳粉登陆香港市场，6900罐登陆澳门市场。四是助力雄安新区化妆品企业实现出口。通过制定规范性文件、特邀专家现场指导等措施，全力帮扶河北首家出口化妆品企业完成备案，6月份该企业生产的4000箱剃须泡沫经检验检疫合格并在美国顺利通关。

（五）完善制度建设，规范执法行为

制定了《河北检验检疫局出口化妆品生产企业备案管理工作规范》，保障辖区首家出口化妆品企业备案考核工作的顺利开展；制定了《河北检验检疫局备案出口食品原料种/养殖场现场审核和监督检查、已备案进口食品进口商监管"双随机"检查工作规范》，使监管工作更加公平公正有效。

（六）加强能力建设，提升工作水平

组织开展了进出口安全工作培训班和重点进出口食品检验检疫法规现场

对标活动，进一步提高了业务知识水平，提升了监管能力；开展了进出口肉类检验检疫网络培训，使一线检验检疫人员掌握了最新的进出口肉类检验检疫要求；先后组织有关人员参加了总局召开的"肉类产品食品安全国家标准政策说明会"、"进出口食品安全监管人员培训班"、"2016年国家进出口食品安全监督抽检计划总结研讨会"及河北局组织的"跨境电子商务国检应用培训班"和"技术性贸易措施实务培训班"等专业培训，提升了业务能力。

（七）齐心聚力谋划，做好对外专项工作

1. 积极做好迎接香港食环署对河北省供港蔬菜备案种植基地考察的工作

通过精心准备，积极指导，唐山辖区两个供港蔬菜种植基地以零不符合项的结果，顺利通过香港食环署对河北省供港蔬菜备案种植基地的考察。

2. 积极做好迎接加拿大食品检验署对河北省出口含馅粮食制品企业体系检查工作

一是认真谋划，多措并举。组织专家及资深人员深入企业检查指导，多次召集有关单位和部门召开迎检调度会，对迎检工作进行认真梳理，与山东局就迎检准备进行互查，积极做好各项迎检准备工作。二是认真组织人员对加方提出的问卷进行作答，精心制作相关迎检介绍材料，全面系统地向加方介绍了我国出口含馅粮食制品质量管理体系。三是制定详细迎接方案，认真做好迎检工作。9月11至14日，加拿大食品检验署专家对河北出口含馅粮食制品安全管理体系进行了检查，检查组对河北省出口含馅粮食制品管理体系表示认可，以零不符合项的成绩通过了加方检查，迎检工作取得圆满成功。

3. 受总局食品局委托，河北局与美国食药局（FDA）驻华办公室举行了输美农食产品检验检疫政策交流座谈活动

这是检验检疫部门首次举办与FDA驻华办公室的现场交流活动，河北局主动接洽FDA驻华办公室，了解座谈交流事宜，制定活动方案，积极组织辖区企业参与，检验检疫部门和企业共计80余人参加，确保了座谈会圆满完成。

4. 做好接待欧盟检查准备工作

为确保河北动物源性食品能够继续对欧盟出口，推进河北蛋制品进入欧盟市场，河北局组织专家收集翻译欧盟食品法律法规，整理了欧盟关于动物源食品的要求和欧盟对蛋及蛋制品农兽药及污染物的限量要求，对涉检企业进行了培训，帮助企业完善加工工艺和质量管理体系，使企业管理体系符合欧盟要求。

五　当前工作面临的形势和存在的问题

党和国家对食品安全高度重视，习近平总书记对确保舌尖上的安全提出了进一步的要求，保障进出口食品安全具有更为鲜明的新时代意义。在时代发展的宏观背景下、进出口食品安全事业的全盘规划里、区域发展的整体格局中，应准确把握事业发展所处坐标定位，积极适应新形势，主动应对新挑战。

（一）改革形势对进出口食品安全工作提出了新要求

我国经济发展进入了新时代，形成了全面开放新格局，进而对传统的进出口食品安全管理理念提出了新要求，对管理机制不能完全适应发展的状况提出了新需要。这个新时代，将是进出口食品安全管理的痛点凸显期，也是亮点催生期，迫切需要实现进出口食品安全治理体系、治理机制、治理能力和治理方式的现代化。

（二）国家发展战略对进出口食品安全工作提出了新要求

国家加速推进京津冀协同发展战略，高标准规划建设雄安新区，京张携手承办冬奥会，河北省正处在历史性窗口期和战略性机遇期。在省委省政府出台的《开展质量提升行动加强质量强省建设的实施意见》中，对推进食品农产品质量提升做出了具体部署，要求开展农产品品牌建设专项推进行动，完善进口食品安全治理体系，推进出口食品农产品质量安全示范区建设等；在深化"放管服"改革方面也提出了新要求，河北的发展对食品安全

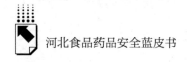

检验检疫监管工作有了新的期许，实现有为有位的着力点和切入点也在不断显现。

（三）强局建设对进出口食品安全工作提出了新要求

河北局沿海强局建设三年行动计划即将进入收官之年，要以瞄准一流、争创一流为目标，打好"国门安全、质量提升、存进开放、改革创新、基础建设"五大攻坚战，要求我们既要积极对标对表，确保各项部署要求有效落实，又要结合新时代建设要求，正视当前存在的问题：一是监管队伍思想认识还不统一，不能正确认识"改革创新"与"依法治检"的关系，认为改革要上路，法治就必须让路，给检验检疫工作带来违法违规风险；二是落实企业食品安全主体责任不到位，企业诚信建设不健全，与企业的信息沟通不对称；三是人员队伍建设离进出口食品安全监管需求尚有差距，存在部分监管人员素质不高、技术水平低的现象，影响了检验检疫把关能力；四是部分工作机制的改革可能伴随着风险，随着进出口食品现场查验率和实验室抽检率大幅度下调，一些客观原因导致的风险评估尚未全面到位，存在部分进出口食品质量安全风险有所增加的可能性。

六 2018年进出口食品安全监管工作整体思路

（一）开展提升活动，提升质量安全水平

首先，依托示范区联席会议制度，加强部门协作；筹划、召开全省出口示范区建设工作现场会，进一步推进河北省出口食品农产品质量安全示范区建设。

其次，以打造示范区内产品为主要原料的出口食品"三同"示范企业为抓手，加强出口食品源头管理，进一步提升出口食品质量安全水平。

再次，大力推进河北省出口食品农产品品牌建设，实施出口肠衣质量提升计划，加强出口肠衣企业监督管理，支持河北出口肠衣品牌创建活动，积

极参与行业协会高质量团体标准制定工作，提升河北出口食品农产品质量安全水平和国际竞争力，打好质量提升攻坚战。

最后，抓好责任落实工作。推动完善地方政府食品安全考核机制，强化出口食品的地方政府责任，以河北省食品安全联席会议机制，加强与食药、农业、商务等部门的沟通与协作，强化合作共治。

（二）加强风险防控，提升安全保障水平

第一，完善风险分析工作，及时更新风险分析报告，做到科学、精准判断风险，有效控制风险。根据检验检疫要求及标准调整情况，及时修订完善出口植物源性食品、出口中药材、进口水产品等产品检验检疫监管作业指导书。

第二，严格落实国家进出口食品安全抽样检验和风险监测计划，结合河北辖区实际，合理制订直属局抽检（省抽）计划。

第三，强化风险预警核查工作，进一步加强对风险预警信息的收集和传递，做好国外通报情况的相关调查工作。

第四，继续实施分支机构首次进出口食品检验检疫能力评估和企业首次进出口产品风险评估，防范进出口食品安工作风险。

第五，积极推进进口食品安全放心工程。加强进口食品化妆品进口商备案管理工作，推进备案进口商分类管理，落实食品进口和销售记录制度，督促进口商做好境外生产企业审核工作，进一步落实进口商"双随机"监管机制。

第六，积极开展督查。开展进口水产品、食用油和乳品等进出口食品专项业务督查，进一步规范检验检疫监管工作，保障进出口食品质量安全。开展出口食品原料备案种植、养殖场现场审核和监督检查"双随机"检查工作督查，规范出口食品原料种植、养殖场备案监管工作，提升出口食品安全治理水平。

（三）加强能力建设，提升履职水平

第一，根据质检总局进出口食品管理办法等法规修订情况，修订完善河

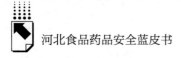

北局相关规范性文件。

第二，积极参加总局"繁星计划"、"进出口食品安全讲堂"活动和总局要求的专项培训，提升检验检疫监管人员执法能力。

第三，开展河北局进出口食品专题培训、进口食品检验检疫对标培训和进口水产品检验检疫监管工作手册以及出口食品通报核查等网络培训，进一步规范进出口食品检验检疫监管工作。

第四，参与制订进出口水产品口岸检疫专项监测计划，完善进出口水产品口岸检疫体系建设。

第五，完善进出口食品安全监管协作组建设和运行机制，充分发挥协作组的技术支撑作用。发挥好全国进出口干坚果安全协作组组长单位作用，主动完成总局交办的各项工作。

（四）围绕开放格局，服务地方经济发展

第一，发挥职能优势，指导进口肉类、冰鲜水产品指定口岸建设，服务扩大对外开放和区域经济发展。

第二，发挥技术优势，采取"一企一策"、"一品一策"、"一地一策"方式精准指导，助力出口食品生产企业提升管理水平和扩大出口，积极参与精准扶贫工作。

第三，深入开展进出口食品京津冀一体化工作，积极跟进雄安新区规划建设中的进出口食品安全工作。

第四，按照2020年北京冬奥会和冬残奥会组委会的有关要求，根据职能分工，做好前期筹备的服务保障工作。

专 题 篇

Special Reports

B.10
我国食用淀粉生产消费市场调查

尹华涛　王绍清　吴燕涛*

摘　要： 食品淀粉工业是全球最古老的工业之一，我国食用淀粉行业
总体消费量较大。随着我国食用淀粉生产和消费量的逐年增
加，个别生产企业为谋取暴利的掺假行为严重威胁淀粉类食
品的质量安全。运用扫描电镜对不同种类淀粉之间的掺假行
为进行鉴别的方法的开发，将弥补国家标准检验方法的缺
陷，为打击市场上用廉价淀粉向高价淀粉掺假行为提供技术
支持。

关键词： 食用淀粉　掺假行为　扫描电镜

---

* 尹华涛，国家食品质量安全监督检验中心高级工程师；王绍清，国家食品质量安全监督检验
中心高级工程师、博士后；吴燕涛，国家食品质量安全监督检验中心高级工程师、博士。

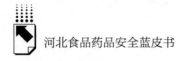

食品淀粉工业是全球最古老的工业之一，最初的工业化生产大约在1830年。由于淀粉工业既是基础工业，又是食品工业，所以一个多世纪以来发展迅速。世界淀粉的年产量在20世纪70年代中期为700多万吨，到80年代中期已有1800多万吨，90年代初期达到2000万吨，目前已超过4600万吨，其发展速度令人瞩目。

2017年淀粉产量创新高，同比增幅15.4%。玉米淀粉2595万吨，占95.4%，同比增长14.9%；马铃薯淀粉53.7万吨，占2.0%，同比增长58.8%；木薯淀粉32.9万吨，占1.2%，同比减少9.8%；甘薯淀粉26.3万吨，占1.0%，同比增长31.4%；小麦淀粉12.1万吨，占0.4%，同比增长61.0%。玉米淀粉产量在上年恢复性增长的基础上再次明显提高，达到2595万吨的历史新高，比2016年大幅增加336万吨，增幅15%。2017年淀粉需求量约2550万吨，同比大幅增加13.3%。

一　食用淀粉行业状况

（一）食用淀粉定义及用途

1. 淀粉的定义

淀粉是植物经光合作用形成的一种碳水化合物，是由单一类型的糖单元组成的多糖，依靠植物体天然合成，大量存在于植物的种子、块茎及根中。

2. 原淀粉的定义

不经过任何化学方法处理，也不改变淀粉内在的物理和化学特性而生产的各类淀粉被称为原淀粉。

3. 食用淀粉的定义

食用淀粉主要是指以谷类、薯类、豆类或以谷类、豆类、薯类食用面粉为原料，经清洗、磨碎、分离、和浆、干燥、成型等工序加工制成的淀粉，是可以食用的一种淀粉。

4.用途

原淀粉可作为各种浆料、添加剂、施胶剂、填充剂、粘胶剂等，也可作为各种变性淀粉、淀粉糖以及淀粉衍生物的原料。

食用淀粉的用途广泛，可以用于制作挂面、方便面、面包、香肠、饮料、复合调味料、粉丝、粉条、冰激凌等食品，也可以作为食品的发酵原料、膨化剂、增稠剂、填充剂等使用。

在本调查报告中，仅针对食用淀粉的生产和消费开展相应的调研及分析。

（二）食用淀粉的分类

参照原淀粉的分类，食用淀粉可根据其原料分为四大类：谷类淀粉、薯类淀粉、豆类淀粉和其他类淀粉等。

1. 谷类淀粉

谷类淀粉是指用大米、玉米、高粱、小麦等粮食原料加工成的可食用淀粉。一般分为大米淀粉、玉米淀粉、高粱淀粉、麦淀粉等。其中麦淀粉中较为常见的是小麦淀粉和荞麦淀粉等。

2. 薯类淀粉

薯类淀粉是指以木薯、红薯、马铃薯、豆薯、竹芋、山药、芭蕉芋等薯类为原料加工成的淀粉。其中较为常见的是木薯淀粉、红薯淀粉（又称甘薯淀粉）、马铃薯淀粉、山药淀粉等。

3. 豆类淀粉

豆类淀粉是指以绿豆、蚕豆、豌豆、豇豆、混合豆等豆类为原料加工成的淀粉。其中较为常见的是绿豆淀粉、蚕豆淀粉、豌豆淀粉等。

4. 其他类淀粉

其他类淀粉是指菱淀粉、莲藕淀粉（又称藕淀粉或藕粉）、荸荠淀粉、橡子淀粉、百合淀粉、葛根淀粉、蕨根淀粉、西米淀粉和何首乌淀粉等。

（三）常见的八种食用淀粉及其特点

食用淀粉的种类繁多，目前市场上较为常见的主要有马铃薯淀粉、红薯

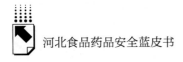

淀粉、木薯淀粉、玉米淀粉、小麦淀粉、大米淀粉、绿豆淀粉、莲藕淀粉等。

1. 马铃薯淀粉

马铃薯淀粉是目前较为常用的一种食用淀粉，是将马铃薯磨碎后，揉洗、沉淀制成的。其特点是黏性足，质地细腻，色洁白，光泽优于绿豆淀粉，但吸水性差。

2. 红薯淀粉

红薯淀粉的特点是吸水能力强，但黏性较差，无光泽，色暗红带黑，由鲜薯磨碎、揉洗、沉淀而成。

3. 木薯淀粉

木薯淀粉是由木薯经粉碎、提取、过滤、浓缩精制、脱水干燥而成。其特点是色白，无味道，无余味，较适用于需精调气味的产品。

4. 玉米淀粉

玉米淀粉的特点是色泽浅黄，质地细腻、无颗粒，味稍甜，由玉米经磨浆、水洗、浸泡、分离、沉淀而成。

5. 小麦淀粉

小麦淀粉是麦麸洗面筋后沉淀而成或用面粉制成。其特点是色白，但光泽较差，质量不如马铃薯粉，遇水后容易沉淀。

6. 大米淀粉

大米淀粉是由大米经浸渍、磨浆、离心分离、精制干燥而成。其特点是白度高，颗粒小，分散度好，吸水快，质地细腻，风味柔和。

7. 绿豆淀粉

绿豆淀粉是由绿豆用水浸涨磨碎后沉淀而成。其特点是黏性足，吸水性小，色洁白而有光泽，被誉为"淀粉之王"。

8. 莲藕淀粉

莲藕淀粉是由莲藕经粉碎、过滤、除沙净化、浓缩精制、脱水干燥而成。其特点是与空气接触后极易被氧化，使莲藕淀粉的颜色由白而转微红，具有独特的浓郁清香气味，粉质细腻滑爽。

（四）我国食用淀粉总体消费情况

我国食用淀粉行业总体消费量较大，尤其是玉米淀粉消费量已经超过了千万吨，个别品种的消费量较小，但其中仍有部分品种国内市场供不应求，需要从国外大量进口。2017 年，中国淀粉工业协会统计淀粉产量为 2720 万吨，创历史新高，同比增幅 15.4%。玉米淀粉产量在上年恢复性增长的基础上再次明显提高，达到 2595 万吨的历史新高，比 2016 年大幅增加 336 万吨，增幅为 15%。

1. 玉米淀粉

由于玉米淀粉可以加工生产的产品种类很多，所以市场容量很大，发展前景极为广阔。今后随着玉米深加工产业的快速发展，我国对玉米淀粉的需求量将呈快速上升趋势。目前，全国玉米淀粉总需求量在 600 万吨左右，中国玉米淀粉的年产能达到 85 万吨，产量占整体市场份额的 13%，玉米淀粉加工产业还有较大的发展空间。2017 年玉米淀粉产量达到 2595 万吨的历史最高水平。

以玉米淀粉为原料可进一步加工生产淀粉糖、变性淀粉、味精、有机酸及化工醇等产品。生产淀粉糖是玉米淀粉最主要的消费去向，2017 年约占玉米淀粉消费总量的 58%，其后依次是造纸（约占 9%）、食品加工（约占 7%）、啤酒（约占 6%），变性淀粉、医药和化工各占 5% 左右。近年造纸行业对玉米淀粉需求明显增长，2016 年、2017 年年均消费增量都超过 100 万吨。

2. 马铃薯淀粉

2017 年马铃薯产量增幅较大，中国淀粉工业协会统计的 138 家企业的合计产量为 53.7 万吨，增长 36%。2017 年黑龙江、宁夏、甘肃和内蒙古马铃薯淀粉产量分别为 12.80 万吨、9.65 万吨、9.12 万吨和 8.13 万吨，分别占全国总产量的 23.83%、17.97%、16.98% 和 15.14%，上述 4 省的马铃薯淀粉合计产量达到 40 万吨，占全国的 74%。

马铃薯淀粉行业企业集中度较低。根据中国淀粉工业协会入统企业的统

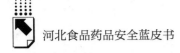

计，2017 年马铃薯淀粉产量超过 1 万吨的企业有 11 家，产量合计为 19.3 万吨，占总产量的 35.9%。

马铃薯淀粉主要用于食品领域。我国马铃薯淀粉主要应用于食品行业，消费占比超过 90%。

3. 红薯淀粉

目前，国内市场随着淀粉用途的不断拓展，红薯淀粉的用途越来越广泛，用量也越来越大，这使得红薯淀粉生产的前景越来越广阔。由于红薯种植面积大、产量高、资源丰富，可就地取材，能够创造可观的经济效益和社会效益，因此发展前景良好。

根据中国淀粉工业协会统计 14 家企业的数据，2017 年红薯淀粉产量为 26.30 万吨，比 2016 年统计的 12 家企业的合计产量增加 6.28 万吨。红薯淀粉加工企业主要分布在北方及长江中下游薯区，其中位于山东、河南两省的企业红薯淀粉产量占此次统计总产量的 85% 左右。2017 年，山东和河南红薯淀粉产量分别为 17.08 万吨和 5.11 万吨，分别占总产量的 65% 和 19%。

4. 木薯淀粉

木薯淀粉具有非淀粉杂质含量低、糊化温度低、黏性高、糊液稳定透明、成膜性好、渗透性强等优良理化特性和加工特性，而且价格较低，因此具有良好的发展前景。但是由于木薯种植面积不断萎缩，国内原料供应不断减少，近年国内木薯淀粉产量持续下降。2011 年产量达到历史最高水平的 90 万吨，2012～2017 年逐年下降。2017 年木薯淀粉产量为 32.93 万吨，同比减少 10%。中国木薯淀粉主要集中在广西壮族自治区，2017 年广西木薯淀粉产量为 27.86 万吨，所占比重为 85%。2017 年木薯淀粉进口量为 233 万吨，比 2016 年增加 12%。

2017 年消费量为 250 万吨以上。虽然中国木薯淀粉产量日益萎缩，但是木薯淀粉进口量不断增加，需求量保持增长态势，2017 年超过 250 万吨。总体来看，我国木薯淀粉需求将继续保持低速增长态势。

5. 小麦淀粉

我国是小麦生产大国，小麦淀粉的用途极为广泛，不但可做粉条、粉皮，而且在医药、化工、造纸等领域用途也很广，特别是在方便面、化妆品行业用量最大，另外小麦淀粉具有生产成本低、利润高的优势，因此具有良好的市场前景。

6. 大米淀粉

由于大米淀粉及其衍生物是长线产品，因此具有市场前景好、投资少、产品附加值高等特点。21世纪是一个能源节约世纪、绿色环保世纪，很多非可再生资源已近枯竭，而大米作为可再生资源，其需求和应用前景广阔。随着世界经济的不断快速发展，大米淀粉的需求量将会越来越大。

7. 绿豆淀粉

从发展现状来看，完善和大力发展中国绿豆淀粉的呼声越来越高，中国绿豆淀粉正面临着大发展的历史机遇。中国的绿豆淀粉行业正处于发展的起步阶段。随着国家政策的逐步完善和人民生活水平的提高，绿豆淀粉行业将在未来的几年内有长足的发展，与绿豆淀粉产业相关的生产、加工、流通及消费将具有很大的市场发展空间。

8. 莲藕淀粉

随着人民生活水平的提高、科学技术的进步，人们对莲藕加工制品的需求量也越来越大。利用莲藕淀粉及采用生物技术生产的一系列淀粉衍生物，广泛应用于糖果、饮料、方便食品、造纸工业、医药、化妆品和农药等行业中，用途广，需求量大，市场前景好。

（五）我国食用淀粉行业存在的主要问题

随着我国食用淀粉行业的快速发展，一些问题也渐渐地暴露出来，主要有以下四点。

第一，低水平、小规模的企业重复建设，加工水平相对落后，管理不规范。

第二，技术创新不足，导致产业发展长期在较低水平徘徊。

第三，食用淀粉的掺杂掺假现象明显，产品质量问题严重，监管有待进一步加强。

第四，生产企业的自律性有待进一步强化。

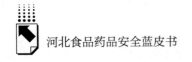

二　食用淀粉行业中存在的掺假现象

随着我国食用淀粉生产和消费量的逐年增加，食用淀粉的应用范围越来越广泛，附加值逐步提升，因此，掺假现象也越来越严重。《中华人民共和国食品安全法》第三十四条，"禁止生产经营下列食品、食品添加剂、食品相关产品：（六）腐败变质、油脂酸败、霉变生虫、污秽不洁、混有异物、掺假掺杂或者感官性状异常的食品、食品添加剂。"因此，以上掺假行为也属于食品质量安全监管范畴。

（一）食用淀粉的无机物掺假行为

个别淀粉生产企业通过向淀粉中掺入外观与淀粉相似的无机物，如白陶土、滑石粉、非食用色素等食品中禁用杂质谋取暴利。这些无机物，虽然外观上与淀粉相似，但在各项物理和化学性质上与淀粉差别很大，食用这种淀粉会对人的身体造成伤害。针对这类掺假现象，国家已经制定了相应的标准检验方法，如《食品中二氧化钛的测定》（GB/T21912－2008）、《食品中滑石粉的测定》（GB/T21913－2008），现已更新为食品安全国家标准《食品安全国家标准　食品中二氧化钛的测定》（GB5009.246－2016）、《食品安全国家标准　食品中滑石粉的测定》（GB5009.269－2016）等。

以上国家标准的实施，为开展全国或地方淀粉专项抽查提供了技术支持，也对以上淀粉掺假行为的打击奠定了基础。因此近年来，这种恶劣的、直接危害消费者身心健康的掺假行为，在国内淀粉市场上正逐渐减少。

（二）不同种类食用淀粉之间的掺假行为

据初步调查表明，我国目前食用淀粉的生产、销售、使用等环节除存在不同程度的上述掺假行为外，还存在不同种类淀粉之间的掺假现象。由于不同种类的食用淀粉在原料供需、制备工艺、市场供需方面的差异，造成不同种类的淀粉价格高低不等，如绿豆淀粉与玉米淀粉，市场价差十倍左右，即使广泛应用的马铃薯淀粉的价格也是玉米淀粉的两倍。一些不法厂家在高价食用淀粉中掺入其他价格低廉的淀粉，比如马铃薯淀粉中掺入玉米淀粉从而赚取差价。虽然这种掺假行为不会对消费者的身体健康造成伤害，但这种欺骗行为，损害了消费者的消费权益，并且对其他守法生产者也造成不可挽回的经济损失，扰乱了国内淀粉市场。同时，这种掺假行为对国产淀粉的国际声誉也是一个严重的威胁。

由于这类掺假行为不会危害消费者身体健康，所以容易被消费者和食品质量安全监管机构忽视。由于同为淀粉，这种掺假淀粉在宏观上迷惑消费者和质检工作者，而不同种类的淀粉的各项物化性质很接近，因此不足以作为掺假的判别依据。到目前为止，还没有针对不同种类淀粉的国家标准检验方法，这给食用淀粉市场的监管带来困难，为不法商贩带来可乘之机。因此，引入高科技手段，如扫描电镜研究不同种类食用淀粉的鉴别方法势在必行。

三　食用淀粉掺假鉴定技术研究

国家食品质量安全监督检验中心充分运用扫描电镜高分辨、高放大倍率、景深大、立体感强等特点，开发了依据常见可食用淀粉颗粒的超微形貌特征鉴别食用淀粉种类的检验方法。根据不同种类的淀粉颗粒之间在超微形貌上的明显差异，不同种类淀粉之间的掺假现象在扫描电镜下昭然若揭。运用扫描电镜对不同种类淀粉之间掺假行为进行鉴别的方法的开发，将弥补国家标准检验方法的缺陷，为打击市场上用廉价淀粉向高价淀粉掺假行为提供技术支持。

（一）材料与方法

1. 材料与试剂

所用淀粉为本实验室从可食用原料中自行提取；所用原料除荞麦、豌豆和高粱外，均购于北京农贸市场；荞麦、豌豆和高粱原料来自国家粮食局科学研究院。

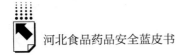
实验中所用化学试剂均为分析纯，来自北京化工试剂公司。

2. 仪器与设备

S-3400N 型扫描电子显微镜（日本日立高新技术有限公司）、E-1045 型离子溅射仪（日本日立高新技术有限公司）、GZX-9140MBE 鼓风干燥箱（上海博迅实业有限公司医疗设备厂）。

3. 方法

（1）淀粉提取

称取 50g 原料，经去离子水洗涤干净后，于 100mL 的 1g/100mL 亚硫酸氢钠溶液中浸泡过夜。样品粉碎后，浆液过 100 目标准筛，筛下的淀粉悬浊液经 4000r/min 离心 20min，分离得淀粉沉淀。所得淀粉沉淀用超纯水反复洗涤、离心 3 次后，分散于 0.2g/100mL 的氢氧化钠溶液中放置 3~5h。在同样离心条件下分离出淀粉，并用去离子水反复清洗、离心 3 次，最后所得沉淀再分散于去离子水中，静置沉降，倒掉上清液后，除去上面有颜色部分，将剩余的淀粉置于烘箱中，40℃下烘干过夜。

（2）扫描电镜观察

称取 5mg 淀粉样品于 1mL 50% 乙醇溶液中，超声匀化成淀粉悬浊液。将洁净的铝箔片黏附在样品台上，将上述淀粉悬浊液滴于洁净铝箔片上，在红外灯下烘干液体后，置于 E-1045 型离子溅射仪的样品舱中，在 15mA 的电流下喷金 90s。样品取出后，装入 S-3400N 扫描电镜观察室进行观察。

（二）结果与分析

1. 常见可食用淀粉颗粒超微形貌观察

与普通光学显微镜相比，扫描电子显微镜（扫描电镜，SEM）具有更高的放大倍率和分辨率。肉眼难以辨别的不同种类的淀粉颗粒在扫描电镜下不仅可以分辨，而且不同种类的淀粉在颗粒超微形貌上的差别也清晰可鉴。为了清晰展示每一种淀粉颗粒在超微形貌上的特征，图 1 中针对每种淀粉颗粒，给出了不同放大倍数下扫描电镜照片，同时也给出了每种淀粉颗粒的典型形貌特写。

表1总结了考察的所有种类淀粉颗粒的超微形貌特征。同时为给质量监管做参考，对所列淀粉颗粒种类按照超微形貌或结构的特征进行了分类。

表1　考察的可食用淀粉颗粒超微形貌分类和超微形貌特征总结

单位：μm

淀粉种类	电镜照片	淀粉颗粒超微形貌特征	尺寸
块茎形			
马铃薯	图1A、a	颗粒表面光滑，大的典型颗粒形似马铃薯块茎，无固定形状，小的近似卵形，未成熟的小颗粒呈球形	长轴：15~75；短轴：10~50
棒形			
莲藕	图1B、b	典型颗粒呈棒形，形似藕节，一端有瘤状突起，像藕节断面的孔被一层膜盖住的样子，颗粒的另一端和侧面都比较光滑；部分稍小颗粒（未成熟）呈矮锥形，锥顶和锥面光滑，底面呈瘤状突起；还有部分形貌与红薯和木薯淀粉相似的极小淀粉颗粒	长轴：20~50；短轴：10~30
球形			
红薯	图1C、c	包括3种典型形貌的淀粉颗粒：1）半球体颗粒，圆形底面中心凹陷，部分颗粒的球面略陡，形似椎体。2）大半个球体颗粒，少数底面为中心凹陷的圆形，多数底面为多面体锥形或梯形，每个多边形面的中心稍有凹陷。3）颗粒小于半个球体，形似球体碎块，一面为球面，其他面为多面体锥形或梯形，每个多边形面的中心稍有凹陷	5~30
木薯	图1D、c	与红薯淀粉颗粒的形貌特征类似	5~27
小麦B型	图1E、e	大部分颗粒呈较小的圆球形	2~3
扁平形			
小麦A型	图1E、e	颗粒形似铁饼，呈扁平状，赤道线上有凹槽，也有研究者发现凹槽上有细孔通向颗粒中心	扁平面：22~36；厚度：5~15
山药	图1F、f	颗粒呈扁平状，扁平盘形状不规则，多近似多边形，少数近似三角形。赤道线上有凹槽，其余表面较圆滑	扁平面：5~25；厚度：3~5
莲子	图1G、g	颗粒呈扁平状，扁平盘形状多不规则，有的近似多边形，有的近似三角形。赤道线上有细凹槽结构，其余表面圆滑	扁平面：5~20；厚度：3~5
荸荠	图1H、h	颗粒呈扁平状，大颗粒形状与山药淀粉颗粒形貌类似，但部分小颗粒形似葵花籽，呈水滴状	扁平面：5~30；厚度：3~5

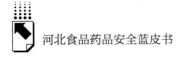
续表

淀粉种类	电镜照片	淀粉颗粒超微形貌特征	尺寸
复粒结构			
燕麦	图1I、i	未成熟的燕麦淀粉颗粒的复粒呈球形或卵形,成熟的燕麦颗粒没有固定形态。表面光滑,但凹凸不平,像鼓起的大小不一的包。但燕麦复粒极容易分裂破碎,形成大小不一的具有尖锐棱角的多面体形小颗粒,此即燕麦颗粒的二级结构。多面体形二级小颗粒的一面是复粒结构平滑的表面,其余各面为断裂性多边形平面	1～5
棱角圆滑的多面体形			
玉米	图1J、j	典型颗粒呈多面体形,棱角圆滑,部分未成熟颗粒呈球形颗粒的表面稍有凹凸不平,有小坑和通向颗粒中心的细孔	5～20
糯玉米	图1K、k	典型颗粒形貌与玉米的相似,但棱角更加圆滑,许多颗粒甚至看不出棱角,而且表面更加凹凸不平,疙疙瘩瘩	5～15
高粱	图1L、l	典型颗粒形貌与玉米的类似,棱角较圆滑,且颗粒表面上的细孔更加明显。部分颗粒沿棱角分布着许多凹陷小坑	10～30
糯高粱	图1M、m	典型颗粒形貌与高粱的类似,只是颗粒表面更加凹凸不平,疙疙瘩瘩。颗粒表面有膜,膜下分布着致密且大小不一细孔	10～30
甜荞麦	图1N、n	部分典型颗粒棱角圆滑,部分典型颗粒棱角清晰,还有部分小颗粒近似球形。颗粒表面有疏散的细孔分布	2～10
苦荞麦	图1O、o	典型颗粒形貌与甜荞麦的相似,但棱角更加圆滑,颗粒表面也有疏散细孔分布	5～20
棱角尖锐的多面体形			
大米	图1P、p	典型颗粒形貌呈多面体形,棱角异常尖锐突出。部分颗粒有一个多边形面稍平滑,其余各面都是比较平整的多边形平面。部分颗粒表面稍有凹陷,且分布着疏散的细孔	3～8
糯米	图1Q、q	典型颗粒形貌与大米的类似,只是颗粒的多边形平面中心都有明显凹陷	3～8
紫米	图1R、r	典型颗粒形貌特征与大米的类似	3～8
芋头	图1S、s	典型颗粒具有明显的多面体形形貌特征,棱角稍钝,平面的中心也有较深凹陷,呈干瘪状	1～4
肾形或卵形			
绿豆	图1T、t	典型颗粒呈肾形,部分小颗粒呈卵形,颗粒表面光滑,在垂直于颗粒长轴方向的一侧有折痕结构,或在颗粒腰部或偏向一端。小颗粒呈卵形,一侧有凹槽状结构。沿垂直折痕的平面方向,颗粒形态略扁	10～27
大白豆	图1U、u	典型颗粒形貌与绿豆淀粉的基本相似,但尺寸稍大,并且沿垂直于折痕的平面方向,颗粒形态更扁	10～50
红豆	图1V、v	典型颗粒形貌与绿豆的相似,形态略胖,更加接近于卵形。还有部分颗粒形态不规则,有多道折痕	27～45

淀粉种类	电镜照片	淀粉颗粒超微形貌特征	尺寸
花芸豆	图1W、w	典型颗粒形貌呈肾形特征,腰部折痕较舒展。部分颗粒的纵向侧面有赤道凹槽结构	10~50
绿豌豆	图1X、x	典型颗粒基本形貌呈卵形,多数折痕更加舒展,形似充分发酵的面包烤熟后张开的裂纹。颗粒表面横向有多道裂纹,部分延伸相交,将颗粒表面分成多个凸起包,凸起表面仍较光滑	5~35
蚕豆	图1Y、y	典型颗粒形貌与豌豆的相似,只是颗粒表面裂纹更加明显。因裂纹较多,颗粒表面疙疙瘩瘩,极不平整;局部颗粒凸起表面粗糙,像石灰脱落的墙面	10~29

2. 淀粉颗粒超微形貌特征分析

如上所述,不同植物来源的淀粉颗粒,在颗粒大小和超微形貌上,有着不同的特征。从颗粒形态上看,有球形、半球形、椭球形、棒形、肾形和多面体形等。从颗粒大小来看,小的只有几微米,大的有 100 微米。从颗粒结构来看,有单粒的、有复粒的,但综合分析本项目中考察的所有淀粉颗粒的超微形貌特征,可以发现以下规律。

(1) 淀粉颗粒与淀粉来源,如植物的根茎或种子等,在形貌上的相似性。

在我们所考察的淀粉中,马铃薯淀粉与马铃薯块茎相似,棒状的莲藕淀粉与藕节相似,多数豆类淀粉,如绿豆、红豆、花芸豆和大白豆、绿豌豆和蚕豆等都与相应的种子形貌相似等。这与 Jane 等的研究结果一致。目前,研究者正试图从淀粉颗粒的生物合成途径上研究这种自然界中的微观子体与宏观母体在形貌上的一致性。研究证明淀粉颗粒的超微形貌是由植物生理学和叶绿体及淀粉质粒的生物化学过程决定的。

(2) 相近科属的淀粉种类之间,在淀粉颗粒的超微形貌上具有相似性。

最典型的例子就是豆类淀粉、米类淀粉及谷物类的玉米与糯玉米淀粉、高粱与糯高粱淀粉及甜荞麦与苦荞麦淀粉等。绿豆、红豆、花芸豆、大白豆、绿豌豆和蚕豆的淀粉颗粒的基本形状都像肾形,与其种子形貌相似。蚕豆淀粉颗粒表面裂纹较多,与凹凸不平的蚕豆颗粒表面很像。玉米与糯玉米、高粱与糯高粱及苦荞麦与甜荞麦的淀粉颗粒都属于棱角圆滑的多面体颗粒，每个多边形面都凹凸不平，并且表面有细孔，相应糯性种类的淀粉颗粒的棱角更加圆滑，颗粒表面更加凹凸不平。这可能是糯性种类支链淀粉含量高的原因。米类淀粉，如大米、糯米、紫米等淀粉颗粒都具有棱角尖锐的多面体形，颗粒尺寸极小，只有几微米。这与其米类淀粉中的直链淀粉含量高有关。

（3）未成熟的淀粉颗粒多呈球形或不完全球形。

如以上观察，未成熟马铃薯淀粉颗粒、B 型小麦淀粉颗粒及小的豆类淀粉颗粒和藕粉中的小颗粒等都呈球形或不完全球形。这可能与淀粉颗粒在生物合成初期，在物理结晶结构上主要以支链淀粉构成的无定形结构为主有关。

（4）不同种类的淀粉颗粒之间的差异性。

部分种类的淀粉颗粒在超微形貌上具有独有的特征。如马铃薯块茎状的马铃薯淀粉、棒形的莲藕淀粉、铁饼形的 A 型小麦淀粉等。根据这些淀粉颗粒的独特超微形貌特征，可以通过扫描电镜进行确切的淀粉种类鉴定。同科属的不同种类淀粉颗粒之间，多具有部分相似的超微形貌特征，但不同科属的淀粉颗粒之间，在超微形貌上却具有明显的差异，分别呈肾形、棱角尖锐多面体形、棱角圆滑的多面体形和不规则球体碎块状等。据此可以判定所检验淀粉种类的科属类别。对于来源于同一科属的形貌相似的不同种类淀粉颗粒，仔细观察和比较，也可以找出它们的差别。如红薯淀粉与木薯淀粉颗粒，从超微形貌上看，二者都具有半球形、大半球形、球形碎块样的颗粒和非球面表面中心凹陷的特征。但在红薯类淀粉中，半球形的淀粉颗粒的数量相对多一些，而木薯淀粉中，底面是多梯形侧面组成的梯形凸起的大半个球形状颗粒的数量相对多一些。不同种类的豆类淀粉颗粒都具有肾形的基本形状，但不同种类的淀粉颗粒却具有不同特征，如蚕豆和豌豆淀粉颗粒就具有不同于其他豆类淀粉颗粒的多道折痕（裂纹）特征，而且多道裂纹将淀粉颗粒表面分成多个凸包。豌豆淀粉颗粒的凸包表面光滑，蚕豆淀粉颗粒的凸包表面却凹凸不平，像石灰脱落的墙面（见图 1）。

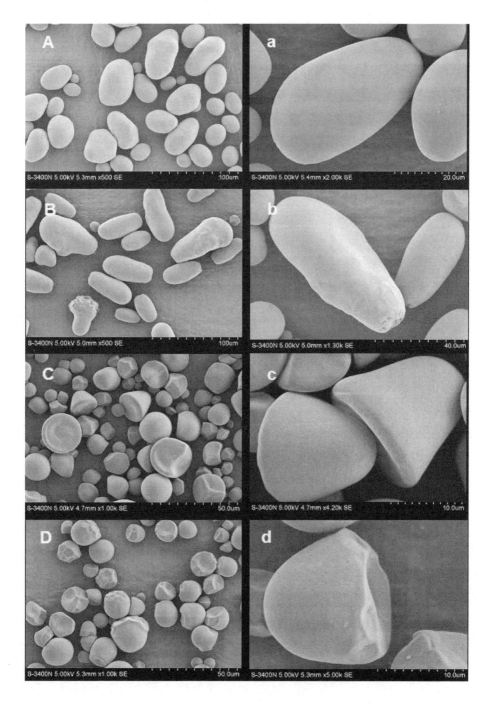

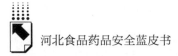
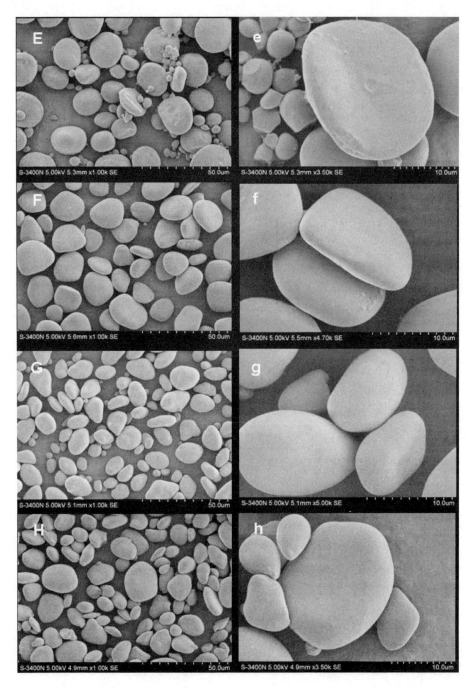

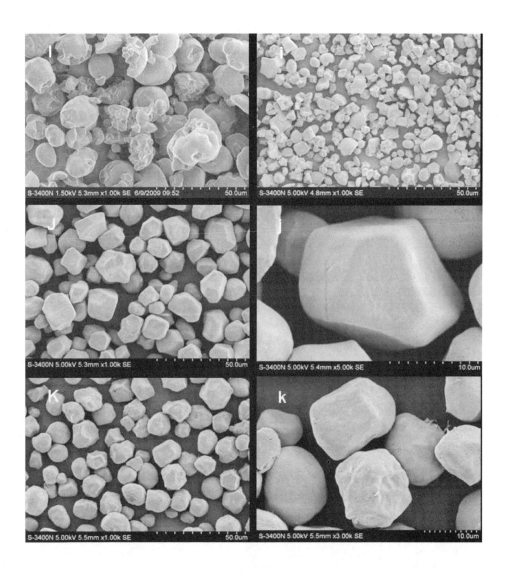

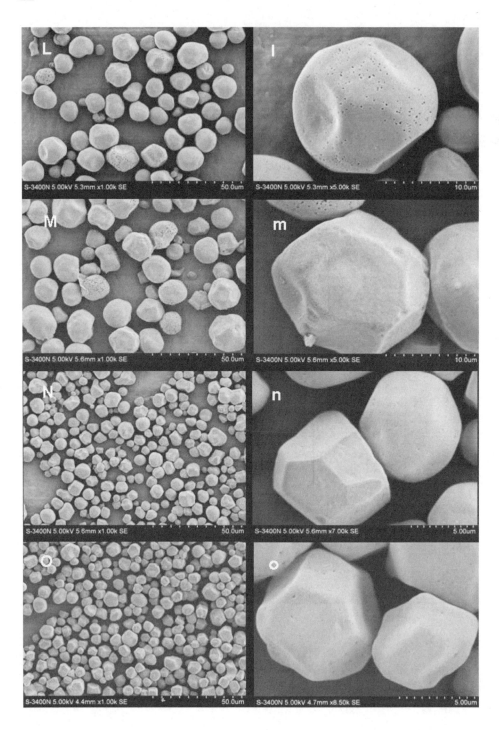

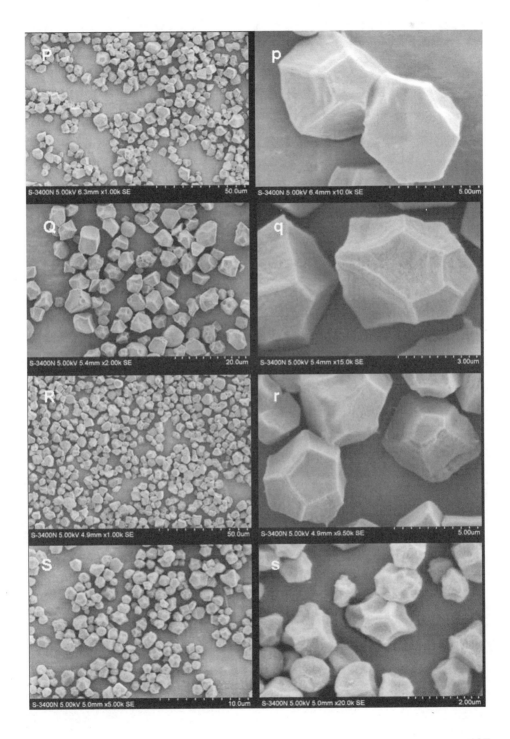

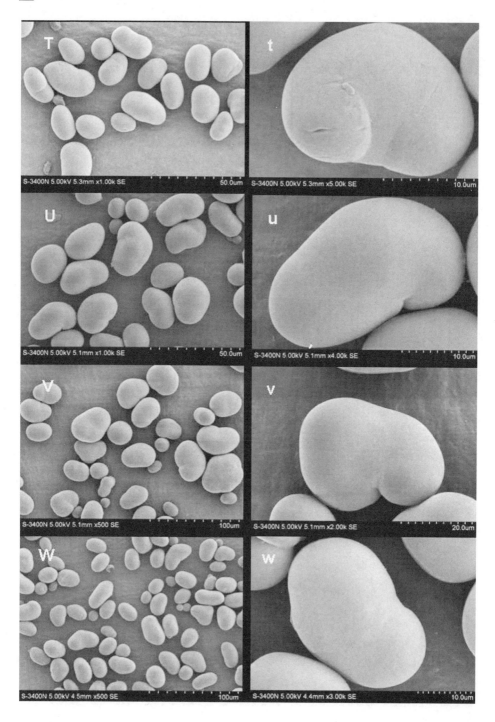

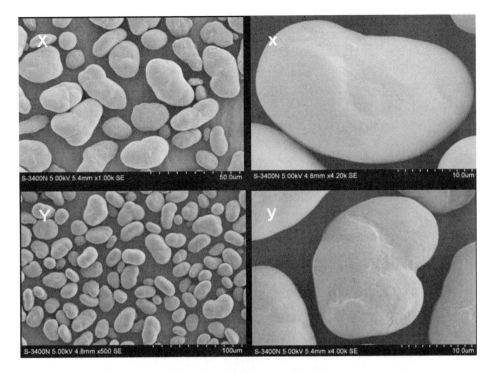

图1 淀粉颗粒的扫描电镜照片

注：A. 马铃薯；a. 马铃薯；B. 莲藕；b. 莲藕；C. 红薯；c. 红薯；D. 木薯；d. 木薯；E. 小麦；e. 小麦；F. 山药；f. 山药；G. 莲子；g. 莲子；H. 荸荠；h. 荸荠；I. 燕麦；i. 燕麦；J. 玉米；j. 玉米；K. 糯玉米；k. 糯玉米；L. 高粱；l. 高粱；M. 糯高粱；m. 糯高粱；N. 甜荞麦；n. 甜荞麦；O. 苦荞麦；o. 苦荞麦；P. 大米；p. 大米；Q. 糯米；q. 糯米；R. 紫米；r. 紫米；S. 芋头；s. 芋头；T. 绿豆；t. 绿豆；U. 大白豆；u. 大白豆；V. 红豆；v. 红豆；W. 花芸豆；w. 花芸豆；X. 豌豆；x. 豌豆；Y. 蚕豆；y. 蚕豆。

3. 结论

通过上述分析，鉴于淀粉颗粒与植物根茎或种子的形貌相似性、同科属淀粉颗粒形貌的类同特征、不同科属淀粉颗粒之间的形貌差别及同属不同种类淀粉颗粒之间的形貌特征差别，可以通过扫描电镜成功鉴别不同种类的淀粉颗粒。

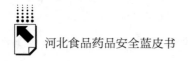

四 关于食用淀粉质量安全监管工作的建议

我国食用淀粉生产消费市场充分说明了我国食用淀粉市场具有相当大的潜力；同时，通过对食用淀粉行业中存在的掺假问题调查研究，发现在巨大的市场背后，存在着巨大的食用淀粉质量安全风险。因此，为了促进我国食用淀粉行业的健康发展，切实保障人民群众的健康安全和消费者权益，本调查报告就食用淀粉的质量安全监管工作提出如下建议，供有关部门参考。

（一）完善食用淀粉质量安全管理体系，实现质量安全监管环节的无缝链接

食用淀粉的质量安全问题贯穿其生产、加工、流通及消费各个环节。因此，应严格依据《中华人民共和国食品安全法》，以全程监管、风险管理为原则，加强各环节监管部门的沟通与合作，建立监管部门联动机制，完善监管措施，充分发挥政府行政管理部门的监督指导作用，不断加强监管力度。国务院各职能部门应加强对淀粉原料各环节的管理，提高淀粉原料的质量水平，对淀粉生产加工环节负责，严格执行生产许可、强制认证、注册备案和市场准入制度，防止掺假淀粉产品流入市场；加强对流通环节中淀粉商品的监管和抽查，发现掺假淀粉商品及时处置；及时开展对食用淀粉的质量和安全进行风险评估；各部门通力合作，从而实现食用淀粉质量安全监管工作的无缝链接。

对于食用淀粉质量安全管理体系来说，应积极探索对于食用淀粉质量安全监管机制的创新工作，包括：食用淀粉质量安全应急管理和处置机制创新；食用淀粉主要生产区域（五大产地）综合监管机制创新；管理、检测、执法共同联动的运行机制创新；食用淀粉打假社会化教育培训及监督机制创新；食用淀粉掺假投诉、举报及响应机制创新；食用淀粉质量安全监管考核机制。

（二）建立、健全我国食用淀粉质量安全标准，为质量安全监管工作提供法律依据

目前，我国现有的相关标准均是针对食用淀粉的卫生指标而制定的，并没有涉及不同种类食用淀粉的鉴别标准，这就给食用淀粉市场的监管工作带来了很大的困难。我国现有的有关食用淀粉的标准有《食用马铃薯淀粉》（GB/T8884 - 2017）、《食用玉米淀粉》（GB/T8885 - 2017）、《食用小麦淀粉》（GB/T8883 - 2017）、《木薯淀粉》（GB/T29343 - 2012）、《食品安全国家标准 食用淀粉》（GB31637 - 2016）。其中，理化指标及卫生指标所涉及的项目如表2所示。

表2 淀粉检验标准项目

项目名称	食用小麦淀粉	食用马铃薯淀粉	食用玉米淀粉	木薯淀粉
水分	√	√	√	√
酸度（干基）	√	—	√	—
灰分（干基）	√	√	√	√
蛋白质（干基）	√	√	√	√
斑点	√	√	√	√
脂肪（干基）	√	—	√	—
黏（粘）度	—	√	—	√
细度	√	√	√	√
电导率	—	√	—	√
白度	√	√	√	√
pH值	—	√	—	√
二氧化硫	√	√	√	√
铅（以Pb计）	√	√	√	√
菌落总数	√	√	√	√
大肠菌群	√	√	√	√
霉菌和酵母	√	√	√	√

以上标准中所采用的检验规则和方法为：《食品安全国家标准 食品中灰分的测定》（GB5009.4 - 2016）、《食品安全国家标准 食品中水分的测

定》（GB5009.3 - 2016）、《淀粉类制品卫生标准方法》（GB/T5009.53 -
2003）、《食品安全国家标准　食品中铅的测定》（GB5009.12 - 2017）、《淀
粉黏度测定》（GB/T22427.7 - 2008）、《淀粉斑点测定》（GB/T22427.4 -
2008）、《淀粉细度测定》（GB/T22427.5 - 2008）、《淀粉白度测定》（GB/
T22427.6 - 2008）、《淀粉及其衍生物二氧化硫含量的测定》（GB/T22427.13
- 2008）、《食品安全国家标准　食品微生物学检验　菌落总数测定》
（GB4789.2 - 2016）、《食品安全国家标准　食品微生物学检验　大肠菌群计
数》（GB4789.3 - 2016）、《食品安全国家标准　食品微生物学检验　霉菌
和酵母计数》（GB4789.15 - 2016）等。

　　当不法生产商在食用淀粉中添加白陶土、滑石粉、非食用色素等明显危
害消费者身体健康的非食用物质时，利用上述标准所提到的检测方法可以鉴
别。但是，当一些不法生产商在藕粉等高价淀粉中掺入玉米粉等廉价淀粉，
以假充真，以次充好，损害消费者权益，甚至出口国外影响中国企业形象
时，针对这类质量安全问题，我国尚无相关检测标准，严重阻碍和制约了对
食用淀粉质量安全的监管工作，使一些不法分子有机可乘。因此建立不同种
类食用淀粉的鉴别技术势在必行。随着现代科学仪器的快速发展，将各领域
中的先进技术、新方法引入食用淀粉检测中，比如扫描电子显微镜、同位素
比质谱等，制定检测标准方法将为食用淀粉质量监管提供可靠的技术支撑和
法律依据。

**（三）充分发挥现有食品质量安全检测机构的作用，实现食用淀
粉掺假鉴别专业化**

　　食品安全质量检测工作是产品质量监管体系的重要一环。目前，全国取
得计量认证和实验室认可资质的检测机构36000多家，而取得食品检验资质
的机构4000余家。这些实验室都基本具备了食品质量安全符合性检验的能
力。但是，对食用淀粉掺假鉴别等非常规性检验工作的能力有待进一步加
强。因此，充分利用现有以上食品质量检测机构的资源，加强对于掺假现象
鉴别的专业化能力建设，开展全国性的产地间食品质量安全检测机构的组织

协调工作，将对建立食用淀粉质量安全的监管网络起到积极的推进作用。

在日常生活中，消费者多凭借一些感官指标来评价淀粉的质量，效果往往不够理想。为了准确辨别食用淀粉的掺假问题，亟待建立简便、快速、准确的标准检测方法，实现对淀粉掺假现象的专业化鉴别。如：采用显微镜检测法、原子力显微镜法和扫描电镜法等，通过对淀粉颗粒的微观形貌观察，辨别其原料属性，从而判断食用淀粉中是否存在掺杂现象。其中，扫描电镜法因其具有样品前处理简单、分辨率高、操作方便等特点，在辨别淀粉掺杂实际工作中得到了很好的应用。因此，制定相关的标准检测方法，在质量监督部门配备扫描电子显微镜等先进的科学仪器，实施对淀粉掺假的专业化鉴别，必将有效地遏制不法分子的掺杂掺假、以次充好、以假充真的违法行为。

（四）积极开展关于食用淀粉质量安全的宣传、教育活动，实施食用淀粉质量安全专项整治行动

由于普通消费者对食用淀粉的认知和鉴别能力还不是很高，为不法分子的掺假行为提供了可乘之机，这就需要政府有关部门加强宣传和教育工作，可利用各种媒介向消费者宣传食用淀粉的相关知识，增强消费者的自我保护能力，调动广大群众共同参与对食用淀粉质量安全监管工作的积极性，积极举报不法生产商和使用掺假淀粉的食品制造商。政府有关部门应加强淀粉生产企业对《中华人民共和国食品安全法》的学习及品牌意识，加强对"企业是食品安全第一责任人"的教育工作，加强对食用淀粉质量安全相关政策和标准的宣贯，及时发布对问题产品的查处信息，定期公布抽检结果。通过以上宣传、教育活动，提高全社会的食用淀粉质量安全意识。

从 2006 年起，食用淀粉产品已纳入食品生产许可证管理范围。为了更加突出重视食用淀粉质量安全工作，各个环节和各级质量安全监管部门应密切配合，开展食用淀粉质量安全专项整治行动，尤其是针对风险程度较高的某些企业、作坊加大检查和执法力度。各地食品安全监管部门应以具有相关资质的专业检测机构提供的数据为依据，通过专项监督抽查整治行动，打击不法分子的掺杂造假行为，有效解决食用淀粉生产中的质量安全及假冒伪劣问题。

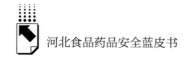

（五）构建食用淀粉质量安全综合信息平台，关注可溯源性和消费者的知情权

在可能的情况下，建议在主要产区建立食用淀粉质量安全信息平台，并相互连接。通过以上平台实施信息共享，来解决商品供应链上各企业间、企业和消费者之间信息的不对称问题，辅助政府有关部门加强信息交流和沟通，帮助消费者降低食品安全风险。

针对食用淀粉的特性，所建立的质量安全综合信息平台应具有以下特点。

第一，发布和响应速度快。面对淀粉质量安全信息的多样性和时效性，及时发布、采集、处理相关信息并反馈给生产、加工、流通等环节的企业及政府监管部门，使供应链上各节点企业、监管部门和消费者共享最新信息。

第二，主动性与协调性并举。为了加强食用淀粉质量安全，增强淀粉产品的可溯源性，供应链各节点企业应积极主动提供最新产品质量信息；企业间应建立共享信息、共担风险的合作和信任关系。例如：食用淀粉生产企业、供应商、超市应共同对保障淀粉质量形成共识，并建立良好合作关系。相关企业的产品质量信息都存储在信息系统里，便于供应链上的以上各企业随时查询，了解合作伙伴的生产、流通及经营情况。

第三，信息可追溯性强。一般来说，信息传递是单向的，即：生产者→加工者→流通者→消费者。为了使消费者能够更详细地了解产品各个环节的信息，实现可溯源，信息平台应可以实现信息追溯：消费者→流通信息→加工信息→生产信息，即在食用淀粉供应链中，应尽可能使信息流与物流保持同步，即从消费者的立场出发，可以查询所购买的淀粉产品批发商的交易信息、加工企业的加工信息、生产者的生产信息等。在构建食用淀粉质量安全信息平台时，所有淀粉产品的数据均应保存在信息系统的数据库内，便于实现淀粉产品的信息溯源，使消费者充分了解从生产到销售的所有信息，从而保障消费者的知情权。

"民以食为天，食以安为先"。食品是人类必需消费品，食品安全与广大人民群众的生命健康息息相关。食用淀粉在我国食品消费生活中占有重要的地位，食用淀粉质量安全问题不仅关系到广大人民群众的切身利益，而且关系到整个行业的健康发展乃至国家形象。习近平总书记强调，各级党委和政府及有关部门要全面做好食品安全工作，坚持最严谨的标准、最严格的监管、最严厉的处罚、最严肃的问责，增强食品安全监管统一性和专业性，切实提高食品安全监管水平和能力。要加强食品安全依法治理，加强基层基础工作，建设职业化检查员队伍，提高餐饮业质量安全水平，加强从"农田到餐桌"全过程食品安全工作，严防、严管、严控食品安全风险，保证广大人民群众吃得放心、安心。因此，面对我国食用淀粉行业存在的质量安全问题，建立科学、合理和可靠的食用淀粉质量安全监管体系，完善相关质量标准，建立准确、快速的淀粉质量检测方法，积极开展有关的宣传、教育活动，实施专项整治行动，构建综合信息平台，必将为规范我国食用淀粉行业秩序，营造公平竞争的市场环境，参与国际竞争保驾护航。

参考文献

JANE J, KASEMSUWAN T, LEAS S et al. Anthology of starch granule morphology by scanning electron microscopy. Starch, 1994, 46（4）：121 – 129.

JANE J. Current understanding on starch granule structures . The Japanese Society of Applied Glycoscience, 2006, 53：205 – 213.

SMITH AM, DENYER K, ZEEMAN SC, EDWARDS A, MARTIN C. The synthesis of the starch granule. Chapter 7 of Plant Carbohydrate Biochemistry, edited by BRYANT JA, BURRELL MM, KRUGER NJ. 1999, BIOS Scientific Publishers Ltd, Oxford.

VANDEPUTTE GE, DELCOUR JA. From sucrose to starch granule to starch physical behaviour：a focus on rice starch. Carbohydrate Polymer. 2004, 58：245 – 266.

李敬玲、贾敬鸢、刘敏 等：《多胞质玉米胚乳淀粉粒性状的扫描电镜观察》《遗传学报》1999 年第 3 期。

CHEN P, YU L, CHEN L, LI X. Morphology and Microstructure of maize starches with different amylase/amylopectin content. Starch. 2006, 58：611 – 615.

WANG L, WANG Y – J, PORTER R. Structures and physicochemical properties of six wild rice starches. Journal of Agricultural and Food Chemistry. 2002, 50: 2695 – 2699.

STODDARD F L. Genetics of starch granule size distribution in tetraploid and hexaploid wheats. Australian Journal of Agricultural Research. 2004, 54 (7): 637 – 648.

BECHTEL D B, ZAYAS I, KALEIKAU L et al. Size – distribution of wheat starch granules during endosperm development. Cereal Chemistry. 1990, 67 (1): 59 – 63.

CAMPBELL M R, LI J, BERKEEL T G, et al. Variation of starch granule size in tropical maize germplasm. Cereal Chemistry. 1996, 73 (5): 536 – 538.

TESTER RF, KARKALAS J, QI X. Starch – composition, fine structure and architecture . Journal of Cereal Science, 2004, 39: 151 – 165.

LEACH H W, SCHOCH T J. Structure of the starch granule II action of various amylases on granular starch . Cereal Chemistry, 1961, 38: 34 – 46.

洪雁、顾正彪：《淀粉及变性淀粉颗粒形貌结构的研究》，《食品与发酵工业》2006年第 7 期。

王化斌、刘钟栋：《谷物淀粉颗粒的组成及结构》，《学术交流论文集》。

张美霞、琚争艳、阚建全：《超微全藕粉与藕淀粉颗粒结构的比较研究》，《食品科学》2009 年第 7 期。

陈培荣、朱苏文、杜先锋：《高直链玉米淀粉颗粒的形貌与结构》，《高分子材料科学与工程》2009 年第 12 期。

种耕、李天真：《葛根淀粉颗粒性质研究》，《中国粮油学报》2004 年第 5 期。

张本山、刘培玲：《几种淀粉颗粒的结构与形貌特征》，《华南理工大学学报》（自然科学版）2005 年第 6 期。

汪明振、罗发兴、黄强等：《蜡质马铃薯淀粉的颗粒结构与性质研究》，《食品工业》2008 年第 1 期。

曾绍校、郑宝东、林鸳缘等：《莲子淀粉颗粒特性的研究》，《中国粮油学报》2009年第 8 期。

潘显玲、朱凤玲、张廷文：《浅谈淀粉掺假使杂的快速检测方法》，《山东食品发酵》2002 年第 3 期。

高凌云、张本山、陈翠兰：《西米淀粉颗粒结构与性质的研究》，《食品与发酵工业》2009 年第 6 期。

刘垚、高群玉：《小颗粒淀粉性质和应用综述》，《粮食与饲料工业》2007 年第 8 期。

朱帆、徐广文、姚历等：《小麦淀粉颗粒的微观结构研究》，《食品科学》2008 年第 5 期。

吴雪辉、何淑华、谢炜琴：《薏米淀粉的颗粒结构与性质研究》，《薏米淀粉的颗粒结构与性质研究》，《中国粮油学报》2004 年第 3 期。

徐忠、缪铭、刘明丽等：《玉米多孔淀粉颗粒结构及性质研究》，《食品科学》2006

年第 10 期。

罗舜菁、刘成美、黄丽：《真假百合粉的鉴别及掺假率测定方法的研究》，《食品科技》2009 年第 6 期。

周琳、刘晓萌、陈龙：《植物淀粉颗粒结构研究进展》，《种子》2009 年第 1 期。

周继成、赵思明：《变性淀粉的形貌与偏光特性研究》，《粮油与饲料工业》2008 年第 2 期。

刘培玲、张本山：《非晶颗粒态淀粉》，《中国粮油学报》2006 年第 2 期。

王良东：《两种小颗粒淀粉比较》，《粮油与油脂》2007 年第 6 期。

陈福泉、张本山：《喷雾干燥法制备非晶颗粒态玉米淀粉》，《生产与科研经验》2009 年第 9 期。

焦桂爱、唐绍清、罗炬、吴殿星：《水稻品种 Basmati370 和 koshihikari 抗性淀粉颗粒 Rs2 的研究》，《中国水稻科学》2009 年第 2 期。

张海艳：《甜玉米颖果的发育和淀粉粒的形态变化分析》，《植物生理学通讯》2009 年第 4 期。

胡永涛、刘钟栋、岑涛、孙鸿明：《小麦淀粉的白度与淀粉颗粒分布的关系研究》，《粮油加工》2007 年第 4 期。

田益华、张传辉、蔡剑、周岑、姜东、戴廷波、荆奇、曹卫星：《小麦籽 A – 型和 B – 型淀粉的理化特性》，《作物学报》2009 年第 9 期。

张传辉、姜东、戴廷波、荆奇、曹卫星：《小麦籽粒淀粉粒粒级分布特征及其与淀粉理化特性关系研究进展》，《麦类作物学报》2005 年第 6 期。

吴雪辉、何淑华、谢炜琴：《薏米淀粉的颗粒结构与性质研究》，《中国粮油学报》2004 年第 3 期。

徐忠、缪铭、刘明丽、张海华：《玉米多孔淀粉颗粒结构及性质的研究》，《食品科学》2006 年第 10 期。

庄海宁、张燕萍：《原子力显微镜在淀粉颗粒结构研究中的应用》，《中国食品添加剂》2006 年第 7 期。

罗舜菁、刘成海、黄丽、邹常春、钟寒燕：《真假百合粉的鉴别及掺假率测定方法的研究》，《食品科技》2009 年第 6 期。

秦志荣、许荣年、汪庆旗、郑林：《藕淀粉颗粒性质的研究及藕粉产品的鉴定》，《食品与发酵工业》2005 年第 1 期。

张海艳、黄树亭、高荣岐：《植物淀粉研究进展》，《中国粮油学报》2006 年第 1 期。

包劲松、徐律平、包志毅、傅俊杰：《淀粉特性与工业应用研究进展》，《浙江大学学报》2002 年第 2 期。

王领军、王立、姚惠源、赵刚：《大米淀粉的性质，生产及应用》，《粮食与饲料工业》2004 年第 11 期。

孟祥艳、赵国华:《山药淀粉的特征及应用研究》,《食品工业科技》2008 年第 1 期。

徐世美、张淑芬、杨锦宗:《两性淀粉的合成研究进展》,《日用化学工业》2002 年第 6 期。

康维民、肖念新:《甘薯淀粉掺假的快速检测研究》,《检测技术》2003 年第 1 期。

张娟、唐文凭、王正武、史贤明:《芭蕉芋淀粉和直链淀粉提取、分离、鉴定及含量测定》,《食品科学》2008 年第 9 期。

附件：

淀粉分类图

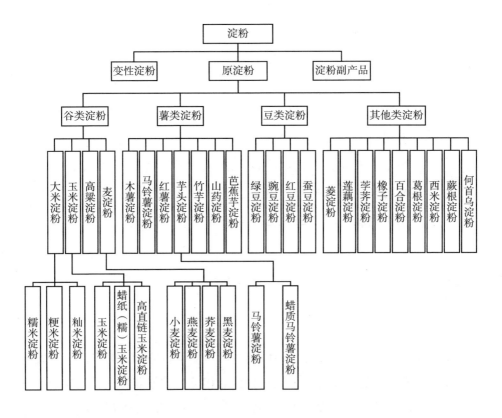

B.11

元素形态与食品安全

王岩　李强*

摘　要： 本文对食品中元素形态研究领域所取得的进展进行分析综述，内容主要包括铬、砷、硒、汞元素不同形态的物理化学性质，不同形态的元素在食品中的分布情况、毒性、相关法律法规要求以及相关的提取手段和检测方法，并结合本实验室相关实验数据和结论对检测方法进一步说明和验证，通过对全国范围内抽检数据的统计和分析做出相应的评价。

关键词： 元素形态　食品安全　检测数据

元素分析检测作为化学分析领域的基础检测项目应用最为广泛，随着检测手段和检测技术的不断升级、元素分析的相关研究不断深入，元素形态分析成为研究热点。元素形态分析就是研究相同元素不同元素价态或不同形态化合物及其不同物理化学性质的分析方法，研究广泛应用于食品、药品、纺织印染、环境和矿产等领域。食品安全检测方面，传统的元素分析侧重于元素总量的分析，而忽略了不同价态和不同形态元素对食品安全的巨大差别，本文对铬元素、硒元素、砷元素和汞元素的元素形态在食品安全中的影响及检测技术进行了说明。

---

* 王岩，河北省食品检验研究院，硕士，研究方向为食品及相关产品的检验技术；李强，河北省食品检验研究院，正高级工程师，研究方向为化学分析。

一　砷元素

（一）毒性危害及限量要求

砷广泛存在于自然界中，主要是以硫化物的形式存在。砷化物主要存在于饲料、药物、农药、木材防腐剂中等，砷制剂的滥用和高浓度残留，产生有毒有害的作用，矿业生产、金属冶炼、农业施肥等人类行为都会对农业土地造成砷重金属污染，砷污染会造成土壤有毒化和严重退化、农作物减产和质量下降。我国的有些地方土壤的砷污染情况并不乐观，存在许多砷及其他重金属超标等问题。植物中的砷主要是吸收土壤中的砷元素富集在植物体内，植物进入食物链最终到达人体，而动物制品中的砷一般是由饲料和兽药中砷的残留，通过消化吸收最终富集在动物制品中。砷的富集作用极大地威胁了人类的食品安全，成人最高安全摄入量为 $400\mu g/d$，人类食用被砷污染的食品会严重威胁人类生命健康。砷在人体内富集会对人的呼吸、生殖、造血、心肌和免疫系统等造成不同的损伤，长期持续摄入低剂量的砷化物，会引起慢性砷中毒。砷在人体内所有组织器官均有分布，其中血液中的蓄积量最高，之后是内脏和骨骼等组织器官。当在组织器官中蓄积到一定程度就会使机体发病，其主要表现为中枢神经系统失调、皮肤病、肝肾功能衰竭和细胞代谢紊乱等，通过影响细胞内 DNA 的复制和修复作用，导致 DNA 出现异常，产生癌细胞，特别是诱发肝癌、皮肤癌和膀胱癌。砷的毒害作用与机体功能蛋白结合也有关系，砷与含巯基的蛋白相结合，如与谷胱甘肽还原酶结合，能够抑制相关酶的活性和功能，导致组织和细胞内氧化压力的升高，造成组织破坏。机体排出物中无机砷和一甲基砷（MMA）含量及比例越高、二甲基砷（DMA）含量及比例越低砷的相关疾病风险越高，其含量及比例代表着机体对砷代谢情况，甲基化效率越低砷中毒的风险就越高。

砷的化合物存在多种形态，主要分为有机砷和无机砷，常见的有机砷有一甲基砷（momomethyl arsenic acid，MMA）、二甲基砷（dimethyl arsinic acid，DMA）、甜菜碱（arsenobetaine，AsB）、砷胆碱（arsenocholine，AsC）和一些较复杂的结合态砷如砷糖和砷脂等，无机砷有亚砷酸盐（arsenite，As（III））和砷酸盐（arsenate，As（V））等。形态不同的化合物具有不同的化学和物理性质、不同的可转移性以及不同的迁移转化规律。砷酸盐（As（V））主要存在于氧化条件下，亚砷酸盐（As（III））主要存在于还原条件下，亚砷酸盐（As（III））容易转化成砷酸盐（As（V）），在微生物的作用下通过甲基化产生一甲基砷（MMA）、二甲基砷（DMA）。不同的形态毒性也有很大差异，无机砷具有强致癌作用，其中亚砷酸盐（As（III））的毒性大约是砷酸盐（As（V））的60倍，而有机砷则毒性较低，其中甜菜碱（AsB）、砷胆碱（AsC）和砷糖被认为是无毒的。有一些研究报道称一甲基砷（MMA）、二甲基砷（DMA）的中间代谢产物可能会诱发DNA被氧化，毒性有可能与无机砷相当，甚至超过无机砷。国际癌症研究机构（International Agency for Research on Cancer，IARC）将无机砷列为I级致癌物质，一甲基砷（MMA）、二甲基砷（DMA）为潜在的致癌物质，而有些砷化合物具有一定的药用功效，能够消炎和治疗白血病等，如药物饲料添加剂中过去常用的洛克沙砷（ROX）、4-羟基苯砷酸（4-HPAA）和4-硝基苯砷酸（4-NPAA）等。因此，传统意义测定总砷忽略了不同形态的影响，不能正确评价产品安全性，具有一定局限性和片面性，研究测定不同形态的砷对产品安全具有十分重要的现实意义，目前我国食品中砷的限量要求如表1所示。

（二）砷元素检测技术及数据分析

砷元素的形态分析广泛应用于食品、药品、环境和矿物分析等科学领域。有报道称在三七粉中发现亚砷酸盐（As（III））、砷酸盐（As（V））、一甲基砷（MMA）和二甲基砷（DMA）四种形态砷，其他的砷化合物可能是砷胆碱（AsC）、甜菜碱（AsB）和三甲基砷氧（TMAO）。中药凤尾草的根茎叶中也存在亚砷酸盐（As（III））和砷酸盐（As（V））。顾敏等测定牛肉中砷制剂的残留，测定了牛肉中7种砷形态，分别为阿散酸（AsA）、砷胆

表1　食品中砷限量指标

单位：mg/kg

食品类别（名称）	限量（以 As 计）	
	总砷	无机砷[b]
谷物及其制品		
谷物（稻谷[a]除外）	0.5	—
谷物碾磨加工品（糙米、大米除外）	0.5	—
稻谷[a]、糙米、大米	—	0.2
水产动物及其制品（鱼类及其制品除外）	—	0.5
鱼类及其制品	—	0.1
蔬菜及其制品		
新鲜蔬菜	0.5	—
食用菌及其制品	0.5	—
肉及肉制品	0.5	—
乳及乳制品		
生乳、巴氏杀菌乳、灭菌乳、调制乳、发酵乳	0.1	—
乳粉	0.5	—
油脂及其制品	0.1	—
调味品（水产调味品、藻类调味品和香辛料类除外）	0.5	—
水产调味品（鱼类调味品除外）	—	0.5
鱼类调味品	—	0.1
食糖及淀粉糖	0.5	—
饮料类		
包装饮用水	0.01mg/L	—
可可制品、巧克力和巧克力制品以及糖果		
可可制品、巧克力和巧克力制品	0.5	
特殊膳食用食品		
婴幼儿辅助食品		
婴幼儿谷类辅助食品（添加藻类的产品除外）	—	0.2
添加藻类的产品	—	0.3
婴幼儿罐装辅助食品（以水产及动物肝脏为原料的产品除外）	—	0.1
以水产及动物肝脏为原料的产品	—	0.3
辅食营养补充品	0.5	—
运动营养食品		
固态、半固态或粉状	0.5	—
液态	0.2	—
孕妇及乳母营养补充食品	0.5	—

注：a稻谷以糙米计。

b对于制定无机砷限量的食品可先测定其总砷，当总砷水平不超过无机砷限量值时，不必测定无机砷；否则，需再测定无机砷。

碱（AsC）、甜菜碱（AsB）、一甲基砷（MMA）、二甲基砷（DMA）、亚砷酸盐（As（III））和砷酸盐（As（V））。张春涛等研究测定烟草中存在一甲基砷（MMA）、二甲基砷（DMA）、亚砷酸盐（As（III））和砷酸盐（As（V））。苑蕾等研究动物源性中药（地龙、牡蛎、蛤壳、鸡内金、水蛭）中的一甲基砷（MMA）、二甲基砷（DMA）、亚砷酸盐（As（III））和砷酸盐（As（V））等砷形态化合物的含量。熊文明等测定南美白对虾中形态砷含量，9分钟内完成亚砷酸盐（As（III））和砷酸盐（As（V））、一甲基砷（MMA）和甜菜碱（AsB）的分离测定。

由于砷元素一般属于污染性元素，且其不同形态化合物毒害作用较强，因而，针对砷的含量和测定方法都有明确的标准要求和限量要求。《食品安全国家标准食品中总砷及无机砷的测定》（GB5009.11–2014）中对总砷含量以及稻米、水产动物、婴幼儿谷类辅助食品、婴幼儿罐装辅助食品中无机砷含量的测定方法有明确的规定。《食品安全国家标准食品中污染物限量》（GB2762–2017）分别对谷物及其制品、水产动物及其制品、蔬菜及其制品、食用菌及其制品、肉及肉制品、乳及乳制品、饮料类、调味品及特殊膳食用食品的总砷和无机砷限量有相关要求。《食品安全国家标准食品添加剂中砷的测定》（GB5009.76–2014），针对食品添加剂中的砷检测方法有详细规定。《食品安全国家标准食品接触材料及制品砷的测定和迁移量的测定》（GB31604.38–2016）此标准规定的是食品接触材料及制品中砷迁移量及纸制品、软木塞中砷的测定。此外，还有一些相关标准如《饲料中总砷的测定》（GB/T13079–2006）、《食品中无机砷的测定液相色谱–电感耦合等离子体质谱法》（GB/T23372–2009）和《化妆品卫生化学标准检验方法砷》（GB/T7917.2–1987）等。

砷元素形态物质的提取方法主要有超声提取法和溶剂浸提法，其中，超声提取法常用的溶剂为甲醇水溶液、盐酸、硝酸或水等，在样品中加入适量的溶剂，再超声提取和离心分离，最后过膜去杂质；溶剂浸提法一般常用的提取剂是盐酸或硝酸，将样品研磨粉碎，一定温度条件下在提取剂中提取。对于不同砷元素形态物质的分离，常见的分离方法为高效液相色谱法，其中，常用的流动相有磷酸二氢钾、磷酸氢二钾、磷酸氢二铵、碳酸铵等复合成分。流动相的浓度、pH 值和流速都会影响分离效果和保留时间，而分析柱常用的是阴离子交换柱。砷元素形态的检测方法主要有电感耦合等离子体质谱法（ICP - MS）、氢化物发生 - 原子荧光光谱法（HG - AFS）、原子吸收光谱法（AAS）、电感耦合等离子体发射光谱法（ICP - OES）等。

电感耦合等离子体质谱法（ICP - MS）是最常见的方法，该方法与高效液相色谱等色谱仪器联用进行砷形态分析，具有检出限低、线性范围宽、易操作等特点。氢化物发生 - 原子荧光光谱法（HG - AFS）是较为传统的方法，应用较早，特点是精密度高、检出限低、样品基体干扰小。原子吸收光谱法（AAS）是通过前处理预先将不同形态的砷化合物进行分离，再上机测定，具有灵敏度高、上机操作方便的特点，分析时间短，但前处理较为复杂，不能做定性分析，酸的浓度会对结果产生一定干扰。电感耦合等离子体发射光谱法（ICP - OES）也需要在前处理的过程中将样品中的砷形态化合物进行分离提取，有报道称，在波长为 216nm 时，对样品中的亚砷酸盐（As（III））、砷酸盐（As（V））、一甲基砷（MMA）、二甲基砷（DMA）进行测定，检出限较低。

河北省食品检验研究院采用高效液相色谱 - 电感耦合等离子体质谱仪测定砷和硒形态，同时测定 As（III）、As（V）、二甲基砷（DMA）、一甲基砷（MMA）、Se（IV）、硒代胱氨酸（SeCys）、硒代蛋氨酸（SeMet）7 种元素形态。采用的保护柱为 Hamilton PRP - X100；色谱柱为 Hamilton PRP - X100（10μm，250 × 4.1mm）阴离子交换柱；流动相为甲醇、$NH_4H_2PO_4$ 溶液和四丁基溴化铵混合溶液；流速为 1.5mL/min；进样体积为 100μL。

用流动相配置 As（III）、As（V）、DMA、MMA、Se（IV）、SeCys 浓度为 10μg/L、20μg/L、50μg/L、100μg/L、200μg/L 和 SeMet 浓度为 50μg/L、100μg/L、200μg/L、500μg/L、1000μg/L 的混合标准溶液，按照上述方法测定，分别得到浓度与谱峰面积的线性拟合方程如表 2 和图 1 所示。计算得到 As（III）、As（V）、DMA、MMA、Se（IV）、SeCys 和 SeMet 的检出限。实验结果显示各形态的线性相关系数皆大于 0.999，线性良好，检出限低。

表2　As 和 Se 各形态的线性方程、相关系数、检出限及精密度

单位：μg/L，%

项目	线性方程	相关系数	检出限	精密度（RSD）
As（III）	Y = 10000X − 11800	0.999924	0.040	0.7
DMA	Y = 13800X − 22800	0.999961	0.030	1.4
MMA	Y = 17800X − 32400	0.999973	0.023	0.8
As（V）	Y = 9060X − 7150	0.999943	0.044	2.7
SeCys	Y = 1150X − 2380	0.999894	0.42	3.1
SeMet	Y = 1070X − 45900	0.999143	0.56	3.9
Se（IV）	Y = 1250X + 202	0.999780	0.36	4.8

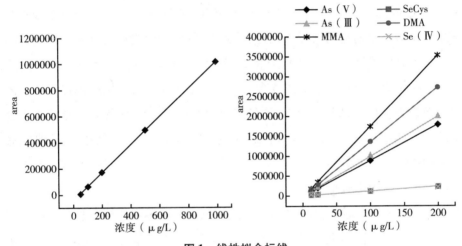

图1　线性拟合标线

2017 年 8 月至 2018 年 4 月，河北省食品检验研究院省级水产品和大米、国家婴幼儿米粉抽查中无机砷项目检验结果全部合格。

1. 水产品按抽样地域统计

抽检覆盖河北石家庄、保定、沧州、衡水、唐山、廊坊、秦皇岛、张家口、邢台、承德、邯郸，山东烟台共 12 个地市。其中石家庄抽检 6 批次，保定抽检 5 批次，沧州抽检 41 批次，衡水抽检 36 批次，唐山抽检 20 批次，廊坊抽检 21 批次，秦皇岛抽检 58 批次，张家口抽检 2 批次，邢台抽检 10 批次，承德抽检 9 批次，邯郸抽检 19 批次，烟台抽检 3 批次；抽检合格率全部为 100%（见表3）。

表3   抽样地域批次和合格率统计

单位：%

地市名称	抽样批次	实物质量不合格批次	合格率
石家庄	6	0	100.0
保定	5	0	100.0
沧州	41	0	100.0
衡水	36	0	100.0
唐山	20	0	100.0
廊坊	21	0	100.0
秦皇岛	58	0	100.0
张家口	2	0	100.0
邢台	10	0	100.0
承德	9	0	100.0
邯郸	19	0	100.0
山东省烟台	3	0	100.0
总计	230	0	100.0

2. 大米按抽样地域统计

抽检覆盖河北省石家庄、保定、沧州、衡水、唐山、廊坊、秦皇岛、张家口、邢台、承德、邯郸共11个地市。其中石家庄抽检30批次，保定抽检15批次，沧州抽检10批次，衡水抽检25批次，唐山抽检22批次，廊坊抽检20批次，秦皇岛抽检32批次，张家口抽检24批次，邢台抽检16批次，承德抽检18批次，邯郸抽检23批次；抽检合格率全部为100%（见表4）。

表4   抽样地域批次和合格率统计

单位：%

地市名称	抽样批次	实物质量不合格批次	合格率
石家庄	30	0	100.0
保定	15	0	100.0
沧州	10	0	100.0
衡水	25	0	100.0
唐山	22	0	100.0
廊坊	20	0	100.0
秦皇岛	32	0	100.0
张家口	24	0	100.0
邢台	16	0	100.0
承德	18	0	100.0
邯郸	23	0	100.0
总计	235	0	100.0

3. 婴幼儿米粉按抽样地域统计

抽检覆盖江西、浙江、辽宁、湖南、上海、安徽、广东、江苏、北京共9个省市。其中江西抽检19批次，浙江抽检8批次，辽宁抽检2批次，湖南抽检1批次，上海抽检6批次，安徽抽检2批次，广东抽检7批次，江苏抽检2批次，北京抽检13批次；抽检合格率全部为100%（见表5）。

表5 抽样地域批次和合格率统计

单位：%

省市名称	抽样批次	实物质量不合格批次	合格率
江 西	19	0	100.0
浙 江	8	0	100.0
辽 宁	2	0	100.0
湖 南	1	0	100.0
上 海	6	0	100.0
安 徽	2	0	100.0
广 东	7	0	100.0
江 苏	2	0	100.0
北 京	13	0	100.0
总 计	60	0	100.0

《食品安全国家标准食品中污染物限量》（GB2762-2017）中规定，对于制定无机砷限量的食品可先测定其总砷，当总砷水平不超过无机砷限量值时，不必测定无机砷；否则，需再测定无机砷。稻谷、糙米、大米和婴幼儿谷类辅助食品中无机砷的限量为0.2mg/kg，水产动物及其制品和调味品中无机砷的限量为0.5mg/kg，鱼类及其制品和调味品中无机砷的限量为0.1mg/kg。

二 铬元素

（一）毒性危害及限量要求

铬元素在自然界中分布广泛，在大多数物质中都能检测到铬元素的存在，食品是铬元素主要的暴露源。铬能够形成从 -2 价到 $+6$ 价等多种不同价态的化合物，其中最为常见和最为人们熟知的是以三价铬 Cr（III）与六价铬 Cr（VI）的形态存在的化合物，目前检测到的三价铬 Cr（III）主要是以 $Cr(OH)_n^{(3-n)+}$ 的形态存在，而六价铬 Cr（VI）主要是以 CrO_4^{2-} 和 $HCrO_4^-$ 的形态存在。

由于价态不同，三价铬 Cr（III）与六价铬 Cr（VI）组成的化合物物理化学性质也大不相同。三价铬 Cr（III）是不同价态化合物中稳定性最高的形态，在人体代谢活动中三价铬 Cr（III）是维持生命活动的必需元素，能够协助胰岛素发挥生物活性作用，调节血糖，促进机体代谢利用葡萄糖和其他生物多糖，参与三羧酸代谢循环，并影响机体对脂质和蛋白质的代谢功能，机体缺少三价铬 Cr（III）会造成糖类、脂质和蛋白质代谢系统紊乱。

实验表明，三价铬 Cr（III）不易被肠道消化吸收，更容易在表皮与蛋白质发生络合反应，生成较为稳定的络合物，且络合物毒性较小。同时，也有相关实验报道称通过动物实验证实，当体内含有较高剂量的三价铬 Cr（III）时，细胞会出现中毒反应，影响细胞正常代谢过程。通过大鼠三价铬 Cr（III）致癌性实验，未发现肿瘤发病率增加。

六价铬 Cr（VI）形成的化合物具有较高的毒性，其毒性一般为三价铬 Cr（III）毒性的 $1 \times 10^2 \sim 1 \times 10^3$ 倍，并且在热力学方面较为稳定。六价铬 Cr（VI）在生物体内具有溶解度大、活性高、易流动等特点，能够以 CrO_4^{2-} 和 $Cr_2O_7^{2-}$ 的离子态穿过具有负电荷的细胞膜，进而加剧细胞内氧化反应，导致细胞病变和局部组织损伤，使机体出现慢性中毒的表现，逐渐发展到后期则无法救治。相关动物体内和体外的遗传物质毒理学实验报道指出：六价铬 Cr（VI）透过皮肤和穿过细胞膜进入细胞，在谷胱甘肽的作用下还原为三价铬 Cr（III），而在还原反应发生过程中会在细胞内生成五价铬 Cr（V）中间产物和活性氧自由基或羟基自由基，这些中间产物对动物遗传物质（DNA）会造成氧化性损伤，从而导致遗传物质序列改变和基因缺陷。

六价铬 Cr（VI）能够干扰机体内生物酶的生物活性，降低酶功能和活性，影响正常代谢活动；此外，六价铬 Cr（VI）为吞入性毒物或吸入性毒物，经过口腔、呼吸道或皮肤表层吸收进入机体，主要富积在肝脏、肾脏、肺部和内分泌腺中，可能会造成皮肤过敏，甚至有可能会致癌和诱发基因突变，造成机体遗传性基因缺陷，对环境能够造成持久性危害。

目前，六价铬 Cr（VI）化合物的致癌性已经得到美国政府工业卫生学家协会（ACGIH）和国际癌症研究机构（IARC，International Ageney for Research on Cancer）的确认，并且 IARC 将具有六价铬 Cr（VI）的化合物定义在人类致癌物第一组，而将具有三价铬 Cr（III）的化合物定义在人类致癌物第三组，即现有的结论证据不能进行人类致癌性分类。六价铬 Cr（VI）主要应用于金属电镀、颜料和燃料生产、缓蚀剂、化学合成、耐火材料生产、制革以及木材防腐等方面。随着科学技术的提高和公众对食品安全的重视，现有的食品中铬元素相关标准也在不断完善和提高，对不同种类食品都规定了相应的检测方法和限量值。例如，《食品安全国家标准食品中污染物限量》（GB2762–2017）规定谷物及其制品限量为 1.0mg/kg；蔬菜及其制品限量为 0.5mg/kg；豆类及其制品限量为 1.0mg/kg；肉及肉制品限量为 1.0mg/kg；水产动物及其制品限量为 2.0mg/kg；乳及乳制品限量为 0.3mg/kg，其中乳粉限量为 2.0mg/kg，含量均是以铬总量计算，测定的总铬的水平，目前我国食品中铬的限量要求如表 6 所示。

表6　食品中铬限量指标

单位：mg/kg

食品类别（名称）	限量（以 Cr 计）	食品类别（名称）	限量（以 Cr 计）
谷物及其制品		肉及肉制品	1.0
谷物	1.0	水产动物及其制品	2.0
谷物碾磨加工品	1.0	乳及乳制品	
蔬菜及其制品		生乳、巴氏杀菌乳、灭菌乳、调制乳、发酵乳乳	0.3
新鲜蔬菜	0.5		
豆类及其制品		乳粉	2.0
豆类	1.0		

注：稻谷以糙米计。

（二）铬元素检测技术

标准规定的检测方法有石墨炉原子吸收光谱法（Graphite Furnace Atomic Absorption Spectrometry，GFAAS）、火焰原子吸收分光光度法（Flame Atomic Absorption Spectrometry，FAAS）、电感耦合等离子体原子发射光谱法（Inductively Coupled Plasma-atomic Emission Spectrometry，ICP-AES）和电感耦合等离子体质谱法（Inductively Coupled Plasma Mass Spectrometry，ICP-MS）等，相关标准有《蜂蜜中钾、钠、钙、镁、锌、铁、铜、锰、铬、铅、镉含量的测定方法原子吸收光谱法》（GB/T18932.11 – 2002）、《食品接触材料软木塞中铅、镉、铬、砷的测定电感耦合等离子体质谱法》（SN/T2594 – 2010）、《食品接触材料高分子材料铅、镉、铬、砷、锑、锗迁移量的测定电感耦合等离子体原子发射光谱法》（SN/T2597 – 2010）、《食品安全国家标准食品接触材料及制品砷、镉、铬、铅的测定和砷、镉、铬、镍、铅、锑、锌迁移量的测定》（GB31604.49 – 2016）、《化妆品中的总铬》（GB/T29660 – 2013）、《食品安全国家标准食品中多元素的测定》（GB5009.268 – 2016）、《食品安全国家标准食品中铬的测定》（GB5009.123 – 2014）、《水质 – 总铬的测定》（GB/T7466 – 1987）、《土壤 – 总铬的测定 – 火焰原子吸收分光光度法》（HJ491 – 2009）、《饲料中铬的测定》（GB/T13088 – 2006）、《食品安全国家标准饮用天然矿泉水检验方法》（GB8538 – 2016）和《食品安全地方标准食品中铅、砷、汞、镉、钡、铬、银、镍的测定电感耦合等离子体质谱法（ICP – MS）》（DBS52/020 – 2016），还有最新发布的《粮油检验谷物及其制品中钠、镁、钾、钙、铬、锰、铁、铜、锌、砷、硒、镉和铅的测定电感耦合等离子体质谱法》（GB/T35876 – 2018），此外，还有针对六价铬 Cr（Ⅵ）发布的相关标准，如《水质 – 六价铬的测定 – 二苯碳酰二肼分光光度法》（GB7467 – 87）、《生活饮用水标准检测方法金属指标》（GB/T5750.6 – 2006）。与国内相比，国外国家公布的关于食品中铬的检验方法也主要为石墨炉原子吸收光谱法（AAS）和电感耦合等离子体原子发射光谱法（ICP）。例如，欧盟《食品中痕量元素的测定干灰化后用原子吸收分光光度法测定铅、镉、锌、铜、铁和铬的含量》、《食品中痕量元素的测定高压消解后用石墨炉原子吸收分光光度法测定铅、镉、铬和钼的含量》和美国食品药品监督管理局（FDA）现行的元素分析手册中的《微波消解后电感耦合等离子体原子发射光谱法测定食品中的若干元素方法》。

对于三价铬 Cr（III）与六价铬 Cr（VI）的形态分析，比较传统的方法是，首先通过石墨炉原子吸收光谱法（AAS）或电感耦合等离子体原子发射光谱法（ICP）等方法测定样品中的总铬含量，然后通过分光光度法检测出同一样品中六价铬 Cr（VI）的含量，最后用总铬的含量减去六价铬 Cr（VI）的含量就是三价铬 Cr（III）的含量。随着更加新型的仪器和更完善的检测方法的出现，三价铬 Cr（III）与六价铬 Cr（VI）的形态分析也有了相关文献报道。如采用离子色谱法，将三价铬 Cr（III）与六价铬 Cr（VI）在通过离子色谱柱的前后分别进行衍生，用离子色谱仪的 UV – Vis 检测器分别在紫外和可见波长的条件下进行检测。

随着电感耦合等离子体质谱技术日趋成熟，使其与其他设备的联用成为可能，而目前相关报道较少的研究手段是高效液相色谱 – 电感耦合等离子体质谱联用法（HPLC – ICP – MS）和离子色谱 – 电感耦合等离子体质谱联用法（IC – ICP – MS），其中高效液相色谱 – 电感耦合等离子体质谱联用法（HPLC – ICP – MS）凭借高灵敏度、低检出限、操作周期短、高准确性、检测范围广、分离步骤少和分离速度快等优点成为元素形态领域研究热点。在乳制品中，将样品在乙二胺四乙酸二钠（EDTA）缓冲液中进行络合反应，同时提取样品中的三价铬 Cr（III）与六价铬 Cr（VI），以 NH_4NO_3 为流动相，通过阴离子液相色谱柱将三价铬 Cr（III）与六价铬 Cr（VI）分离，同时测定不同价态元素的含量。王欣等采用高效液相色谱 – 电感耦合等离子体质谱联用技术测定皮革中六价铬 Cr（VI），采用 DionexAS19 色谱柱进行分离，六价铬 Cr（VI）的检出限为 0.02μg/L，加标回收率在 93.5% ~ 102.3%，结果稳定；李登科等采用高效液相色谱 – 电感耦合等离子体质谱（HPLC – ICP – MS）联用技术建立了烟草中铬元素形态分析方法，并对流动相种类和浓度、pH 值、EDTA 浓度和络合反应温度等条件进行方法优化，得到适用于烟草中铬元素形态分析的方法；徐敏等用高效液相色谱 – 电感耦合等离子体质谱（HPLC – ICP – MS）联用法同时测定纺织品中可萃取的三价铬 Cr（Ⅲ）与六价铬 Cr（Ⅵ），采用 Agilent Bio – WAX 阴离子色谱柱（50mm × 4.6mm，5μm）分别萃取和测定羊毛、棉和涤纶纺织品样品中的三价铬 Cr（Ⅲ）与六价铬 Cr（Ⅵ），方法检出限分别为 0.060μg/L 和 0.016μg/L。

2. 铬元素检测技术改进

河北省食品检验研究院采用高效液相色谱 – 电感耦合等离子体质谱仪测定牛乳中的 Cr（Ⅲ）和 Cr（Ⅵ）为例，采用的保护柱为 Hamilton PRP – X100，铬元素分析柱为 Hamilton PRP – X100（10μm，250 * 4.1mm）阴离子交换柱，流动相为 pH 在 7.0 ~ 7.1 的 0.10mol/L NH_4NO_3 溶液，流速 1.0mL/min；进样体积 100μL。

实验分别以 ^{52}Cr 和 ^{53}Cr 的积分面积作为定量依据，在测定过程中易受到基质和一些离子的干扰，如 $^{12}C^{40}Ar$、$^{36}Ar^{16}O$、$^{12}C^{40}Ca$、$^{13}C^{39}K$、$^{16}O^1H^{36}Ar$、$^{40}Ar^{13}C$、$^{14}N^{39}K$ 等。在自然界中，铬元素一共存在 4 种同位素，其中 ^{52}Cr 占 83.8%，^{53}Cr 占 9.50%，^{50}Cr 占 4.35%，^{54}Cr 占 2.36%；Cr 的自然丰度比为 $^{52}Cr/^{53}Cr = 8.82$。

图 2 为两种铬形态混合溶液，保留时间分别为 2.227min 和 1.856min，52 峰与 53 峰面积比分别为 8.20 和 8.36，均比较接近 $^{52}Cr/^{53}Cr$ 的自然丰度比 8.82，因此可以判断这两个峰均为 Cr，而非基质和其他多原子干扰离子。通过测定单标形态标准溶液的保留时间，得到 Cr（Ⅲ）保留时间为 2.227min，Cr（Ⅵ）保留时间为 1.856min。

分别配制浓度为 0.5μg/L、1.0μg/L、5.0μg/L、10μg/L、20μg/L 的 Cr（Ⅲ）和 Cr（Ⅵ）的标准混合溶液，按照上述方法测定，分别得到浓度与谱峰面积的线性拟合方程，如表 7 和图 3 所示。计算得到 Cr（Ⅲ）和 Cr（Ⅵ）方法检出限分别为 0.015μg/L 和 0.016μg/L。

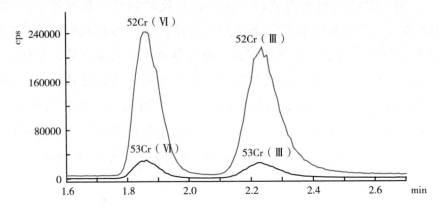

图 2　Cr（Ⅲ）和 Cr（Ⅵ）的色谱

表 7　Cr 的线性方程及相关系数

Cr 形态	线性方程	相关系数	检出限
Cr(Ⅲ)	$Y = 79300X - 10100$	0.999540	0.015μg/L
Cr(Ⅵ)	$Y = 70100X - 494$	0.999724	0.016μg/L

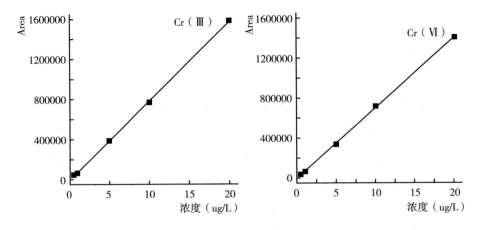

图 3　拟合线性曲线

三 硒元素

（一）毒性危害

1817 年，Berzelius 在焙烧黄铁矿制硫酸时发现硒元素，并将其命名为 Selenium，也有"月亮女神"之称，在一段时间内硒对人体的重要性没有被人们所了解。到 20 世纪 20 年代末期，人们发现食用含硒过量的食物会引发硒中毒，如碱毒病（Alkali disease）或蹒跚病（Blind stagger），因而在较长的一段时期内硒都被认为是一种有毒的元素。一直到 20 世纪中期有学者研究发现硒能够防止和保护大鼠食饵性肝坏死的发生，从而硒对生命体有益的一面才逐渐被认识，相关研究不断深入。1973 年，世界卫生组织（WHO）正式宣布硒（Se）是人体和动物体必需的微量元素之一，是构成哺乳动物体内 30 多种含硒蛋白和含硒生物酶的重要组成成分。

硒参与合成红细胞谷胱甘肽过氧化酶，保护细胞膜的结构和功能避免产生过度氧化损伤，通过与维生素 E 相互作用实现防癌和抗癌、清除体内自由基、抗衰老等作用，有"抗癌之王"和"生命火种"之称，特别是硒甲基硒代半胱氨酸（MeSeCys）是天然具有抗肿瘤活性的含硒化合物。有报道称合成了一种有机硒化合物，能够抑制和杀死结肠癌、乳腺癌和肺癌的癌细胞，并能够减轻烟草中亚硝胺对机体器官的损伤。硒能够清除体内正常代谢和呼吸过程中生成的活性氧（ROS）和活性氮（RNS），还能抑制 DNA、RNA、蛋白质、脂类等生物分子的烷基化，从而起到预防和缓解多种疾病的发生或发展的作用。硒元素机体不能合成，只能由外界摄入，主要是通过饮食摄入，自然条件下的硒主要是以硒代蛋氨酸（SeMet）和硒代半胱氨酸（SeCys）的形态与植物蛋白直接结合而进入食物链。

虽然硒是人体必需的营养元素，但并不是摄入越多越好，当摄入过多，体内含量过高时同样也会导致疾病的发生，例如"碱性病"、"盲珊病"等慢性中毒病症，临床表现多为脱发、乏力、贫血、胃肠道障碍、炫目或脱甲等症状，甚至是死亡。人体每日最高摄入量为400μg、最低摄入量为40μg，世界卫生组织（WHO）和联合国粮食和农业组织（FAO）建议成年男性硒的摄入量是40μg·day^{-1}，女性摄入量是30μg·day^{-1}，中国营养学会推荐硒的摄入量是50μg·day^{-1}，正常成人推荐摄入量范围是50～250μg·day^{-1}。如果每日摄入量低于11μg时，缺硒将会扰乱正常代谢过程，酶活性降低，影响正常的生理活动，如甲状腺激素代谢、免疫功能、机体氧化还原反应等，从而出现硒缺乏症。有相关研究证实人体克山病（Keshan disease）、大骨节病（Kaschin-Beek disease）、糖尿病（Diabetes）、艾滋病（AIDS）、不孕不育、肝炎、心肌变性、白内障等40多种疾病与机体缺硒有关。

硒元素化合物存在多种不同的化学形态和元素价态，不同的化学形态和元素价态具有不同的迁移和转化机制，在生物体内的代谢途径也不相同。例如，亚硒酸可以通过扩散直接吸收，注射亚硒酸能够快速治疗和缓解硒缺乏病症，而硒酸需要通过载体运输进行吸收，硒代胱氨酸（Selenocystine，SeCys$_2$）的代谢机理和途径与胱氨酸相同。无机形态的硒主要有硒单质（Se）、硒的金属化合物、硒酸盐（SeO$_4^{2-}$）和亚硒酸盐（SeO$_3^{2-}$）等，生物体内有机形态的硒主要有硒代半胱氨酸、二甲基二硒、硒甲基硒代半胱氨酸、硒代胱氨酸、硒甲基硒代蛋氨酸、硒脲、硒蛋氨酸、二甲基硒、三甲基硒等。

硒是一个典型的双功能元素，元素生物功能与两方面有关，硒的含量是一方面，而另一个重要影响因素是硒的存在形态和价态。不同形态的硒对生物体的吸收、生物活性与功能、毒性等会产生不同的影响。例如，硒半胱氨酸参与蛋白质的合成；硒蛋氨酸可替代蛋氨酸与蛋白质相结合；谷胱甘肽过氧化物酶调节激素合成，防止并治疗炎症和防止生物分子的氧化损伤，保护细胞结构；硫氧化还原蛋白谷胱甘肽还原酶（TGR），能够调节激素水平，睾丸的特异性酶，能够避免谷胱甘肽二硫化；硒蛋白T能够调节细胞内Ca离子移动，调节神经内分泌；硒代磷酸盐合成酶（SPS2）是硒代磷酸盐生物合成重要成分，是硒代半胱氨酸的前体。

日常的食品中大多数含有的是有机硒化合物，目前已见报道并被公认的富硒产品有富硒茶叶、富硒牛奶、富硒鸡蛋、富硒水稻、富硒大豆、富硒玉

增多，我国针对特定的富硒产品也加大了监管力度，制定了具有针对性的规范标准，如《食品安全国家标准食品营养强化剂亚硒酸钠》（GB1903.9 – 2015）、《食品安全国家标准食品营养强化剂富硒酵母》（GB1903.21 – 2016）、《食品安全国家标准食品营养强化剂 L – 硒 – 甲基硒代半胱氨酸》（GB1903.12 – 2015）、《食品安全国家标准食品营养强化剂富硒食用菌粉》（GB1903.22 – 2016）、《食品安全国家标准食品营养强化剂硒化卡拉胶》（GB1903.23 – 2016）、《富硒稻谷》（GB/T22499 – 2008）、《富硒大蒜》（NY/T3115 – 2017）、《富硒马铃薯》（NY/T3116 – 2017）、《保健食品中硒的测定原子荧光光谱法》（DB22/T1981 – 2013）等。

由于富硒产品的生物学功能、营养价值以及毒理学研究都由产品中硒的形态所决定，因此对硒的形态的研究成为这一领域的研究重点，硒的分析检测方法也不断深入，各种新方法和新技术层出不穷。

在多种形态分离方面，常见的有高效液相色谱法（HPLC）、毛细管电泳法（CE）、气相色谱法（GC）和多维分离技术联用法。其中，高效液相色谱法（HPLC）是迄今为止应用最为广泛和最多的分离方法，由于硒的不同形态在相同的 pH 值条件下带有不同的电荷，从而使得各种形态的硒在色谱柱和流动相间的分配时间有所不同。Sanz-Medel 等用胶团介质作为离子对，将含有 2 个疏水基团的对十二烷基溴化铵加入流动相中，在超声作用下能够重新排列成胶团状聚合体，并与流动相中的待分离的硒形态组分相互作用，从而实现分离和提高检测灵敏度。Zheng 等使用丁基磺酸盐 – 四丁基氢氧化铵的丙二酸溶液作为流动相，此混合离子对溶液中既有阳离子又有阴离子，所以可实现同时分离硒形态分子中的阳离子、阴离子和电中性的离子。毛细管电泳法（CE）相关报道较少，具有应用研究发展潜力。毛细管电泳法是根据待分离组分在载流中的电泳淌度不同而实现分离的，毛细管中待分离组分的表观淌度是其固有电泳淌度和电渗流淌度（EOF）的矢量。Matthew 等在常压条件下，运用流体动力学方法改变电渗流，用毛细管分离饮用水中的无机硒 – 四价硒和六价硒。Michalke 等使用毛细管区带电泳（CZE）与电感耦合等离子体质谱仪（ICP – MS）联用和毛细管等电聚焦电泳（CIEF）与电感耦合等离子体体质谱仪（ICP – MS）联用，在碱性条件下，测定人奶和血液中的 6 种硒形态。气相色谱法（GC）主要用于分离具有挥发性的硒的化合物，如二甲基硒、二甲基二硒等，具有分辨率高、分析速度快和消耗低等特点。此法具有一定的局限性，因为硒在自然界中存在的形态多数为不易挥发态，如硒代氨基酸等，因此应用此方法分离是需在前处理中对样品进行衍生化处理。衍生化硒代氨基酸分两步，分别是羧酸的酯化和氨基的酰化，最终生成为具有挥发性的化合物。衍生常见的衍生化试剂有三氟乙酸、氯甲酸乙酯、氯甲酸甲酯、氨基氯甲酸等。多维分离技术联用法是通过联用不同的分离方法来实现对复杂样品中硒的形态测定。多维分离技术联用主要是阴离子交换色谱（AEC）和离子对色谱（IPC）分别与反相色谱（RPC）联用，以及尺寸排阻色谱（SEC）和离子交换色谱法（IEC）联用。

在硒形态检测技术方面，使用的主要有电感耦合等离子体质谱法（ICP – MS）、原子吸收光谱法（AAS）、原子荧光光谱法（AFS）、原子发射光谱法（AES）、气相色谱串联质谱法（GC – MS）等。其中，电感耦合等离子体质谱法（ICP – MS）具有高灵敏度和高选择性优点，同时也存在硒元素的第一电离能较高，而离子化效率相对较低，容易受到多原子离子的干扰等问题，如 $^{40}Ar^{36}Ar^+$、$^{40}Ar^{38}Ar^+$、$^{40}Ar^{37}Ar^+$、$^{37}Cl^{37}Cl^+$、$^{81}Br^1H$ 等离子。在日常分析中可以通过以下几种方式减少干扰：①同时监测多个同位素；②通过反应池系统和动态碰撞模式，运用反应气体与离子进行碰撞消除离子和原子干扰；③使用多级四级杆质谱串联和高分辨质量分析器；④通过调节离子气源，用氦气作为等离子体，在低压 ICP、微波诱导等离子体（MIP）和辉光放电（GD）模式下，可以减少氩气聚合物的干扰。

四　汞元素

（一）毒性危害及限量要求

近几年，矿业开采、煤炭过度消耗、工业"三废"过度排放以及农业中杀虫剂和抑菌剂的过度喷洒等问题，导致食品中汞含量超标的食品安全问题频发。在全球范围内，每年仅煤炭燃烧就向大气中排放约3000吨的汞。汞元素广泛存在于空气、水、土壤和动植物中，其危害也日益显现。汞是生物非必需金属元素，不溶于水，能溶于脂类物质、硝酸和硫酸，能够对人体健康和生活环境产生显著危害，并且这种危害是持久性的，是产生毒害作用最大的元素之一，因此，人们应当重视汞元素的污染问题。

大气中的汞流动性较强，具有高挥发性和低熔点的特点，室温下空气中的饱和浓度为 $15mg/m^3$ ，全球范围内大气中汞的平均值为 $1.5 \sim 2.0ng/m^3$ 。大气中有些形态的汞可以通过干湿沉降的方式进入土壤中，参与环境中汞元素的循环，如活性气态汞、汞颗粒和甲基汞等，而有些则在大气中长期存在，传送的距离远、影响的范围广，如反应性很低的单质汞元素，难以通过干湿沉降的方式进入土壤中，有全球污染物之称。动植物可以直接从环境中吸收和富集汞元素，并在体内进行储藏，经过食物链的循环会对汞元素的浓度和危害产生放大的效果，受污染的动植物体内的汞含量比环境中的汞含量高数万倍，最终影响到人类的生命健康。

不同种类的植物对汞的吸收能力不同，同种类植物不同组织器官对汞的吸收能力也有所不同。植物的叶子和根部可以对汞单质、Hg^{2+} 和甲基汞等形态进行吸收富集，汞会影响植物种子的萌发和植物组织的成长，降低农作物产量，抑制光合作用和植物酶活性，抑制植物对营养物质的吸收。对动物体来说，汞主要通过皮肤和肠道进入体内，体内肠道内对金属汞或无机汞的吸收作用有限，主要是由于微生物的作用将金属汞或无机汞转化为有机汞的形态化合物，具备脂溶性，能穿过生物膜，进而被机体消化吸收，一般体内的代谢过程较长，并最终富集于肝、脑和肾等组织器官中，低富集量也会对机体健康产生严重的影响。汞元素对机体损害主要有中枢神经损伤，导致神经和行为障碍或胎儿水俣病，与蛋白质酶结合能够抑制酶的活性，破坏细胞代谢，对遗传物质分子也有破坏作用，使 DNA 分子链断裂。此外，还会影响体内必需微量元素的含量，引起代谢紊乱。

在环境中汞元素一般存在的形态有元素汞、无机汞及其化合物、有机汞及其化合物，如有机汞有甲基汞（MeHg）、乙基汞（EtHg）和苯基汞等；无机汞有 $HgCl_2$、$HgBr_2$、HgO、HgS 等。无机汞主要是以游离的状态存在，有机汞则是以短链烷基汞的形态存在，或与其他有机分子以配位键或共价键的方式相结合。汞的多种形态化合物之间可以相互转化，甲基化和去甲基化同时存在。汞的形态转化方式可以分为生物性和非生物性，元素汞的氧化可以在生物性作用下发生，即在动植物及微生物体内通过氧化酶的氧化生成 Hg^{2+}，而非生物性则是由于氧气、温度、光照和其他氧化剂的作用下发生氧化反应；Hg^{2+} 的还原可以在生物体内通过还原酶作用发生还原反应，也可以通过发生光化学反应或腐殖质作用等方式；元素汞通过被氧化生成 Hg^{2+}，在一定条件下 Hg^{2+} 会发生甲基化反应生成甲基汞，也只有 Hg^{2+} 能够发生甲基化反应，甲基化反应是由于还原菌体内的酶将甲基转移给 Hg^{2+} 生成甲基汞，也可以通过氨基酸或羧酸等有机酸发生甲基化；甲基汞去甲基化是在微生物酶（还原酶或有机汞裂解酶）的作用下发生还原反应除去甲基，也有相关报道称在 $200 \sim 400nm$ 波长下的光可以使甲基汞发生去甲基化。

汞元素在环境中一般以多种形态存在，不同的形态具有不同的物理化学性质，形态的不同也决定了其化合物的性质、分布、生物性质和毒性。其中生物毒性最大的就是甲基汞，其毒性为无机汞的 $100 \sim 200$ 倍。因此，测定样品中各个形态的汞的含量，尤其是甲基汞的含量对生物安全性有十分重要的意义，目前我国食品中汞的限量要求如表 8 所示。

表 8 我国食品中汞的限量要求

食品类别（名称）	限量（以 Hg 计）mg/kg	
	总汞	甲基汞
水产动物及其制品（肉食性鱼类及其制品除外）	—	0.5
肉食性鱼类及其制品	—	1.0
谷物及其制品		

续表

食品类别(名称)	限量(以 Hg 计)mg/kg	
	总汞	甲基汞
稻谷、糙米、大米、玉米、玉米面(渣、片)、小麦、小麦粉	0.02	—
蔬菜及其制品		
新鲜蔬菜	0.01	—
食用菌及其制品	0.1	—
肉及肉制品		
肉类	0.05	—
乳及乳制品		
生乳、巴氏杀菌乳、灭菌乳、调制乳、发酵乳	0.01	—
蛋及蛋制品		
鲜蛋	0.05	—
调味品		
食用盐	0.1	—
饮料类		
矿泉水	0.001mg/L	—
特殊膳食用食品		
婴幼儿罐装辅助食品	0.02	—

注：①水产动物及其制品可先测定总汞，当总汞水平不超过甲基汞限量值时，不必测定甲基汞；否则，需再测定甲基汞。

②稻谷以糙米计。

(二)汞元素检测技术及数据分析

汞元素相关标准和法规制定得较为严格，《食品安全国家标准食品中污染物限量》（GB2762 - 2017）中规定水产动物及其制品中的甲基汞含量低于 0.5mg/kg，谷物及其制品和特殊膳食用食品中的汞含量低于 0.02mg/kg，肉及肉制品和蛋及蛋制品中汞含量低于 0.05mg/kg，蔬菜及其制品和乳及乳制品中汞含量低于 0.01mg/kg，国外欧盟关于水产品中汞的限量与国际相关标准中甲基汞的限量相一致。汞的相关检测标准有《食品安全国家标准食品中总汞及有机汞的测定》（GB5009.17 - 2014）、《饲料中汞的测定》（GB/T13081 -2006）等。

汞元素的测定方法有光谱法、色谱法、毛细管电泳法、气相色谱法、液相色谱法、联用技术等，其中光谱法包括原子荧光光谱法、原子吸收光谱法和原子发射光谱法，光谱法多用于样品中总汞的测定，前处理方法简单、准确度高，而测定不同形态的汞时，需在前处理过程中将不同形态的汞进行分离再上机测定。黄志勇等利用微波消解法处理土壤样品，用氢化发生－冷原子荧光光谱仪测定总汞含量，又通过对样品进行连续化学浸提法提取其中不同形态的汞进行测定。在测定不同形态汞方面，联用技术应用最为广泛，相关研究报道也较多。联用技术包括气相色谱与原子荧光光谱仪联用，气相色谱与原子吸收光谱仪联用，气相色谱与微波诱导等离子体发射光谱联用，气相质谱、气相色谱电感耦合等离子体发射光谱与飞行时间质谱联用，毛细管电泳与原子荧光吸收光谱在线联用和高效液相色谱与电感耦合等离子体质谱仪联用。陈岩等利用高效液相色谱与电感耦合等离子体质谱仪联用技术测定水产品鱼肉中的总汞含量和 Hg^{2+}、甲基汞、乙基汞的含量，采用 C18 反相高效液相色谱柱等度洗脱的方式，5 分钟以内将三种形态汞实现分离。彭国俊等同样运用高效液相色谱与电感耦合等离子体质谱仪联用技术实现分离测定生物样品中的 4 种形态汞化合物，分别是 Hg^{2+}、甲基汞、乙基汞和苯基汞。林立等利用离子色谱与电感耦合等离子体质谱联用技术测定乳粉中 3 种不同形态汞化合物，采用酶解的方式提取汞化合物，提取率在 80% 以上。李妍等利用气相色谱与电感耦合等离子体质谱联用技术，通过对接口的改进，测定鱼肉中的甲基汞和乙基汞的含量，检出限分别为 0.5pg 和 1.0pg。蒲丽梅等通过液相色谱与原子荧光联用技术测定植物中的形态汞化合物，无机汞、甲基汞和乙基汞的检出限分别为 0.33μg/L、0.83μg/L 和 0.18μg/L。

2017 年 8 月至 2018 年 4 月河北省食品检验研究院对水产品中甲基汞项目进行抽检，在流通领域中抽取样品 256 批次，合格 256 批次。

抽检覆盖河北省石家庄、保定、沧州、衡水、唐山、廊坊、秦皇岛、张家口、邢台、承德、邯郸，山东省烟台共 12 个地市。其中，石家庄抽检 23 批次、保定抽检 1 批次、沧州抽检 51 批次、衡水抽检 42 批次、唐山抽检 20 批次、廊坊抽检 21 批次、秦皇岛抽检 58 批次、张家口抽检 2 批次、邢台抽检 7 批次、承德抽检 9 批次、邯郸抽检 19 批次，山东省烟台抽检 3 批次；抽检合格率全部为 100%（见表 9）。

表 9　抽样地域批次和合格率统计

单位：%

地市名称	抽样批次	实物质量不合格批次	合格率
石家庄	23	0	100.0
保定	1	0	100.0
沧州	51	0	100.0
衡水	42	0	100.0
唐山	20	0	100.0
廊坊	21	0	100.0
秦皇岛	58	0	100.0
张家口	2	0	100.0
邢台	7	0	100.0
承德	9	0	100.0
邯郸	19	0	100.0
山东省烟台	3	0	100.0
总计	256	0	100.0

《食品安全国家标准食品中污染物限量》（GB2762 – 2017）中规定，水产动物及其制品可先测定总汞，当总汞水平不超过甲基汞限量值时，不必测定甲基汞；否则，需再测定甲基汞。水产动物及其制品中甲基汞的限量值为 0.5mg/kg，肉食性鱼类及其制品中甲基汞的限量值为 1.0mg/kg。

参考文献

谢文强：《六价铬对人体急性与慢性危害探究》，《资源节约与环保》2016 年第 7 期。

考庆君、吴坤：《铬的生物学作用及毒性研究进展》，《中国公共卫生》2004 年第 11 期。

陈志蓉、张庆生：《六价铬的危害性评价及其检测回顾》，《中国药事》2012 年第 7 期。

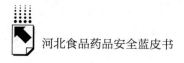

沙博郁、孟亚楠、孙开奇等：《食品及空心胶囊中铬测定的前处理方法的研究》，《中国食品卫生杂志》2017年第1期。

王欣、陈丽琼、钟新林等：《高效液相色谱－电感耦合等离子体质谱联用技术测定皮革中Cr（Ⅵ）》，《分析科学学报》2015年第2期。

李登科、范国樑、姚鹤鸣等：《HPLC－ICP－MS联用技术用于烟草中铬的形态分析研究》，《中国烟草学报》2016年第2期。

徐敏、王斌、柳映青等：《纺织品中可萃取Cr（Ⅲ）和Cr（Ⅵ）的HPLC－ICP－MS测定法》，《印染》2014年第9期。

周晓红：《微量元素硒的形态和测定》，《安庆师范学院学报》（自然科学版）2008年第2期。

代军、陶春元、孙剑奇：《环境样品中砷、硒形态分析研究进展》，《广东微量元素科学》2009年第7期。

雷绍荣、杨定清、周娅：《硒的总量及形态分析综述》，《中国测试》2009年第5期。

周乾坤、周守标、孔娟娟等：《施硒对紫云英硒积累和硒形态的影响研究》，《水土保持学报》2014年第4期。

刘新伟、段碧辉、夏全杰等：《硫酸盐对两种硒形态处理下小麦硒吸收和转运的影响》，《环境科学学报》2015年第4期。

王卫真、唐家骏、彭安：《富硒大蒜含硒蛋白的分离、鉴定和生物活性研究》，《生物化学杂志》1989年第3期。

高新楼、秦中庆、苏利等：《喷施富硒液对富硒小麦籽粒硒含量及产量的影响》，《安徽农业科学》2007年第18期。

于振、李建科、李梦颖等：《食品中微量硒测定方法研究进展》，《食品工业科技》2012年第18期。

B. Michalke，P. Schramel. Application of capillary zone electrophoresis－inductively coupled plasma mass spectrometry and capillary isoelectric focusing－inductively coupled plasma mass spectrometry for selenium speciation. Journal of Chromatography A，1998，807（1）.

王欣、幸苑娜、陈泽勇等：《高效液相色谱－电感耦合等离子体质谱法检测富硒食品中6种硒形态》，《分析化学》2013年第11期。

熊珺、覃毅磊、龚亮等：《HPLC－ICP－MS在线联用分析食品中无机硒和硒氨基酸的形态》，《食品工业科技》2017年第4期。

王振华、何滨、史建波等：《液相色谱－双通道原子荧光检测联用法同时测定砷和硒的形态》，《色谱》2009年第5期。

陈尚卫、戴军、吴胜芳等：《富硒酵母中硒蛋氨酸的GC－MS/MS测定》，《食品与机械》2012年第2期。

吴胜芳、莫海珍、王利平等：《气相色谱串联四极杆质谱法对富硒包菜汁中硒甲基硒半胱氨酸与硒蛋氨酸的测定》，《分析测试学报》2008 年第 12 期。

杜丽娟、米艳华、陈璐等：《药用植物三七对土壤中砷的吸收运转及形态转化》，《生态与农村环境学报》2016 年第 6 期。

顾敏、韩静：《HPLC - ICP - MS 检测牛肉中不同形态砷元素的研究》，《食品工业》2017 年第 5 期。

张春涛、陆怡峰、李海霞等：《HPLC - ICP - MS 联用技术分析烟草中砷的形态》，《分析试验室》2014 年第 10 期。

苑蕾：《超声浸提 - 液相色谱/原子荧光光谱法测定动物源性中药中砷的形态》，《分析试验室》2017 年第 8 期。

熊文明、冯敏玲、李拥军等：《超声辅助提取 - 高效液相色谱 - 电感耦合等离子体质谱法测定南美白对虾中砷形态》，《广东农业科学》2013 年第 12 期。

陆奕娜、卢金素、朱婷等：《砷形态提取及分析方法研究进展》，《福建分析测试》2017 年第 4 期。

胥佳佳、冯鑫、汤静等：《超声辅助提取 - 高相液相色谱 - 电感耦合等离子体质谱法测定香菇中 6 种形态砷化合物》，《食品科学》2016 年第 24 期。

吴思霖、王欣美、于建等：《高效液相色谱 - 电感耦合等离子体质谱联用测定鸡肉及鸡肝中 10 种砷形态化合物》，《分析测试学报》2018 年第 4 期。

林琳、张素静、徐渭聪等：《血液和尿液中砷形态化合物的 HPLC - ICP - MS 分析》，《法医学杂志》2018 年第 1 期。

杨艳、陈宏靖、李鑫等：《婴幼儿谷类辅助食品中砷形态分析》，《中国公共卫生》2018 年第 1 期。

王继霞、张颜、叶明德等：《超声辅助酶水解 - 高效液相色谱 - 氢化物发生 - 原子荧光光谱测定贝壳类海产品中砷形态》，《分析科学学报》2018 年第 1 期。

陈玎玎、葛高飞：《液相色谱 - 氢化物发生原子荧光光谱测定鸡肉中 4 种形态砷化合物》，《安徽农业大学学报》2017 年第 3 期。

刘成新、肖志明、贾铮等：《液相色谱 - 氢化物发生原子荧光光谱法测定饲料中砷的形态》，《分析化学》2018 年第 4 期。

张颖花、高咏、霍韬光等：《利用氢化物发生 - 冷阱捕集 - 原子吸收光谱联用技术测定雄黄染毒大鼠血中砷的含量》，《化学研究》2013 年第 3 期。

张景红、李红玉：《高效毛细管电泳法测定雄黄微生物炮制液中砷的形态成分》，《时珍国医国药》2011 年第 2 期。

林奇、陈立奇、林红梅等：《离子色谱 - 电感耦合等离子体质谱联用测定海水中的 IO_3^- 和 I^-》，《台湾海峡》2010 年第 1 期。

张翼、徐子刚、姚琪等：《离子色谱 - 电感耦合等离子体质谱联用测定不同形态碘元素》，《浙江大学学报》（理学版）2009 年第 4 期。

刘崴、曹蔚然、胡俊栋等：《高效液相色谱 - 电感耦合等离子体质谱法测定紫菜中

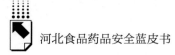
的碘形态》,《分析试验室》2017 年第 9 期。

孙凯峰、徐红斌、周陶忆等:《HPLC – ICP – MS 联用技术测定奶粉中不同形态的碘》,《食品工业》2015 年第 2 期。

李仲根、冯新斌、郑伟等:《大气中不同形态汞的采集和分析方法》,《中国环境监测》2007 年第 2 期。

彭国俊、朱晓艳、陈建国等:《高效液相色谱 – 电感耦合等离子体质谱联用快速测定水样和生物样品中的 4 种汞形态》,《分析试验室》2015 年第 1 期。

谷春豪、许怀凤、仇广乐:《汞的微生物甲基化与去甲基化机理研究进展》,《环境化学》2013 年第 6 期。

白乌云、赛音:《环境中汞的形态及分析方法研究进展》,《内蒙古师范大学学报》(自然科学汉文版)2006 年第 3 期。

莫洁芳、韩英:《水环境中汞离子检测技术研究进展》,《现代仪器》2010 年第 3 期。

黄志勇、黄智陶、张强等:《原子荧光光谱法测定环境水及土壤样品中的汞形态含量》,《光谱学与光谱分析》2007 年第 11 期。

陈岩、刘永涛、赵晓丽等:《HPLC – ICP – MS 联用技术测定水产品中的汞形态》,《食品研究与开发》2016 年第 23 期。

林立、王琳琳、孙海波等:《离子色谱 – 电感耦合等离子体质谱法测定乳粉的汞形态》,《岩矿测试》2014 年第 3 期。

李妍、刘书娟、江冬青等:《气相色谱 – 电感耦合等离子体质谱联用技术应用于水产品中汞形态分析》,《分析化学》2008 年第 6 期。

蒲丽梅、曹小丹:《液相色谱 – 原子荧光联用测定植物中汞形态》,《现代仪器》2012 年第 5 期。

新兴环境污染物——药物及个人护理品（PPCPs）对食品安全的影响现状

艾连峰*

摘　要： 环境污染是引起食品安全问题的重要因素之一。新兴环境污染物——药物和个人护理品（PPCPs）在世界各地的环境中普遍存在，不仅污染着生态环境，也影响着食品安全，威胁着人类健康。本文结合国内外环境和食品中 PPCPs 的研究现状，全面分析了 PPCPs 的来源、种类、危害、检测方法、环境污染情况、影响食品安全的途径等，阐述了当前食品中 PPCPs 的污染情况以及研究进展，建议深入开展食品中 PPCPs 的本底调查、风险评估以及监督抽检工作。

关键词： 食品安全　环境污染　药物和个人护理品（PPCPs）

一　环境污染与食品安全

食品关乎人民群众的生存与健康，既是公共层面的一些安全问题，又涉及经济贸易问题。中国饮食文化源远流长，食品在我国有着特别的社会和经济地位，不管家庭的收入高低，日常食品的消费占据了每户家庭消费总支出的约40%，该比例明显高于大多数国家，所以，食品安全问题成为我国特

---

* 艾连峰，高级工程师、博士，主要从事食品分析检测工作。

别关注的焦点之一，人们已经将食品安全视为日常生活中排在地震之后的第二大风险。有研究表明在我国较小空间尺度（省域）内，以食源性疾病暴发为代表的食品安全与环境污染具有一定时空相关性。环境污染包括大气污染、水污染、土地污染等，有一些污染更是直接或间接地对食品方面产生不可忽视的危害，从而对人类健康产生影响。在我国，这个问题明显突出，我国处于社会主义初级阶段，是世界上最大的发展中国家，由于追求经济的发展，难免会对环境污染的问题有所忽视，所以我国的环境污染是比较严重的，这些污染也深深地给我国的食品安全带来一些问题。历史上由环境污染引起的重大食品安全事件也比比皆是，比如：1968 年日本镉污染引起的"痛痛病"事件。1968 年，日本九州环境污染物多氯联苯发生米糠油事件，涉及日本 20 多个府县，受害者达 14000 多人，124 人死亡。同时，多氯联苯引起的食品安全事件还有 1979 年的台湾彰化油病，该事件引致 2000 多人中毒。1999 年 5 月，比利时爆发"二噁英"污染的食品安全事件，在部分鸡肉和鸡蛋中测出含有高浓度二噁英，可能受到污染的食品还包括牛肉、猪肉、牛奶及数以百计的衍生产品，其原因是饲料中加入了受二噁英污染的废机油。这些事件都给人类带来重大的伤害，所以了解环境污染对食物安全性影响是个迫在眉睫的事情。

目前，我国环境污染对食品安全的一些危害主要有体现在以下方面：一是水体污染对食品安全的影响，民以食为天，食以水为先，水对食品的安全至关重要。我国地表水污染严重，在各级水体中均检出了抗生素残留。二是大气污染对食品安全的影响是危害人体的途径之一，其他表现主要是人体表面接触受到伤害和吸入污染的空气后增加患病风险。三是土壤污染也是环境影响食品安全的表现之一。中国土壤存在着一定的污染，且有的地区土壤污染较重。四是环境资源紧张也影响着食品安全。随着中国经济的快速发展，城镇化、工业化迅猛增长，水资源不足对发展的约束越来越明显。水资源量少、分布不均，发展需求与水资源条件之间的矛盾较为突出，水资源缺乏既影响着社会经济的发展，也威胁着初级农产品如粮食、蔬菜、畜禽肉等的安全。五是环境生态功能的退化对食品安全、农作物的生产也有很大影响，比如污染物的排放超过了水体自净功能，水体降解不了的污染物随生态链进入食品链，进而危害人体健康。六是新型污染物多种多样，微量有机污染物——药物和个人护理品（Pharmaceuticals and Personal Care Products，简称为PPCPs）是一类新兴的环境污染物，先后在污水、地表水、地下水、土壤等环境中检出，同时这些新型环境污染物正在影响着初级农产品等的安全。

控制环境污染对食品安全的影响，需要对具体的环境污染因子进行详尽分析，包括污染物的危害、污染途径、迁移风险、消除方法等。目前，持久性污染物POPs（多溴联苯醚、多氯联苯、二噁英等）、重金属等污染物在世界各国都已研究多年，这些污染物对食品的影响比较明确。但对新型环境污染物PPCPs的研究，尤其是对食品中PPCPs的研究仍处于起步阶段，还需要各国学者进一步深入研究PPCPs对食品安全的具体影响。

二 新型环境污染物PPCPs

（一）PPCPs概念的由来

科学技术是一把双刃剑，随着科技的发展，人类日常生活和工农业生产所使用的化学品已多达100000种以上，这些化学品在满足人们生产、生活需要的同时，也正在影响着人类的环境卫生、食品安全等关系国计民生的关键领域，其危害已引起了国际环境科学界乃至公众的广泛关注。随着科学的发展，人们对环境问题的日益关注和研究的深入一直被忽视，且复杂的新兴污染物逐渐呈现于世人面前，即我们在日常生活中接触最为频繁、用量最大的化学品——药物与个人护理品（PPCPs）。这些化学品因对我们具有一定的积极作用，其在环境中的存在、行为及其可能造成的负面影响常常被人们忽略。近些年，国外有关学者重点关注了环境中的PPCPs，比如抗生素类药物，人们在日常生活，以及水产养殖、家禽饲养、食品加工等生产活动中都在广泛应用，环境中的残留几乎在世界各地都有报道。在1999年，美国有关部门针对药品、环境激素以及其他有机废水污染物，开展了一个全国地表水监测项目，结果检测出了包括粪（甾）醇、三氯生、红霉素、林可霉素、甲氧苄氨嘧啶、布洛芬、西维因等药物在内的24种药品，同年一篇关于药品和个人护理用品的文献综述"Pharmaceuticals and Personal care Products in the Environment: Agents of Subtle Change?"发表，随后PPCPs就作为药品和个人护理用品的专用名词被广大学者所接受并采用。除美国的这项调查外，一些发达国家如德国、英国、巴西、意大利、西班牙和瑞士等也意识到PPCPs污染的普遍性，所以也针对PPCPs的环境残留、环境中的演变归趋以及对环境的影响开展了广泛的研究。虽然大部分PPCPs生物半减期较短，但由于排放量大，故易在水体中出现"伪持久性"（pseudo persistent）现象。同时，PPCPs挥发性较弱的特点，使其难以实现类似POPs"全球蒸发"的归趋模式，因此主要通过环境中的生化过程降解。PPCPs是一个庞大、复杂、数量持续增加的大家族，它涵盖了人类临床用药及畜禽养殖用药，还有人们日常使用的消毒剂、化妆品、护理品等。其中，药物有抗生素类、激素类药、解热镇痛抗发炎药、降压降脂类药、抗肿瘤药、抗癫痫药、β-受体阻抗剂、精神调理药物、碘化造影剂等，这些药品除用于人类疾病治疗（如抗生素、干扰素等）、疾病诊断（如造影剂等）、避孕、防疫消毒外，还大量用作兽药、养殖业添加剂，人类开发的各类药物已达50000余种，原料药品全世界产量早已突破2×10^6吨/年；个人化妆和护理品主要包括香料、表面活性剂、杀菌剂、消毒剂、紫外吸收剂等，其化合物种类也有几千种，世界产量超过1×10^6吨/年。《美国国家科学院院刊》发表的一项研究显示，2000~2015年世界范围内抗生素使用量增长幅度高达65%，从2000年的211亿剂飙升至2015年的348亿剂。这16年间，每1000位居民的抗生素日使用量增长幅度高达39%，从11.3剂增长至15.7剂。抗生素使用增长主要在人口不断增长的低收入和中等收入国家。2000~2015年，抗生素使用量增长幅度最大的国家是印度（增幅为103%）、中国（增幅为79%）及巴基斯坦（增幅为

65％）。由此可见，各类化学药物的实际生产量和使用量是巨大的。而在我国，现在大约生产1300种化学原料药、3000种西药。我国早已是排在美国和日本后的全球第三大个人护理品消耗国。

这些化学物质最终会通过医院污水、生活污水、养殖废水等途径进入环境并造成水体、土壤等环境污染，对环境中持续输入痕量PPCPs并将影响食品安全，通过饮用水和食品中生物富集的PPCPs威胁着人们的健康卫生，同时可能抑制环境中有益微生物的活性，刺激病原菌产生抗药性，对生物体产生慢性毒效应，对生态系统产生负面效应，并通过食物链对人类健康产生潜在影响。据报道，在世界各种水体中检出的2221种有机化合物中有不少"三致物质"（致癌、致畸、致突变）。

（二）常见的PPCPs

PPCPs中的药品既包括人们用于治疗和预防疾病的化学药物，也包括用于畜禽和水产动物疾病的防治或增产用药，常见的大类包括抗生素、抗病毒药物、激素、止痛消炎药、镇静剂、降压降脂药、避孕药、抗癫痫药、减肥药、造影剂、驱虫药等；个人护理用品包括化妆品、香料、消毒剂、漱口水、牙膏、香皂肥皂、洗发水、染发剂等。环境中PPCPs最多的药物为抗生素类药物。抗生素类药物是临床应用最为广泛的一类药物，一定浓度下可以对病原体有抑制和杀灭作用，也被称为抗菌素类药物。常见的抗生素主要包括 β－内酰胺类（青霉素和头孢类药物）、（氟）喹诺酮类（沙星类药物）、大环内酯类、磺胺类、四环素类、氨基糖苷类（链霉素、庆大霉素等）、林可霉素类（林可霉素、克林霉素等）、多肽类（万古霉素、杆菌肽等）、抗真菌药（益康唑、联苯苄唑、酮康唑等）及其他抗生素。除此之外，还有一些抗生素是专用于兽医临床，如头孢噻呋。畜禽、水产养殖废水排放是环境中排入抗生素的重要途径之一，因为世界各国用于动物的抗生素比重都比较高，如中国将近一半的抗生素用于养殖业，美国的抗生素约70％用于动物。个人护理用品中应用最多的是香料（人工麝香）和杀菌剂（三氯生），人工麝香即通过人工化学合成得到的具有麝香气味的一种香料，是天然麝香的替代品，它主要作为替代型香料，被广泛地用作各种化妆品和洗涤用品的添加剂。三氯生是日用化学品中常用的广谱抗菌剂，广泛应用于牙膏、肥皂、漱口水等，但对其使用量有一定的限制，一般为 0.05% ~ 0.3%。因人工麝香和三氯生的应用广泛，其生产量、消费量以及排放残留量是巨大的，所以，这两类物质成为环境、生态链中检出最多的个人护理品中的两种成分。

（三）PPCPs 进入环境的来源、途径和归趋

PPCPs 是人们生活和生产活动中的排放物，其进入环境的途径较多，最开始从生产企业，PPCPs 就以固体废物或废水形式排入环境。其主要的进入环境的途径可归纳如下。

1. 生产企业的排放

药品及个人护理品的生产制造企业排放的废水或多或少地含有这些物质的原料或成品，这些废水的排放，就会将残留的 PPCPs 排入污水处理厂，违规企业甚至未经处理将废水直接排入环境；还有，生产过程中的劣质产品作为固体废物处置，若焚烧处理可将 PPCPs 处置完全，但若将固废填埋处理可导致 PPCPs 进入蓄水层，污染地下水。

2. 直接排放

日常生活中，人们通过清洗、沐浴、游泳、洗涤消毒等活动将外用药品、个人护理品以及清洁类产品排入生活污水，随后流入污水处理系统，或直接排放到天然水体。而有些排放物作为垃圾排放或残存于环境中，土壤吸附这些垃圾中的 PPCPs 就造成了土壤污染，或随雨水渗透等途径进入环境；未用的或者过期的药物以垃圾形式，通过固废堆放及填埋处理进入地表水和地下水而污染环境。

3. 代谢后排放

人和动物食用药物后，没有被完全吸收或代谢完的药物及其衍生物就会排入生活污水，这些原药或其衍生物在污水处理系统中若未降解干净，就会

进入天然水体，甚至这些排放物未经处理直接排入环境包括水体和土壤。

4. 重点场所的排放

医院和畜禽养殖企业的垃圾以及粪便等排放物、洗浴中心的废水是重要的 PPCPs 污染源，若不经过特殊处理，PPCPs 便随污水和垃圾进入环境。污水处理厂的底泥会吸附某些化学性质的 PPCPs，如果将底泥作为肥料用于土壤中，就会将此类污染物排入环境。

图1形象地描述了 PPCPs 的药品在环境中的来源、迁移、食品链转移过程。人用药物和兽用药物以水和固废形式进入环境，然后在各级环境途径中迁移转化，残留于每个环节，而环境中的有机体暴露于 PPCPs，无论是绿色植物还是动物，都会对其进行富集和累积，当这些污染的食品被人类摄入后就会威胁人们的健康卫生，是食品安全事件的潜在暴发源。

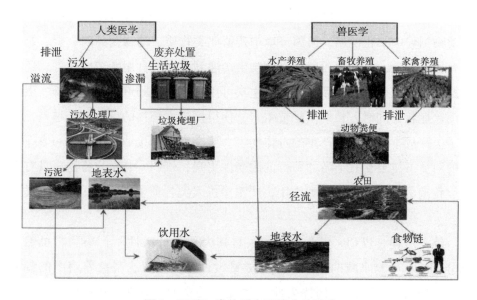

图1　PPCPs 类物质在环境中的迁移

（四）PPCPs 危害及对生物体的影响

PPCPs 是多类化学品的集合，包含多种药物，其主要危害是导致耐药菌株以及抗性基因的传递和扩散，干扰正常的天然细菌生态系统，同时也会使常用药物的疗效降低；PPCPs若从环境中迁移进入生态链，一些药物的副作用就会起效，导致易感人群致癌、致畸、致突变或过敏性反应，破坏人体的正常菌群等而威胁人类健康。PPCPs可以影响环境中各种微生物的种群数量，如土壤中有机质依赖于一些微生物菌落的降解，但土壤中若残留一定量的残留药物，这些微生物就会被杀死，其菌落种类和数量就会减少，有机质的分解就会受到阻碍，土壤肥力就会下降。PPCPs中的某些抗生素对绿色植物也有直接影响，如一定浓度的磺胺二甲氧哒嗪能抑制车前草、玉米等绿色植物的生长，并在根部和叶片中富集，根部的浓度最高；四环素族类药物如土霉素能够影响杂色豆植株的生长，使其减少对钙、镁和钾等有机元素的吸收。PPCPs中的激素类药物对动物的影响也多有报道。有研究发现，生活在PPCPs的污染水体中，青蛙出现了畸形，野生鱼类产生了性别错乱等现象。PPCPs对人们的健康影响也日益显现，氯霉素、硝基呋喃等致癌药物，虽已在动物饲养中禁止使用，但因环境中残留此类物质，动物食品肉、蛋、奶中仍有检出现象，人食用后就会沿食物链传递到人，对食用者造成伤害；还有长期食用含抗生素的食品，这些抗生素可以破坏人类肠道内正常菌群，引起腹泻等症状，同时，长期接触抗生素，使得抗生素药物的疗效越来越差，增加了医疗成本，造成更严重的身体伤害。研究表明在接纳城市废水和农业径流的河流下游要比其上游的菌群的耐药性更强，PPCPs中部分药物还具有致癌、致畸、致突变或激素类作用，严重干扰人类各项生理功能，威胁人类健康。

综上所述，PPCPs主要特点：一是其为"伪持久性"污染物，虽然大部分PPCPs生物半减期较短，但排放量大，且在个人、畜禽养殖中的频繁使用，导致PPCPs的"伪持久性"特征。二是种类繁多，PPCPs是各种各样的药品和个人护理用品的总称，随着新工艺新产品的不断推出，各类新药以及新型个人护理品不断涌现，PPCPs涉及的种类也在不断增长。三是含量较低，具有一定的生物富积性。PPCPs在环境中的浓度普遍较低，一般在ng/L～ug/L级别，且随着食物链的延伸，具有一定的生物富积性。调研发现，人工合成麝香等物质在海水和淡水以及水体生物中广泛存在，并且在人的体液和组织中也有检出。四是世界各地的环境中普遍存在 PPCPs 的污染状况，这些污染物不仅直接对人类健康产生危害，也通过食物链间接影响着人们的饮食卫生。

三　PPCPs 的分析检测技术

PPCPs 涉及化合物种类繁多，化学性质各异，在环境和生物体中的浓度较低（大部分为痕量级）且基质复杂，所以实现精确检测超痕量水平的 PPCPs，一般要求前处理过程能够屏蔽大量杂质的干扰且具有一定富集浓缩倍数；要求采用的检测技术具有高灵敏度、高特异性和高通量性。表 1 列出了近年来环境和水产品中 PPCPs 的净化和分析测试方法。

表 1　环境及水产品中 PPCPs 的分析方法

样品	PPCPs 组分	提取和富集方法	净化方法	检测方法	检出限 ng/g 或 ng/L
沉积物	激素(17 β - 雌二醇、炔雌醇、雌酮、17 α - 炔雌酮、16 α - 羟雌酮、壬基酚、辛基酚和双酚 A)	MASE	硅胶柱	GC - MS	5.0
	三氯生、2,4 - 二氯苯酚、2,4,6 - 三氯酚	MASE	硅烷化衍生	GC - MS/MS	0.4 ~ 0.8
	克拉霉素、红霉素、罗红霉素、磺胺二甲嘧啶、磺胺甲恶唑和甲氧苄啶	USE	SPE	LC - MS	20
	氯贝酸、双氯芬酸、布洛芬、非诺洛芬、吉非贝齐、2 - 羟基 - 异丁苯丙酸、吲哚美辛、酮洛芬、萘普生、磺胺嘧啶、伊维菌素	USE	SPE	HPLC - MS/MS	0.4 ~ 20
水样	27 种药物、激素、农药和个人护理产品	SPE	—	HPLC - MS/MS	0.01
	18 种 PPCPs	SPE	—	HPLC - MS/MS	0.1 ~ 10
	类固醇、抗炎药	LLE	—	HPLC - MS/MS	5
	氯霉素、磺胺类抗生素、三甲氧苄氨嘧啶	SPE	—	HPLC	1.1 ~ 34.7

续表

样品	PPCPs 组分	提取和富集方法	净化方法	检测方法	检出限 ng/g 或 ng/L
水产品	5 类 23 种鱼用药物（氯霉素、磺胺类、氟喹诺酮类和四环素类）	USE	C18 吸附剂	HPLC – MS/MS	0.3 ~ 5.0
	17 种 PPCPs（非甾体抗炎药、抗菌剂和精神药物等）	USE	硅胶柱 + GPC	UPLC – MS/MS	0.020 ~ 8.7
	合成麝香类	USE	硅胶柱	GC – MS/MS	50 ~ 100
	香料、造影剂、三氯生、卡马西平、地西泮	PLE	硅胶柱 + GPC	GC – MS/MS	1.2 ~ 38
	苯并三唑类防晒剂	ASE	硅胶柱	UPLC – MS/MS	1

资料来源：黄珂、赵东豪、杨宏亮、柯常亮、王旭峰、黎智广、李刘冬：《渔业环境及水产品中药物和个人护理用品（PPCPs）的研究进展》，《南方水产科学》2016 年第 3 期。

（一）提取净化富集方法

在 PPCPs 多组分同时分析中样品的提取是关键，选择适合的方法将决定检测的灵敏度和准确性。液液萃取（LLE）、固相萃取（SPE）和固相微萃取（SPME）等是常用的萃取方法，液体样品或固体样品经提取溶液提取后，用上述三种方式的一种或几种联合进行富集净化。

由于 PPCPs 的基体像沉积物、废水、初级农产品、水产品等基质比较复杂，要同时检测多种 PPCPs 组分的残留，还必须对样品进行一定的净化和富集处理，以减少干扰组分的影响并提高方法的灵敏度。常用的净化手段有各类固相萃取（SPE）、QuEChES、体积排阻色谱（GPC）净化等。而对于一些挥发性较低的组分，如果使用气相色谱或气相色谱质谱分析，则还需衍生化，比较常用的衍生剂有乙酸酐、重氮甲烷、五氟苯甲基溴化物和 N – 三甲基硅三氟醋酸铵等。

（二）检测技术

PPCPs 含量低，基体复杂，所以具有高灵敏度、高特异性和高通量的色谱质谱联用技术成了 PPCPs 分析测定的首选方法。这些检测手段包括气相色谱质谱联用仪（GC - MS）、气相色谱串联质谱联用仪（GC - MS/MS）、高效液相色谱质谱仪（HPLC - MS）、高效液相色谱三重四极杆串联质谱仪（HPLC - MS/MS）、高效液相色谱高分辨串联质谱仪（HPLC - HRMS）等。

1. GC - MS 和 GC - MS/MS

GC - MS 多用于挥发性化合物的检测，对于非挥发性物质可以采用衍生化的方式实现 GC - MS 的检测。大多数的 PPCPs 均为非挥发性化合物，所以文献报道的 PPCPsGC - MS 检测方法均为衍生化方法。衍生化虽然实现了对某些 PPCPs 的检测，但操作过程烦琐、重现性较差、副反应多。GC - MS/MS 在 GC - MS 的基础上增加了一级四极杆质量分析器，在对特定分析目标物进行碰撞碎裂后可得到特征子离子结构信息，既增强了选择性又降低了噪音，使得该技术不仅能准确定性分析，还能提高复杂样品的灵敏度，与 GC - MS 相比，具有抗干扰力强、灵敏度高、特异性强等特点。有研究表明，在许多 PPCPs 相同条件下，GC - MS/MS 的灵敏度比 GC - MS 高 5 倍。尽管 GC - MS/MS 相比于 GC - MS 有所改进，但还是需要复杂的衍生化步骤，因此其应用范围同样也受到限制，目前 GC - MS/MS 主要用于污水处理厂中半挥发性、挥发性类及底泥中 PPCPs 的检测。

2. HPLC - MS 和 HPLC - MS/MS

随着检测分析技术的不断发展，液相色谱与质谱离子源接口的完美解决，使得 HPLC - MS 的应用更为广泛。HPLC - MS 比 GC - MS 不仅减少了烦琐的衍生化环节，也弥补了气相色谱法适用范围小、不适用于不挥发物质的缺点。为弥补极性物质分析上的不足，HPLC - MS/MS 在 HPLC - MS 基础上多了一级质量分析器的分析，跟 GC - MS/MS 和 GC - MS 相近，HPLC - MS/MS 的灵敏度、选择性、重现性更佳。有文献记载，HPLC - MS 方法可实现对美国地下水和地表水进行检测，结果表明有 22 种不同类型的 PPCPs 药物被检出，且回收率均大于 60%。HPLC - MS/MS 目前分析环境介质中 PPCPs 最常用的测试方法，与 HPLC - MS 相比，增加了一级质量分析器，可有更多的扫描分析模式，其产生的分子、离子碎片的结构信息更丰富，噪音更低，可以提供更高的灵敏度和精密度。

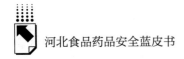

3. HPLC - HRMS

高分辨质谱的质量分析器如 TOF、Orbitrap 具有 10000 以上的分辨率，可以对未知物进行分析鉴定，如若建立筛查数据库可以不依赖标准品对样品进行筛查鉴定，且具有高通量的优势。运用 LC - Q/Orbitrap 可同时测定鱼肉中 54 种 PPCPs 的残留量，54 种 PPCPs 的检出限和定量限分别在 0.01 ~ 0.50 μg/kg 和 0.05 ~ 2.00 μg/kg 之间。

随着分离技术的不断提高和检测仪器的不断进步，质谱技术，尤其是串联质谱技术的应用大大提高了检测灵敏度，使得许多超痕量水平的化合物得以检出。水和鱼类水产品中 PPCPs 的研究迅速发展，一些方法相对解决了沉积物和水中几类药物多组分同时测定的问题，但是这主要针对抗生素类，对比 PPCPs 庞大的种类和数量，特别是就个人护理用品而言，目前的检测方法仍然在可靠度、灵敏度和准确度等方面存在局限性，尤其是在植物源食品和动物源食品中多种类高通量的 PPCPs 的检测方法报道不多。随着人们对环境中 PPCPs 的持续关注，世界各地的 PPCPs 污染情况正逐渐被探明，但 PPCPs 对食品安全的影响仍在起步阶段，尤其是在中国，食品中 PPCPs 的健康危害的安全性评价仍是空白。

四　食品中的 PPCPs

（一）环境中的 PPCPs

PPCPs 领域的研究虽然仅有十多年，但该领域比较重要，关系到人们的日常生活健康，所以 PPCPs 成为全球科研工作的热点方向，许多关于环境中 PPCPs 污染程度的科研工作相继展开。调研结果显示，从生活污水、地表水、地下水甚至饮用水以及沉积物、污泥和土壤中均能检测到 PPCPs 的存在，其浓度范围很广，可从 ng/L 到 mg/L，表 2 列出了不同国家和地区渔业养殖环境及天然水环境中 PPCPs 的污染情况。世界各国地表水中普遍存在微量的 PPCPs，其中消炎药和降脂类药物在地表水中检测到的浓度范围多在 ng/L 到 mg/L 之间。我国各河流中药物浓度的调查研究表明：黄河、珠江、海河和辽河中均有检出 PPCPs，其中水杨酸、布洛芬、萘普生、甲芬那酸、双氯芬酸、氯贝酸铝和吉非贝齐检出率较高；珠江三角洲河流检出水杨酸，其检出率和浓度最高；大部分 PPCPs 的浓度，从河流上游至下游，呈现增大趋势。从目前的调研结果来看，无论是中国还是世界其他国家和地区，环境受不同程度的 PPCPs 污染是普遍存在的。

表 2   不同国家和地区渔业养殖环境及天然水环境中 PPCPs 的污染情况

种类	PPCPs 组分	污染水平（μg/kg 或 μg/L）	样品及地区
抗生素类	3 种喹诺酮类药物、1 种四环素类药物、1 种大环内酯类药物	0.97 ~ 85.25	沉淀物/珠江口西岸
	3 种喹诺酮类药物	0 ~ 13.28	沉淀物/珠江三角洲地区
	诺氟沙星、环丙沙星	0 ~ 8.81	沉淀物/珠江三角洲地区
	磺胺甲基异噁唑、磺胺甲噻二唑、磺胺二甲氧嘧啶、诺氟沙星	1.5 ~ 30.1	沉积物/天津近郊
	磺胺嘧啶、磺胺二甲基嘧啶、磺胺甲基异噁唑	2.1 ~ 7.4 / 5.3 ~ 38.3	海水鱼类、牡蛎、珍珠贝、沉积物/大亚湾沉积物/阳江
	甲氧苄啶、磺胺甲唑、诺氟沙星、奥索利酸	1.04 ~ 6.06	养殖虾/越南
	诺氟沙星、氧氟沙星、四环素	0.00763 ~ 0.059	水体/珠江口西岸
	环丙沙星、恩诺沙星、土霉素	10.5 ~ 26.8	表层水/天津近郊
	诺氟沙星、磺胺二甲基嘧啶、磺胺甲唑、氟甲砜霉素、氧氟沙星	0.00354 ~ 0.0185	虾池、蛏池、海水/福建省九龙江入海口
	诺氟沙星、氧氟沙星、磺胺嘧啶、磺胺二甲嘧啶、磺胺甲噁唑、氟甲砜霉素、甲氧苄氨嘧啶	0.0009 ~ 0.0164	水体/福建省九龙江入海口
消炎止痛药	萘普生	0.139	水/加拿大的哈密尔顿海港
		0.038 ~ 0.23	水样/日本东京河流
	布洛芬	0.432 ~ 5.044	水样/英国河流
		6.4	水样/加拿大大西洋沿岸河流
降血脂药	氯贝酸	0.103	水/美国底特律河
	对氯苯氧异丁酸	≤0.248	水样/广州城市内河

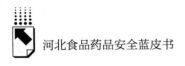

续表

种类	PPCPs 组分	污染水平（μg/kg 或 μg/L）	样品及地区
杀菌消毒剂	三氯生、三氯卡班	≤2633	底泥/珠江水系
		≤0.338	水样/珠江水系
表面活性剂	硬脂酸、十二烷基苯磺酸钠（阴离子表面活性剂）	1550	溯间带岩芯样/大沽口
抗癫痫精神类药物	卡马西平	0.002	水样/德国北海
其他	避蚊胺	0.0011	水样/德国北海

资料来源：黄珂、赵东豪、杨宏亮、柯常亮、王旭峰、黎智广、李刘冬：《渔业环境及水产品中药物和个人护理用品（PPCPs）的研究进展》，《南方水产科学》2016 年第 3 期。

（二）食品中 PPCPs 的迁移富集

大量研究表明，植物可以吸收富集 PPCPs。XiaoqinWu 等选取了莴苣、菠菜、黄瓜和辣椒为对象，研究了 20 种常见的 PPCPs 在这几种蔬菜中的吸收和转移。这些 PPCPs 包括 16 种药物，即对乙酰氨基酚（acetaminophen）、咖啡因（caffeine）、甲丙戊酸（meprobamate）、阿替诺洛尔（atenolol）、三甲氧苄氨嘧啶（trimethoprim）、卡马西平（carbamazepine）、地西泮（diazepam），吉非贝齐（gemfibrozil）、扑米酮（primidone）、磺胺甲恶唑（sulfamethoxazole）、苯妥英（dilantine）、双氯芬酸（diclofenac）、萘普生（naproxen）、布洛芬（ibuprofen）、（3S，5S）–阿托伐他汀［（3S，5S）–atorvastatin］、盐酸氟西汀（fluoxetine HCl）；3 种个人护理产品，即避蚊胺（N，N–diethyl–metatoluamide）（DEET）、三氯生（triclosan）、三氯卡班（triclocarban），1 种除草剂敌草隆（diuron）。分别用含有 20 种 PPCPs 两个浓度水平（0.5μg/L 和 5μg/L）模拟污水来灌溉这四种蔬菜，然后测定根和叶中 PPCPs 的含量水平，其结果如图 2 所示。结果表明 20 种 PPCPs 均在根部检出，双氯芬酸和对乙酰氨基酚在叶片中几乎未检出；三氯卡班、苯妥英、三氯生、地西泮在根部富集吸收明显，而对乙酰氨基酚、扑米酮、卡马西平、苯妥英以及敌草隆则较多地转移到叶片中。该实验证明了环境中的 PPCPs 转移至植物中的可能性。

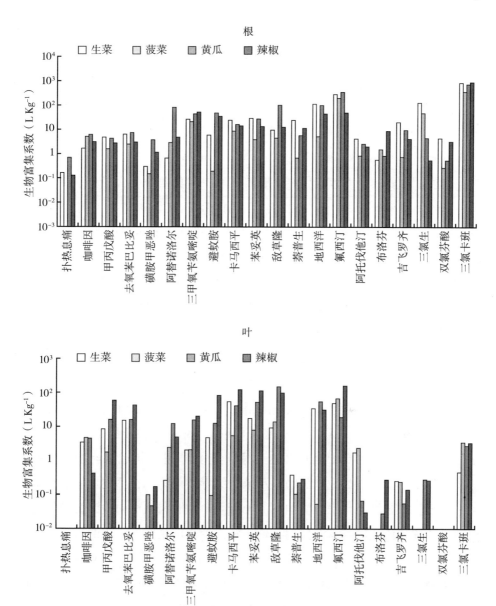

图2　目标PPCPs在蔬菜中的生物浓度因子（BCF）值

注：数据为两个PPCP水平（0.5和5.0μgL）的均值，每类样品为6平行（摘自Calderón-Preciado D，Matamoros V，Savé R，Muñoz P，Biel C，Bayona J M. Uptake of microcontaminants by crops irrigated with reclaimed water and groundwater under real field greenhouse conditions. Environmental Science and Pollution Research，2013，20（6）：3629 – 3638）。

（三）食品中 PPCPs 的污染现状

直接暴露于环境的粮食、蔬菜、畜禽、水产品等初级农产品中存在普遍检出 PPCPs 的现象，表 3 和表 4 分别为植物产品和水产品中 PPCPs 的污染情况。Calderón-Preciado 在莴苣和胡萝卜中检出镇痛药双氯芬酸和布洛芬，最高含量分别为 19 μg/kg 和 30 μg/kg。Min Pan 等在珠江三角洲地区的大白菜、菠菜、白萝卜和玉米样品中检出四环素、阿莫西林的含量分别在 2.6 ~ 22.4 μg/kg 和 4.0 ~ 10.1 μg/kg。实验证明 PPCPs 能够被植物不同程度地吸收转移。Griet Vandermeersch 等通过对欧洲污染水平数据的分析，阐述了海洋污染不仅仅是对环境本身有影响，对食品安全以及人们的健康卫生安全也有深远影响。文中重点论述了 PPCPs 对海产品的污染现状，比如在淡水鱼、海水鱼和软体动物里都检出了镇痛类药物，包括对乙酰氨基酚、双氯芬酸和水杨酸，其含量在 1.4 ~ 490ng/g；检出降脂药吉非贝齐在淡水鱼肝脏的含量为 90ng/g。美国和德国在受纳河流中的野生鱼体内佳乐麝香和吐纳麝香均有较高的残留水平和检出频次，其总体残留量分别达到 321 ~ 3390ng/g 和 366 ~ 11482ng/g。这两种合成麝香甚至在瑞士偏远高山湖泊中的鳟鱼体内、丹麦养殖场的鳟鱼以及日本锤头鲨（Sphrna lewini）的肝脏组织中都有检出，且残留水平达到几十至几百纳克/克。除此以外，抗过敏药物、精神性药物、降压药物、消炎止痛药物以及杀菌消毒类药物也在不同地区的野生鱼类中检出。德国城市污水厂受纳河流中野生鱼的肌肉组织中检出抗抑郁药去甲基舍曲林和抗过敏药苯海拉明；瑞士污水处理厂受纳河流中的褐鳟、褐鳟鲑（Salmo truttafario）鱼体组织检出紫外防晒剂；美国 Pecan Greek 河流鱼体检出降压药地尔硫卓及精神性药物卡马西平和去甲氟西汀。厦门筼筜湖中的菲律宾蛤仔检出激素类药物雌二醇、雌酮和炔雌醇。畜禽食品中 PPCPs 也普遍存在，Patrick A. Baron 等对美国普通市场上零售 39 份鸡肉、3 份绞碎的牛肉以及 3 份牛奶进行了 PPCPs 含量的调查试验，结果发现 2 份牛奶样品、10 份鸡肉样品检出了咖啡因，3 份牛奶全部检出了对乙酰氨基酚，2 份牛奶样品检测出四环素类抗生素残留。

表3　农产品中PPCPs残留现状

单位：μg/kg

种类	PPCPs组分	样品	残留水平（干重）
止痛药和抗炎药	双氯芬酸	生菜、胡萝卜	ND～19
	布洛芬	生菜、胡萝卜	ND～30
治疗糖尿病药物	甲福明（二甲双胍）	大麦	ND～440
兽用和人用抗生素	阿莫西林	白菜、空心菜、水稻、萝卜、玉米	2.6～22.4
	金霉素	玉米、大葱、洋白菜	2～17
	磺胺嘧啶	冬小麦	ND－487
	四环素	白菜、空心菜、水稻、萝卜、玉米	4.0～10.1
	四环素	小萝卜、油菜、芹菜、香菜	ND～330
化妆品和个人护理用品	三氯生（洗手液、腋下除臭剂和牙膏中起抗菌作用）	大豆、生菜、胡萝卜、小萝卜、胡椒、番茄、黄瓜	24.2～80.1
植物检疫产品	氯贝酸	生菜、胡萝卜	ND～18

资料来源：Bartrons M，Peñuelas J. Pharmaceuticals and Personal-Care Products in Plants. Trends in Plant Science，2017，22（3）：194－203。

表4　不同国家和地区水产品中PPCPs的残留情况

单位：μg/kg

种类	PPCPs组分	残留水平	样品及地区
合成麝香	二甲苯麝香、酮麝香	50～200	鲫鱼/日本水域
	佳乐麝香、吐纳麝香	321～3390	野生鱼类/美国污水处理厂受纳河流
		366～11482	野生鱼类/德国污水处理厂受纳河流
		62～284	鳟鱼/瑞士偏远高山湖泊
		1.6～13.1	肝脏组织/日本锤头鲨
		8.11～11.24	鳟鱼/丹麦养殖场
精神类药物	去甲基舍曲林	2.65～3.28	野生鱼类/德国污水处理厂受纳河流
	去甲氟西汀、卡马西平	4.32～6.58	鱼体/美国 Pecan Greek 河流
抗过敏药	苯海拉明	0.05～1.65	野生鱼类/德国污水处理厂受纳河流
紫外防晒剂	4-甲基苄亚基樟脑、氰双苯丙烯酸辛酯	1800～2400	褐鳟、褐鳟鲑鱼体组织/瑞士污水处理厂受纳河流
降压药	地尔硫卓	0.11～0.27	鱼体/美国 Pecan Greek 河流
杀菌消毒剂	三氯生、三氯卡班	24～92	鱼体/菲律宾 Manila 湾
消炎止痛药	双氯芬酸、萘普生、布洛芬	28～161	野生鱼类的胆汁/芬兰污水处理厂出水下游河流
激素类药物	3种雌激素	3.14～3.62	杂色蛤/厦门簧笃湖

资料来源：黄珂、赵东豪、杨宏亮、柯常亮、王旭峰、黎智广、李刘冬：《渔业环境及水产品中药物和个人护理用品（PPCPs）的研究进展》，《南方水产科学》2016年第3期。

我国正处于经济快速发展时期，环境污染问题仍比较严重，PPCPs 作为一种重要的污染物之一，越来越受到人民重视，海河流域、黄浦江流域、珠江三角洲流域已有学者对 PPCPs 的污染进行了初步调研，虽然考察 PPCPs 的种类不多，但也得到了一定的污染本底数据。然而，中国幅员辽阔，PPCPs 的种类繁多，无论是检测的方法学研究还是环境中 PPCPs 的本底调查，或者 PPCPs 控制降解研究等都应该增加人力物力进行深入的探索研究。同时，PPCPs 作为"假持久性"污染物已对食品特别是初级农产品造成了一定的污染，其引起的食品安全问题也应该引起人们的关注，相关的食品安全风险评估、食品中 PPCPs 标准方法制定、各类食品的残留水平调研以及食品中 PPCPs 监督抽检工作都应全面展开，切实把控好 PPCPs 引起的食品安全问题。

参考文献

王晓莉、李勇强、李清光、吴林海：《中国环境污染与食品安全问题的时空聚集性研究—突发环境事件与食源性疾病的交互》，《中国人口·资源与环境》2015 年第 12 期。

Daughton C G, Ternes T A. Pharmaceuticals and personal care products in the environment: agents of subtle change Environmental Health Perspectives, 1999 (107): 907 –938.

王丹、隋倩、赵文涛、吕树光、邱兆富、余刚：《中国地表水环境中药物和个人护理品的研究进展》，《科学通报》2014 年第 9 期。

周程、吴南翔、范宏亮：《药物及个人护理品对鱼类毒性的研究进展》，《环境与职业医学》2017 年第 12 期。

Murray K E, Thomas S M, Bodour A A. Prioritizing research for trace pollutants and emerging contaminants in the freshwater environment. Environmental Pollution, 2010, 158 (12): 3462 –3471

M Williams, Shore C. Toxicological profile for diethyl phthalate . U. S. Department of Health and Human Services. Public Health Service. Agency for Toxic Substances and Disease Registry. 1997. 9

Zhao J L, Ying G G, Wang L, Yang J F, Yang X B, Yang L H, Li X. Determination of phenolic endocrine disrupting chemicals and acidic pharmaceuticals in surface water of the Pearl Rivers in South China by gas chromatography negative chemical ionization mass spectrometry. Science of The Total Environment, 2009, (407): 962 – 974.

Jiang M, Wang L, Ji R. Biotic and abiotic degradation of four cephalosporin antibiotics in a lake surface water and sedimen. Chemosphere, 2010, 80 (11): 1399 – 1405.

Peng X, Yu Y, Tang C, Tan J, Huang Q, Wang Z. Occurrence of steroid estrogens, endocrine disrupting phenols, and acid pharmaceutical residues in urban riverine water of the Pearl River Delta, South China. Science of The Total Environment, 2008, 397 (1 – 3): 158 – 166.

Zhang S, Zhang Q, Darisaw S, Ehie O, Wang G. Simultaneous quantification of polycyclic aromatic hydrocarbons (PAHs), polychlorinated biphenyls (PCBs), and pharmaceuticals and personal care products (PPCPs) in Mississippi river water, in New Orleans, Louisiana, USA. Chemosphere, 2007, 66 (6): 1057 – 1069.

Wang L, Ying G G, Zhao J L, Yang X B, Chen F, Tao R, Liu S, Zhou L J. Occurrence and risk assessment of acidic pharmaceuticals in the Yellow River, Hai River and Liao River of north China. Science of The Total Environment, 2010, 408 (16): 3139 – 3147.

Zhao J L, Ying G G, Wang L, Yang J F, Yang X B, Yang L H, Li X. Determination of phenolic endocrine disrupting chemicals and acidic pharmaceuticals in surface water of the Pearl Rivers in South China by gas chromatography negative chemical ionization-mass spectrometry. Science of The Total Environment, 2009, 407 (2): 962 – 974.

Calderón-Preciado D, Matamoros V, Savé R, Muñoz P, Biel C, Bayona J M. Uptake of microcontaminants by crops irrigated with reclaimed water and groundwater under real field greenhouse conditions. Environmental Science and Pollution Research, 2013, 20 (6): 3629 – 3638.

Pan M, Wong CKC, Chu L M. Distribution of antibiotics in wastewater irrigated soils and their accumulation in vegetable crops in the Pearl River Delta. Southern China. Journal of agricultural and food chemistry, 2014, 62 (46): 11062 – 11069.

Grote M, Schwake-Anduschus, C, Michel R, Stevens H, Heyser W, Langenkämper G, Betsche T, Freitag M. Incorporation of veterinary antibiotics into crops from manured soil. Landbauforschung Volkenrode, 2007, 57 (1): 25 – 32.

Wu X, Ernst F, Conkle J L, Gan J. Comparative uptake and translocation of pharmaceutical and personal care products (PPCPs) by common vegetables. Environment International, 2013, 60 (7): 15 – 22.

Vandermeersch G, Lourenço H M, Alvarez-Muñoz D, Cunha S, Diogène J, Cano-Sancho G, Sloth J J, Kwadijk C, Barcelo D, Allegaert W, Bekaert K, Fernandes J O, Marques A, Robbens J. Environmental contaminants of emerging concern in seafood – European database on contaminant levels. Environmental Research, 2015, 143 (6): 29 – 45.

黄珂、赵东豪、杨宏亮、柯常亮、王旭峰、黎智广、李刘冬：《渔业环境及水产品中药物和个人护理用品（PPCPs）的研究进展》,《南方水产科学》2016 年第 3 期。

杜伟、李建中、郭启雷、薄涛:《使用超高灵敏度三重四极杆质谱仪实现水中药物和个人护理用品（PPCPs）的高通量检测》,《环境化学》2017 年第 9 期。

Baron P A, Love D C, Nachman K E. Pharmaceuticals and personal care products in chicken meat and other food animal products: A market-basket pilot study. Science of the Total Environment, 2014, 490 (4): 296 – 300.

Zhang Y, Guo W, Yue Z, Lin L, Zhao F, Chen P, Wu W, Zhu H, Yang B, Kuang Y, Wang J. Rapid determination of 54 pharmaceutical and personal care productsin fish samples using microwave-assisted extraction-Hollowfiber-Liquid∕solid phase microextraction. Journal of Chromatography B, 2017, 1051 (1): 41 – 53.

Cerqueira M B R, Guilherme J R, Caldas S S, Martins M L, Zanella R, Primel E G. Evaluation of the QuEChERS method for the extraction of pharmaceuticals and personal care products from drinking-water treatment sludge with determination by UPLC – ESI – MS∕MS. Chemosphere, 2014, 107 (3): 74 – 82.

Tanoue R, Nomiyama K, Nakamura H, Hayashi T, Kim J – W, Isobe T, Shinohara R, Tanabe S. Simultaneous determination of polar pharmaceuticals and personal care products in biological organs and tissues. Journal of Chromatography A, 2014, 1355 (6): 193 – 205.

Munaretto J S, May M M, Saibt N, Zanella R. Liquid chromatography with high resolution mass spectrometry foridentification of organic contaminants in fish fillet: screening and quantification assessment using two scan modes for data acquisition. Journal of Chromatography A, 2016, 1456 (6): 205 – 216.

Celano R, Piccinelli A L, Campone L, Rastrelli L. Ultra-preconcentration and determination of selected pharmaceuticaland personal care products in different water matrices by solid-phaseextraction combined with dispersive liquid – liquid microextractionprior to ultra high pressure liquid chromatography tandem massspectrometry analysis. Journal of Chromatography A, 2014, 1355 (6): 26 – 35.

Hao C, Zhao X, Yang P. GC – MS and HPLC – MS analysis of bioactive pharmaceuticals and personal-care products in environmental matrices. Trends in Analytical Chemistry, 2007, 26 (6): 569 – 580.

Wu X, Conkle J L, Gan J. Multi-residue determination of pharmaceutical and personal care products in vegetables. Journal of Chromatography A, 2012, 1254 (7): 78 – 867.

汤迎:《城市污水处理厂内药品及个人护理品的赋存特征与去除机理》,湖南大学博士学位论文,2014。

Bartrons M, Peñuelas J. Pharmaceuticals and Personal-Care Products in Plants. Trends in Plant Science, 2017, 22 (3): 194 ~ 203.

B.13
植物蛋白饮料掺假鉴别风险研判报告

周　巍　张雅伦　陈　晨　陈　佳*

摘　要： 目的：植物蛋白饮料在饮料市场上的比重越来越大，为了考察河北省现阶段植物蛋白饮料质量安全情况，河北省食品检验研究院开展了专项监督抽检工作。方法：依据河北省食品检验研究院自行研发的《植物蛋白饮料中植物源性成分定性检测方法实时荧光 PCR 方法》，该标准较以往标准，操作更加简单、目的基因更加稳定、特异性和灵敏性有了极大的提高，极大地提高了检测效率。结果：经植物源性成分鉴定检验，118 例植物蛋白饮料样品中，符合 47 例，不符合 71 例，符合率 39.8%。从生产省份看，本省产品符合率 48.8%，外省产品符合率 19.4%；从产品品种看，核桃乳样品符合率 43.6%，杏仁露样品符合率 57.1%，复合蛋白饮料符合率 33.8%；从采样环节看，生产环节符合率 61.9%，流通环节符合率 14.5%。结论：从本次监测结果看，植物蛋白饮料掺假问题较为严重，河北省是植物蛋白饮料生产大省，建议应该引起相关部门的重视，加强问题治理工作。

关键词： 植物蛋白饮料　检验方法　植物源性成分鉴定　结果分析

---

* 周巍，河北省食品检验研究院，高级工程师、博士，研究方向为食品安全；张雅伦，河北省食品检验研究院，助理工程师、硕士，研究方向为食品安全；陈晨，河北省食品检验研究院，助理工程师、硕士，研究方向为食品加工与食品安全；陈佳，河北农业大学食品科技学院在读博士，研究方向为食品安全与营养。

在河北省食品药品监督管理局的大力支持和指导下，依据河北省食品检验研究院自行研发的《植物蛋白饮料中植物源性成分定性检测方法实时荧光 PCR 方法》开展了植物蛋白饮料中植物源成分鉴定技术研究，为进一步保障河北省植物蛋白饮料质量安全、促进行业健康发展，开展了省内产品的专项监测，有关情况如下。

一　总体情况

（一）植物蛋白饮料掺假情况

植物蛋白饮料是用蛋白质含量较高的植物果仁、种子等原材料进行加工、调配，再经无菌包装制得的一类乳味饮料。常见原材料有大豆、花生、杏仁、核桃仁、椰子等。根据加工原料的不同可将其分为杏仁乳（露）饮料、核桃乳（露）饮料、豆乳类饮料、椰子乳（汁）饮料、复合植物蛋白饮料等。根据加工特性，可将植物蛋白饮料分为调制植物蛋白饮料、天然植物蛋白饮料、果蔬复合植物蛋白饮料及发酵植物蛋白饮料。

植物蛋白饮料含有大量的人体不可缺少的蛋白质、维生素、矿物质等，具有很高的营养价值。植物蛋白是蛋白质的一种，从植物中提取，营养与动物蛋白相仿，但其脂肪含量低，是高血压、冠心病、糖尿病人的理想食品。比如核桃露饮料中富含磷脂，具有健脑作用，可以提高记忆力；杏仁露中不仅富含蛋白质、维生素、氨基酸、矿物质，还含有亚麻酸、黄酮类和多酚类成分，可以止咳、润肺，能有效降低人体内胆固醇的含量，在降低心脏病和很多慢性病的发病危险上也有一定功效。而椰汁中含糖类、脂肪、蛋白质、生长激素、维生素和大量人体必需的微量元素，经常饮用能扩充血容量，补充细胞内液，健脾补气，滋润皮肤，具有驻颜美容的作用。植物蛋白饮品以"天然"及"健康"的特征吸引消费者的眼球，在人们更注重营养保健的背景下，促进了植物蛋白饮料的产品需求，越来越多的年轻消费者愿意购买植物蛋白饮料产品，使得植物蛋白饮料逐渐成为饮料市场的亮点。

如今饮料行业快速发展，产品种类琳琅满目。植物蛋白饮料迅速崛起，成为饮料行业发展最快的子行业之一，在饮料市场上的比重越来越大，已经占据主要市场份额，因此引起了很多不法商家的觊觎。他们为了提高蛋白质含量在饮料中掺入低廉的原材料或非标识类物质，比如市售杏仁露中就存在掺入廉价的花生、大豆成分的现象，在植物蛋白饮料中掺入廉价的植物蛋白粉，杏仁含量较低或没有，更有一些企业添入食用香精来冒充产品，曾有家企业用一罐料汁，生产了8000多瓶"核桃花生"，这种行为引起恶性竞争，对市场的健康发展造成了不良影响，损害了消费者的利益，严重破坏了市场秩序。

由此可知，加强市场中的植物蛋白饮料掺假监测，对提高植物蛋白饮料的监管、保障食品的安全、保证老百姓的身体健康和社会市场秩序的稳定意义重大。

（二）抽样

共采集植物蛋白饮料样品118例，本省82例、外省36例，涉及64家生产企业，本省38家、外省26家。其中，核桃露（乳）39例、杏仁露14例、复合蛋白饮料65例；流通环节采集55例，生产环节采集63例，外省产品均来自省内流通环节，采集样品也包括一些国内知名品牌（见图1、图2）。

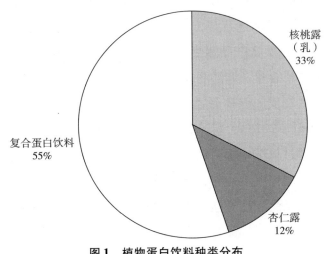

图1 植物蛋白饮料种类分布

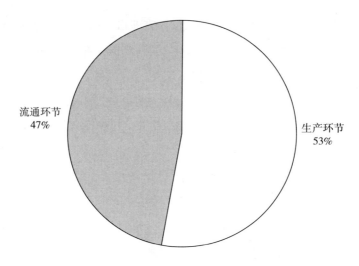

图2　植物蛋白饮料抽样环节分布

（三）检验方法

目前，国内外植物蛋白饮料检验的相关标准较少，研究领域及适用范围较局限。《植物蛋白饮料卫生标准》（GB16322－2003）仅提出，以核桃仁以外的原料制成的饮品不符合核桃乳定义标准。《植物蛋白饮料》（QB/T2438、2439－1999）仅以物理和化学方法对植物蛋白饮料的感官、净含量及其他理化指标进行规定。《植物蛋白饮料核桃露（乳）》（GB/T31325－2014）首次将产品重要性的特征指标及防止掺假的技术指标纳入其中，从蛋白质含量、脂肪含量及脂肪酸的指标要求来检测是否为真材实料的核桃原料制成，但检测物种成分较为单一。《出口食品过敏源成分检测》（SNT1961－2013），标准以分子检测的技术规定了胡桃、杏仁、芝麻等物种成分的过敏源检测方法，但该方法更针对植物原料的成分检测，且各个物种的检测程序不一致，检测过程更烦琐。因此，目前现行有效的检测方法及标准无法满足对植物蛋白饮料中植物源性成分的鉴定及掺入其他成分的判断。

使用河北省食品检验研究院自行研发的《植物蛋白饮料中植物源性成

分定性检测方法实时荧光 PCR 方法》进行定性检测。该方法对基因稳定性、特异性和灵敏性等关键指标进行了方法学验证，组织中检院、国家评估中心等专家进行了论证，该方法具有科学性和可靠性，规定了食品核桃源性成分、花生源性成分、杏仁源性成分、芝麻源性成分、榛子源性成分、大豆源性成分鉴定的 PCR 方法。方法适用于核桃露（乳）、杏仁露、果仁露等复合植物蛋白饮料中核桃源性成分、花生源性成分、杏仁源性成分、芝麻源性成分、榛子源性成分、大豆源性成分的检测及鉴定，最低检出限（LOD）为 0.01%（质量分数）。详细步骤见附件 1。

（四）结果

经植物源性成分鉴定检验，118 例植物蛋白饮料样品中，符合 47 例、不符合 71 例，符合率 39.8%。从生产省份看，本省产品（共 82 例）符合 40 例，符合率 48.8%，外省产品（共 36 例）符合 7 例，符合率 19.4%；从产品品种看，核桃露（乳）样品（共 39 例）17 例符合，符合率 43.6%，杏仁露样品（共 14 例）8 例符合，符合率 57.1%，复合蛋白饮料（共 65 例）22 例符合，符合率 33.8%；从采样环节看，生产环节（共 63 例）符合 39 例，符合率 61.9%，流通环节（共 55 例）符合 8 例，符合率 14.5%。

64 家生产企业的样品中，全部符合要求的 22 家，不符合的 42 家，符合率 34.4%。部分典型问题样品图见附件 2。

二　统计结果

（一）按品种分析

1. 核桃露（乳）

39 例核桃乳（配料仅标称含有核桃成分）样品中，17 例仅检出核桃基因，未发现其他基因，符合要求；9 例样品检出核桃基因，同时检出花生或其他基因，不符合要求；12 例样品未检出核桃基因，但检出花生或其他基因，不符合要求；1 例样品未检出植物成分，不符合要求（见表 1 和图 3）。

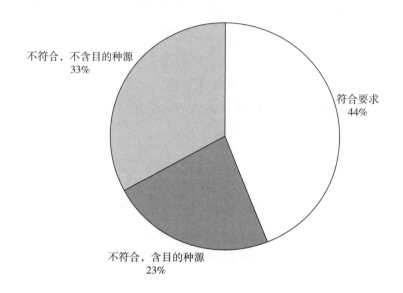

图 3 核桃露（乳）样品检测结果

2. 杏仁露

14 例杏仁露（配料仅标称含有杏仁成分）样品中，8 例仅检出杏仁基因，未发现其他基因，符合要求；5 例样品检出杏仁基因，同时检出花生或其他基因，不符合要求；1 例样品未检出杏仁基因，但检出花生基因，不符合要求（见表 2 和图 4）。

3. 复合植物蛋白饮料

利用生物 DNA 鉴别方法，65 例复合蛋白饮料（配料标称含有 2 种及以上植物源成分）中，22 例样品检出标称的全部植物源基因，符合要求；35 例样品检出标称的部分植物源成分基因，不符合要求；8 例样品未检出植物成分基因（见表 3 和图 5）。

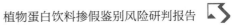

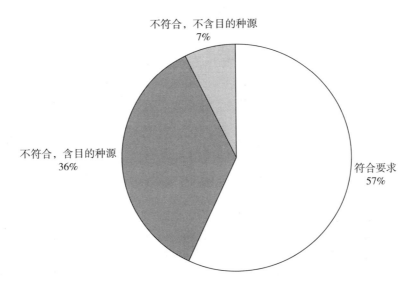

图 4　杏仁露样品检测结果

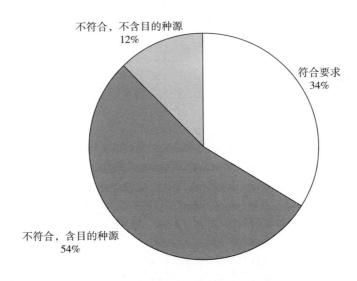

图 5　复合植物蛋白饮料样品检测结果

表1 核桃露（乳）样品检测及判定结果

编号	样品名称	标签成分	18s	核桃	花生	杏仁	大豆	芝麻	榛果	结果判定
				本省产品						
1	核桃露（乳）样品1	核桃	√	√	√					不符合
2	核桃露（乳）样品2	核桃	√	√	√					不符合
3	核桃露（乳）样品3	核桃	√	√	√					不符合
4	核桃露（乳）样品4	核桃	√		√					不符合
5	核桃露（乳）样品5	核桃	√		√					不符合
6	核桃露（乳）样品6	核桃	√		√					不符合
7	核桃露（乳）样品7	核桃	√		√					不符合
8	核桃露（乳）样品8	核桃	√		√					不符合
9	核桃露（乳）样品9	核桃	√		√					不符合
10	核桃露（乳）样品10	核桃	√	√	√					不符合
11	核桃露（乳）样品11	核桃	√	√	√	√				不符合
12	核桃露（乳）样品12	核桃	√		√	√				不符合
13	核桃露（乳）样品13	核桃	√		√					不符合
14	核桃露（乳）样品14	核桃	√	√						符合
15	核桃露（乳）样品15	核桃	√	√						符合
16	核桃露（乳）样品16	核桃	√	√						符合
17	核桃露（乳）样品17	核桃	√	√						符合
18	核桃露（乳）样品18	核桃	√	√						符合
19	核桃露（乳）样品19	核桃	√	√						符合
20	核桃露（乳）样品20	核桃	√	√						符合
21	核桃露（乳）样品21	核桃	√	√		√				不符合
22	核桃露（乳）样品22	核桃	√	√						符合
23	核桃露（乳）样品23	核桃	√	√						符合
24	核桃露（乳）样品24	核桃	√	√						符合
25	核桃露（乳）样品25	核桃	√	√						符合
26	核桃露（乳）样品26	核桃	√	√						符合
				外省产品						
1	核桃露（乳）样品27	核桃	√	√			√			不符合
2	核桃露（乳）样品28	核桃	√			√				不符合
3	核桃露（乳）样品29	核桃	√			√				不符合
4	核桃露（乳）样品30	核桃	√	√			√			不符合
5	核桃露（乳）样品31	核桃	√	√	√		√			不符合
6	核桃露（乳）样品32	核桃	√							不符合

续表

编号	样品名称	标签成分	18s	核桃	花生	杏仁	大豆	芝麻	榛果	结果判定
7	核桃露(乳)样品33	核桃	√		√					不符合
8	核桃露(乳)样品34	核桃	√	√	√					不符合
9	核桃露(乳)样品35	核桃	√		√					不符合
10	核桃露(乳)样品36	核桃	√	√						符合
11	核桃露(乳)样品37	核桃	√	√						符合
12	核桃露(乳)样品38	核桃	√	√						符合
13	核桃露(乳)样品39	核桃	√	√						符合

表2　杏仁露样品检测及判定结果

编号	样品名称	标签成分	18s	核桃	花生	杏仁	大豆	芝麻	榛果	结果判定
本省产品										
1	杏仁露样品1	杏仁	√		√	√				不符合
2	杏仁露样品2	杏仁	√		√	√				不符合
3	杏仁露样品3	杏仁	√		√	√				不符合
4	杏仁露样品4	杏仁	√		√	√				不符合
5	杏仁露样品5	杏仁	√		√	√				不符合
6	杏仁露样品6	杏仁	√		√					不符合
7	杏仁露样品7	杏仁	√			√				符合
8	杏仁露样品8	杏仁	√			√				符合
9	杏仁露样品9	杏仁	√			√				符合
10	杏仁露样品10	杏仁	√			√				符合
11	杏仁露样品11	杏仁	√			√				符合
12	杏仁露样品12	杏仁	√			√				符合
13	杏仁露样品13	杏仁	√			√				符合
14	杏仁露样品14	杏仁	√			√				符合

表3　复合植物蛋白饮料样品检测及判定结果

编号	样品名称	标签成分	18s	核桃	花生	杏仁	大豆	芝麻	榛果	结果判定
本省产品										
1	复合植物蛋白饮料样品1	花生、核桃、芝麻	√	√	√					不符合
2	复合植物蛋白饮料样品2	花生、核桃、芝麻	√	√	√					不符合

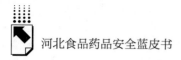

续表

编号	样品名称	标签成分	18s	核桃	花生	杏仁	大豆	芝麻	榛果	结果判定
3	复合植物蛋白饮料样品3	花生、核桃、芝麻	√	√	√	√				不符合
4	复合植物蛋白饮料样品4	核桃、花生、杏仁	√	√	√					不符合
5	复合植物蛋白饮料样品5	核桃、花生、杏仁	√		√					不符合
6	复合植物蛋白饮料样品6	核桃、花生、杏仁	√	√	√					不符合
7	复合植物蛋白饮料样品7	核桃、花生、芝麻、榛子	√	√	√		√			不符合
8	复合植物蛋白饮料样品8	花生、核桃	√		√					不符合
9	复合植物蛋白饮料样品9	花生、核桃	√		√	√				不符合
10	复合植物蛋白饮料样品10	花生、核桃	√		√					不符合
11	复合植物蛋白饮料样品11	花生、核桃	√		√					不符合
12	复合植物蛋白饮料样品12	核桃、花生	√							不符合
13	复合植物蛋白饮料样品13	花生、核桃、杏仁	√		√	√				不符合
14	复合植物蛋白饮料样品14	花生、杏仁、核桃	√		√	√				不符合
15	复合植物蛋白饮料样品15	花生、核桃	√		√	√				不符合
16	复合植物蛋白饮料样品16	花生、杏仁、核桃	√		√	√				不符合
17	复合植物蛋白饮料样品17	花生、核桃	√		√					不符合
18	复合植物蛋白饮料样品18	核桃、花生、杏仁	√		√					不符合
19	复合植物蛋白饮料样品19	杏仁、花生、核桃	√	√	√					不符合
20	复合植物蛋白饮料样品20	核桃、花生	√		√	√				不符合
21	复合植物蛋白饮料样品21	核桃、花生、杏仁	√		√					不符合
22	复合植物蛋白饮料样品22	无	√		√	√				不符合
23	复合植物蛋白饮料样品23	花生、芝麻、核桃	√	√	√					不符合
24	复合植物蛋白饮料样品24	花生、核桃	√	√	√					符合

续表

编号	样品名称	标签成分	18s	核桃	花生	杏仁	大豆	芝麻	榛果	结果判定
25	复合植物蛋白饮料样品25	花生、核桃、大豆	√	√	√		√			符合
26	复合植物蛋白饮料样品26	花生、核桃	√	√	√					符合
27	复合植物蛋白饮料样品27	花生、核桃	√	√	√					符合
28	复合植物蛋白饮料样品28	花生、核桃	√	√	√					符合
29	复合植物蛋白饮料样品29	花生、核桃	√	√	√					符合
30	复合植物蛋白饮料样品30	核桃、杏仁	√	√		√				符合
31	复合植物蛋白饮料样品31	核桃、杏仁	√			√				符合
32	复合植物蛋白饮料样品32	花生、杏仁、核桃	√	√	√	√				符合
33	复合植物蛋白饮料样品33	核桃、花生、榛果	√	√	√				√	符合
34	复合植物蛋白饮料样品34	核桃、花生	√	√	√					符合
35	复合植物蛋白饮料样品35	花生、核桃	√	√	√					符合
36	复合植物蛋白饮料样品36	花生、核桃	√	√	√					符合
37	复合植物蛋白饮料样品37	花生、核桃	√	√	√					符合
38	复合植物蛋白饮料样品38	花生、核桃	√	√	√					符合
39	复合植物蛋白饮料样品39	花生、核桃	√	√	√					符合
40	复合植物蛋白饮料样品40	花生、核桃	√	√	√					符合
41	复合植物蛋白饮料样品41	花生、核桃	√	√	√					符合
42	复合植物蛋白饮料样品42	核桃、花生	√	√	√					符合
外省产品										
1	复合植物蛋白饮料样品43	花生、杏仁	√		√					不符合
2	复合植物蛋白饮料样品44	花生、核桃、杏仁	√		√					不符合
3	复合植物蛋白饮料样品45	花生、核桃	√		√		√			不符合
4	复合植物蛋白饮料样品46	花生、核桃								不符合
5	复合植物蛋白饮料样品47	核桃、花生								不符合
6	复合植物蛋白饮料样品48	核桃、花生	√		√					不符合
7	复合植物蛋白饮料样品49	核桃、花生								不符合
8	复合植物蛋白饮料样品50	浓缩果汁								不符合
9	复合植物蛋白饮料样品51	核桃、花生	√		√					不符合
10	复合植物蛋白饮料样品52	杏仁、核桃	√		√					不符合
11	复合植物蛋白饮料样品53	核桃、花生								不符合

编号	样品名称	标签成分	18s	核桃	花生	杏仁	大豆	芝麻	榛果	结果判定
12	复合植物蛋白饮料样品 54	花生、核桃								不符合
13	复合植物蛋白饮料样品 55	无								不符合
14	复合植物蛋白饮料样品 56	核桃、花生	√		√					不符合
15	复合植物蛋白饮料样品 57	无								不符合
16	复合植物蛋白饮料样品 58	核桃、花生	√		√					不符合
17	复合植物蛋白饮料样品 59	核桃、花生	√	√	√		√			不符合
18	复合植物蛋白饮料样品 60	核桃、花生	√	√	√		√			不符合
19	复合植物蛋白饮料样品 61	核桃、芝麻	√		√			√		不符合
20	复合植物蛋白饮料样品 62	核桃、花生	√	√						不符合
21	复合植物蛋白饮料样品 63	杏仁、花生	√		√	√				符合
22	复合植物蛋白饮料样品 64	核桃、花生	√	√	√					符合
23	复合植物蛋白饮料样品 65	核桃、花生、杏仁、大豆、榛子	√	√	√	√	√		√	符合

（二）按项目分析

1. 植物蛋白饮料标签成分检测

98 例样品标签有核桃成分，而检出有核桃成分的样品 61 例；31 例样品标签有杏仁成分，而检出有杏仁成分的样品 20 例；57 例样品标签有花生成分，而检出有花生成分的样品 51 例；6 例样品标签有芝麻成分，仅 1 例检出；2 例样品标签有大豆成分，均检出；3 例样品标签有榛果成分，其中 2 例样品检出，结果如图 6 所示。

2. 植物蛋白饮料非标签成分检测

28 例样品标签未注明花生，检出花生成分；7 例样品标签未注明杏仁，检出杏仁成分；7 例样品标签未注明大豆，检出大豆成分，结果如图 7 所示。

（三）按环节分析

本次监测的 118 例样品中，63 例来自企业生产环节，均为河北省内企业生产，其中符合的样品为 39 例，符合率为 61.9%；55 例来自省内外流通

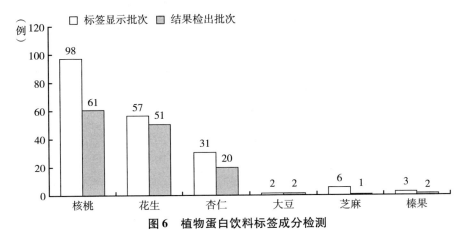

图6　植物蛋白饮料标签成分检测

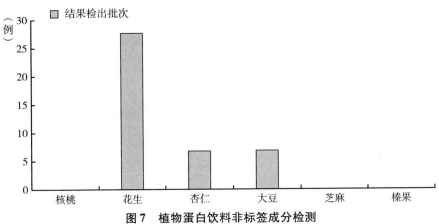

图7　植物蛋白饮料非标签成分检测

环节，仅8例样品符合，符合率为14.5%。样品的监测结果直接、真实地反映了河北植物蛋白饮料市场的生产情况。检测结果显示，以低价格原材料冒充、掺入高成本植物原料产品的现象普遍，植物蛋白饮料生产不规范、标签不符合的情况较为严重。

（四）按生产区域分析

1. 不同省份区域

本次植物蛋白饮料植物源成分分析检测项目，涉及河北省内企业生产的产品共计82例、外省生产的产品36例，具体检测结果如表4所示。

271

表4 不同省份区域植物蛋白饮料检测结果

单位：例，%

省份	类别	符合	不符合	符合率
本省	核桃露	13	13	50.0
	杏仁露	8	6	57.1
	复合蛋白饮料	19	23	45.2
	总计	40	42	48.8
外省	核桃露	4	9	30.8
	复合蛋白饮料	3	20	13.0
	总计	7	29	19.4

2.省内不同区域

本次监测的82例样品共涉及38家企业，生产厂家主要分布在河北省石家庄市、承德市、衡水市。其中石家庄、衡水生产的植物蛋白饮料主要为核桃露及含有核桃、花生的复合乳饮料；承德市生产的主要为杏仁露及核桃露。本次监测的少量复合乳饮料也分布在邢台、辛集及廊坊等地区。其中衡水区域生产的样品标签符合率为100%，承德区域生产的样品不符合率为50%，石家庄生产的样品不符合率高达71.4%（见图8）。

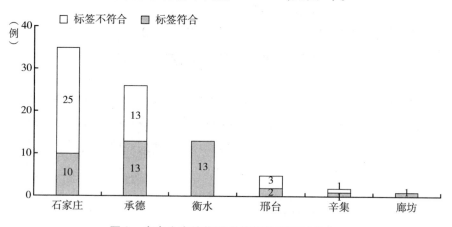

图8 本省生产植物蛋白饮料检测区域分布

3.省外不同区域

本次监测的36例样品共涉及26家企业，主要分布在毗邻的山东、河南及北京，网购途径购买的样品还涉及沈阳、山西、四川、湖北等省份。

其中抽取河南、北京生产的样品分别为 10 批次、4 批次，标签不符合率均为100%；山东生产的样品 17 批次，标签符合率仅为 11.8%（见图9）。

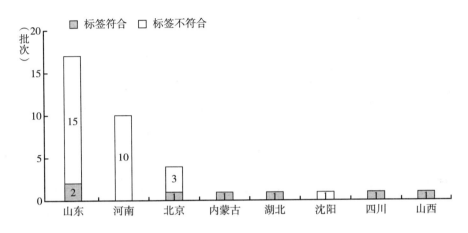

图9　外省生产植物蛋白饮料检测区域分布

（五）按品牌分析

本次监测的 118 例样品涉及 78 个品牌，有国家及河北省、外省知名品牌，也有地方品牌。71 例标签不符合植物蛋白饮料标准，涉及 37 家企业的 53 个品牌产品。

三　风险分析

从本次监测结果看，植物蛋白饮料掺假问题较为严重，可能导致的危害主要有三个方面：其一，采用价格低廉的花生或大豆等材料掺入核桃露（乳）、杏仁露等饮料，并以低价争抢市场，这种食品掺假行为严重侵害了合法生产者及消费者的合法权益；其二，未标注的植物过敏原性成分会对易敏体质消费者的健康造成伤害，可能导致易敏人群产生皮疹、呕吐，甚至过敏性休克症状；其三，从分析结果看，植物蛋白饮料植物性掺假问题在全国

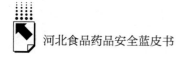

较为严重，特别是河北省作为植物蛋白饮料的生产大省，部分产品的掺假将对省内相关行业造成毁灭性打击，影响河北省声誉。

四　有关建议

（一）加大对标准研发工作的力度

标准是检验机构和生产厂家共同遵守的准则，所以标准的日益完善和更新就十分重要。本次监测结果使用食品院自行研发标准，该标准更针对植物蛋白饮料源性成分检测，与以往各个物种的检测程序不一致、检测过程烦琐的标准相比操作更加简单、目的基因更加稳定、特异性和灵敏性有了极大的提高。新型标准极大地提高了检测效率，随着科技不断进步，标准的更新换代也刻不容缓。

（二）加大新型技术创新工作的力度

随着科技不断进步，新型技术不断涌现，我们需将科技与食品监管相结合，用科技提高食品检验水平和效率。现阶段荧光 PCR 方法可实现对植物蛋白饮料中掺假成分的定性检测，简单快速，准确可靠，但其无法达到精准定量分析，无法甄别植物蛋白饮料中的掺假成分是恶意掺入还是无意沾染。所以有待基于数字 PCR 技术建立一种准确定量的检测方法，确定掺假程度，打击不法商家，保护植物源性过敏人群。

（三）加强企业安全教育工作和技术支持

定期去企业进行安全意识培训，提高企业自身意识和责任，从源头减少不合格产品的生产销售。定期举办培训会，扎实落实新型检测技术和标准到每个企业，提高企业自身的检测水平，提高企业对自身产品的监管能力。

（四）加大宣传力度，增强人民群众的食品安全意识

目前，植物蛋白饮料掺假情况严重，假冒伪劣产品铺天盖地，但消费者

的安全意识不够，导致在购买植物蛋白饮料时不辨真假，即使发现掺假产品也熟视无睹，维权意识薄弱。以致不法商家能一直在市场上猖獗。这种情况不仅损害了消费者的身体健康，还严重地扰乱了市场秩序。我们应该加强消费者的安全意识，提高对假货产品的警觉性，同时我们应该建立方便、快捷的维权渠道，增强消费者的维权意识。

（五）加大抽样力度，提高市场监管能力

政府部门需加强对产品生产和销售环节的监管。首先，在企业生产过程中我们需要建立生产监督体系，严密监视生产过程，让不合格产品无法进入市场。在销售环节，我们需要加大商家各销售渠道的监管和抽查力度，进行多批次、不定期的抽查，让不合格产品无所遁形。同时，我们还需加大对不良商家的惩罚力度，打消某些人试图通过损害消费者权益赚取黑心钱的意图。

（六）各市级检验机构尽快提升基因鉴别的检测能力

近年来，食品院采用基因技术进行食品安全掺假鉴别，发现一系列行业问题，包括鸭血掺假、牛羊肉掺假、驴肉掺入马肉、植物蛋白饮料掺假等，但目前各市级机构均无基因检测的设备和资质，检验水平较低，使用检验手段较为落后，不能有效地适应市场监管，建议尽快配备荧光 PCR 设备并提高相关检验能力和资质，加强本地监测，做好市场监管工作，为人民身体健康把好关。

附件1：

植物蛋白饮料中植物源性成分鉴定
BJS201707

1 范围

本方法规定了食品核桃源性成分、花生源性成分、杏仁源性成分、芝麻

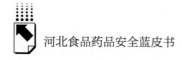
源性成分、榛子源性成分、大豆源性成分鉴定的实时荧光 PCR 方法。

本方法适用于核桃露（乳）、杏仁露、果仁露等复合植物蛋白饮料中标识含有核桃源性成分、花生源性成分、杏仁源性成分、芝麻源性成分、榛子源性成分、大豆源性成分的检测及鉴定。

2 原理

提取试样中基因组 DNA，以 DNA 为模板，利用物种特异性引物及探针进行实时荧光 PCR 扩增检测，同时设置阳性、阴性及空白对照。根据扩增的 Ct 值，判定试样中是否含有该源性成分。

3 试剂和材料

除另有规定外，试剂为分析纯或生化试剂。实验用水符合 GB6682 的要求。所有试剂均用无 DNA 酶污染的容器分装。

3.1　核桃源性成分 *Jugr*2 基因检测用引物对序列为：

核桃 5′端引物：5′ – CGCGCAGAGAAAGCAGAG – 3′

核桃 3′端引物：5′ – GACTCATGTCTCGACCTAATGCT – 3′

核桃探针：5′ – FAM – TTGTGCCTCTGTTGCTCCTCTTCCC – TAMRA – 3′

3.2　花生源性成分 *Ara b*2 基因检测用引物（对）序列为：

花生 5′端引物：5′ – GCAACAGGAGCAACAGTTCAAG – 3′

花生 3′端引物：5′ – CGCTGTGGTGCCCTAAGG – 3′

花生探针：5′ – FAM – AGCTCAGGAACTTGCCTCAACAGTGCG – Eclipse – 3′

3.3　杏仁源性成分 *Prudu*1 基因检测用引物（对）序列为：

杏仁 5′端引物：5′ – TTTGGTTGAAGGAGATGCTC – 3′

杏仁 3′端引物：5′ – TAGTTGCTGGTGCTCTTTATG – 3′

杏仁探针：5′ – FAM – TCCATCAGCAGATGCCACCAAC – Eclipse – 3′

3.4　芝麻源性成分 2S albumim mRNA 基因检测用引物（对）序列为：

芝麻 5′端引物：5′ – CCAGAGGGCTAGGGACCTTC – 3′

芝麻 3′端引物：5′ – CTCGGAATTGGCATTGCTG – 3′

芝麻探针：5′ – FAM – TCGCAGGTGCAACATGCGACC – TAMRA – 3′

3.5 榛子源性成分 *oleosin* 基因检测用引物（对）序列为：

榛子5′端引物：5′ – CCCCGCTGTTTGTGATAT – 3′

榛子3′端引物：5′ – ATGATAATAAGCGATACTGTGAT – 3′

榛子探针：5′ – FAM – TCCCGTTCTCGTCCCTGCGGT – Eclipse – 3′

3.6 大豆源性成分 *Lectin* 基因检测用引物（对）序列为：

大豆5′端引物：5′ – GCCCTCTACTCCACCCCCA – 3′

大豆3′端引物：5′ – GCCCATCTGCAAGCCTTTT – 3′

大豆探针：5′ – FAM – AGCTTCGCCGCTTCCTTCAACTTCAC – TAMRA – 3′

3.7 真核生物18SrRNA 内参照检测用引物（对）序列为：

内参照5′端引物：5′ – TCTGCCCTATCAACTTTCGATGGTA – 3′

内参照3′端引物：5′ – AATTTGCGCGCCTGCTGCCTTCCTT – 3′

内参照探针：5′ – FAM – CCGTTTCTCAGGCTCCCTCTCCGGAATCGAAC – TAMRA – 3′

3.8 CTAB 缓冲液：55mmol/L CTAB，1400mmol/L NaCl，20 mmol/L EDTA，100 mmol/L Tris，用10%盐酸调节 pH 至 8.0，121℃高压灭菌20min，备用。

3.9 蛋白酶 K：20mg/mL。

3.10 苯酚：氯仿：异戊醇（体积比：25:24:1）。

3.11 异丙醇。

3.12 70%乙醇。

3.13 Taq DNA 聚合酶。

3.14 dNTP 混合液。

3.15 TE 缓冲液（Tris-HCl、EDTA 缓冲液）：10mmol/L Tris-HCl（pH8.0），1mmol/L EDTA（pH8.0）。

3.16 10×PCR 缓冲液：200mmol/L KCl，15mmol/L $MgCl_2$，200mmol/L Tris-HCl（pH8.8）。

4 仪器和设备

4.1 组织研磨器。

4.2 核酸蛋白分析仪或紫外分光光度计。

4.3 恒温水浴锅。

4.4 离心机：离心力 12000g。

4.5 微量移液器（0.5μL～10μL，10μL～100μL，10μL～200μL，100μL～1000μL）。

4.6 实时荧光 PCR 仪。

4.7 涡旋振荡器。

4.8 天平：感量 0.01g。

5 分析步骤

5.1 试样总 DNA 的提取。

固体样品：将样品粉碎后称取 0.3～0.6g，按下列方法提取 DNA。也可用等效商品化 DNA 提取试剂盒提取 DNA。

液体样品：取 1mL 样品于 Eppordorf 管中，加入 1 倍体积的异丙醇，混合均匀，室温下沉淀 5min，室温下以 12500rpm 离心 5min，弃去上清液。重复此操作一次。所得的沉淀用于提取 DNA。可按下列方法提取 DNA，也可用等效商品化 DNA 提取试剂盒提取 DNA。

（1）将处理后的样品加入 2mL 离心管中，加入 600μL CTAB 缓冲液和 40μL 蛋白酶 K 溶液，振荡混匀，65℃孵育 1h（过夜孵育更好），其间每隔 10min 振荡混匀。

（2）加入 500μL 的苯酚∶氯仿∶异戊醇（25∶24∶1），振荡抽提 10min，室温下以 12500rpm 离心 10min。

（3）小心吸取上清液，加入等体积的异丙醇，振荡均匀，12500rpm 离心 10min。

（4）弃去上清液，用 65℃预热的 TE 缓冲液溶解 DNA。

（5）小心吸取上清液，加入 200μL 氯仿：异戊醇（24∶1），振荡抽提，室温下以 12500rpm 离心 15min。

（6）小心吸取上清液，加入等体积的异丙醇，振荡均匀，12500rpm 离心 10min。

（7）弃去上清液，沉淀用 70% 乙醇洗涤，离心 1min，晾干，溶于 50μLTE 缓冲液中。

5.2 DNA 浓度和纯度的测定。

取 1μL DNA 溶液，使用核酸蛋白分析仪检测其浓度及质量，$OD_{260/280}$ 值在 1.7～1.9 之间时，适宜于 PCR 扩增。

5.3 实时荧光 PCR 扩增。

反应体系总体积为 25μL，其中 10×PCR 缓冲液 5μL，正反向引物（10μmol/L）各 1μL，探针（10μmol/L）1μL，dNTPs（10μmol/L）2μL，Taq DNA 聚合酶（2.5U）0.2μL，DNA 模板（10～100ng/μL）2μL，用灭菌去离子水补足至总体积 25μL。真核生物内参照的反应体系同上，仅替换相应的引物和探针，也可使用相应的商品化扩增试剂盒。

反应参数：50℃2min，95℃15min，95℃15s，60℃1min，40 个循环。

5.4 实验对照。

检验过程分别设阳性对照、阴性对照、空白对照。以相应植物源物种提取的 DNA 为阳性对照，以已知不含该植物源的物种 DNA 为阴性对照，以灭菌水为空白对照。样品、内参照和对照设置两个平行的反应体系。

6 结果判断与表述

6.1 质量控制。

以下条件有一条不满足时，结果视为无效：

（a）空白对照：无 FAM 荧光信号检出；

（b）阴性对照：无 FAM 荧光信号检出；

（c）阳性对照：有 FAM 荧光信号检出，且 FAM 通道出现典型的扩增曲线，Ct 值≤35.0；

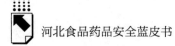

（d）内参对照：有荧光对数增长，且荧光通道出现典型的扩增曲线，相应的 Ct 值＜30.0。

6.2　结果判定。

（a）如 Ct 值≤35.0，则判定为被检样品阳性；

（b）如 Ct 值≥40.0，则判定为被检样品阴性；

（c）如 35.0＜Ct 值＜40.0，则重复试验一次。如再次扩增后仍为 35.0＜Ct 值＜40.0，则判定被检样品可疑。

6.3　结果表述。

结果为阳性者，结合产品标识，表述为"检出 XX 源性成分"。

结果为阴性者，结合产品标识，表述为"未检出 XX 源性成分"。

结果为可疑者，结合产品标识，表述为"XX 源性成分可疑"。

7　防污染措施

检测过程中放置交叉污染的措施按照 GB/T27403 中的规定执行。

本方法负责起草单位：河北省食品检验研究院。

验证单位：中国食品药品检验研究院、北京市食品安全监控和风险评估中心、湖北省食品质量安全监督检验研究院、武汉食品化妆品检验所、河北出入境检验检疫局检验检疫技术中心、中国肉类食品综合研究中心。

主要起草人：周巍、王爽、章晶晶、崔生辉、李永波、孙勇。

附件 2：

部分典型问题样品图谱

核桃露样品 2 号

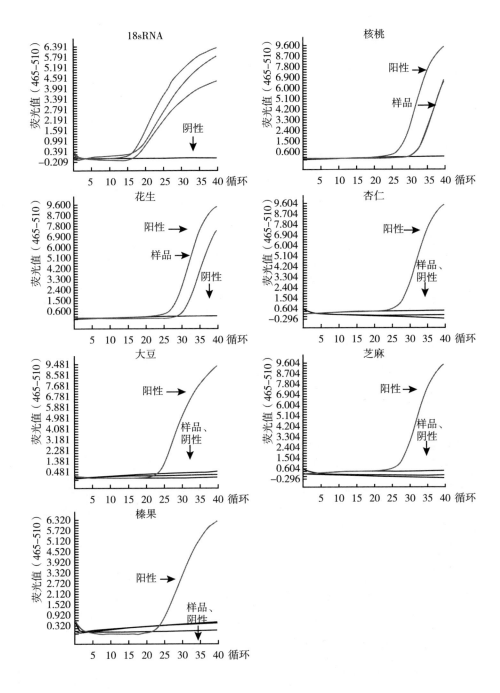

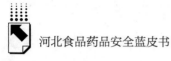
核桃露样品 13 号

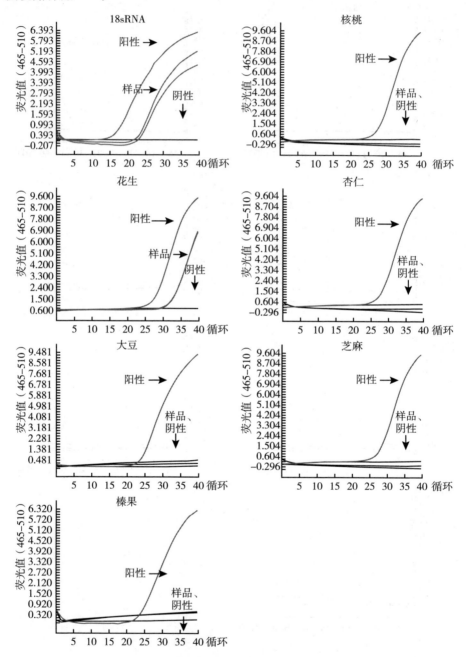

核桃露样品 12 号

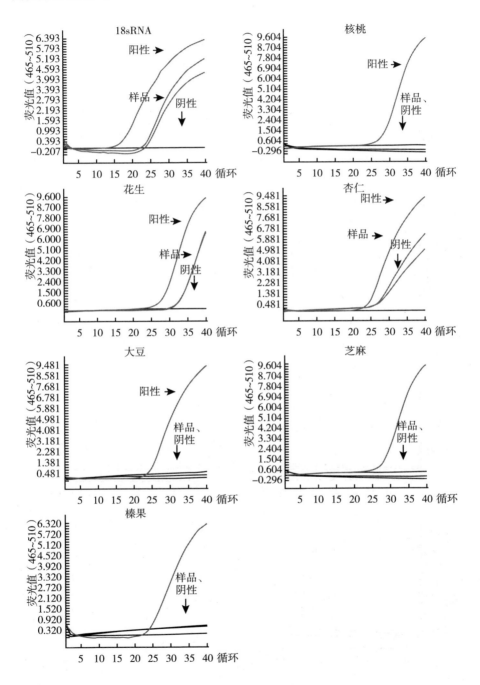

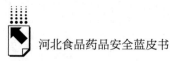

杏仁露样品 4 号

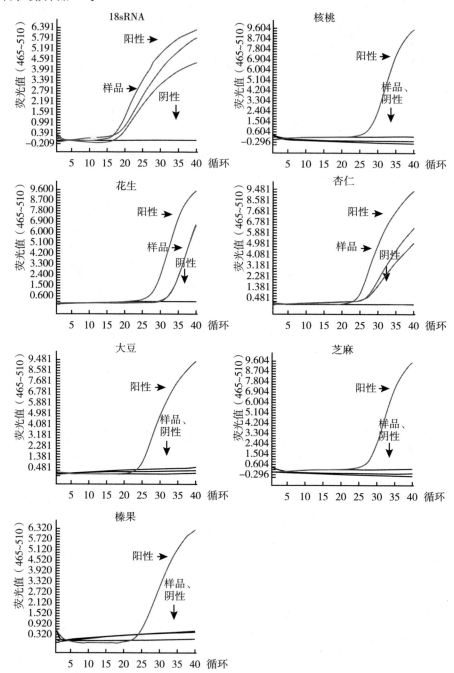

复合植物蛋白饮料样品 3

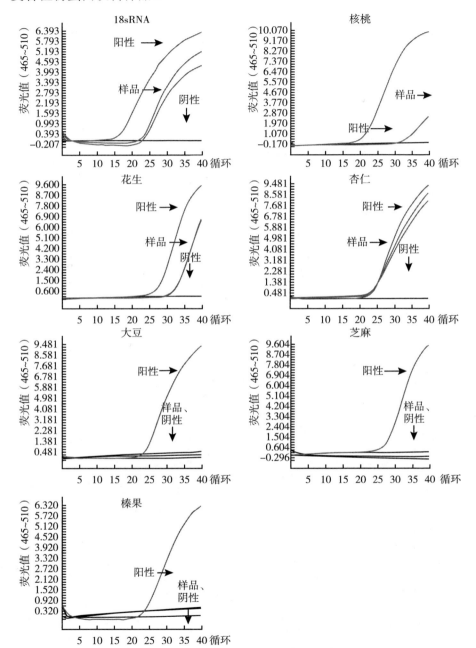

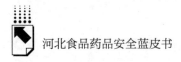

河北食品药品安全蓝皮书

复合植物蛋白饮料样品 8 号

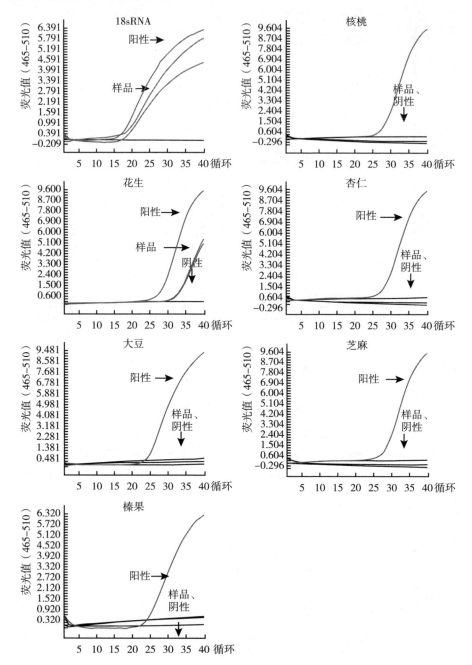

286

复合植物蛋白饮料样品 16 号

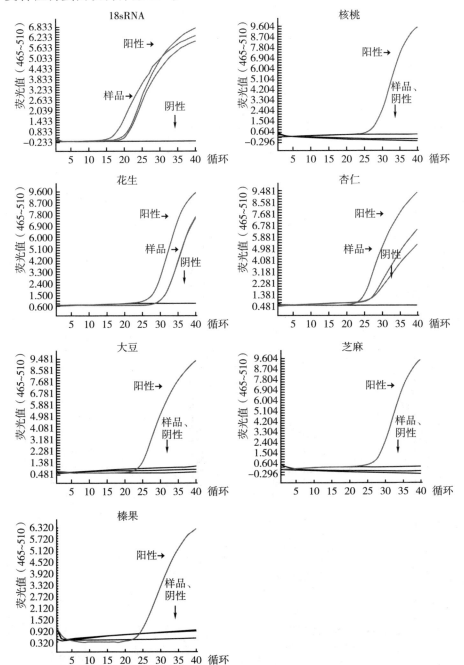

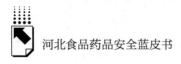

河北食品药品安全蓝皮书

复合植物蛋白饮料样品 19 号

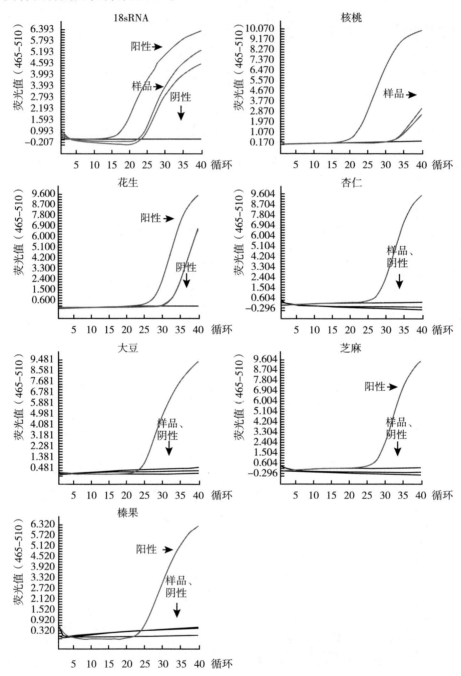

288

B.14
船舶压载水对我国海洋食品安全影响及防控建议*

聂维忠　钱云开　聂晨辉**

摘　要：　本文对船舶载自境外压载水携带致病微生物、有害浮游生物和重金属等外来有害生物和卫生危害因素对我国海洋食品安全和民众健康的危害影响情况进行了分析，并在此基础上提出了加强科学系统的调查研究，制定科学的监管模式，有针对性地开展境外压载水检测监管和防控措施研究，实现保护我国海洋环境及海洋食品安全、保护我国民众健康和社会经济又好又快发展的目标。

关键词：　压载水　外来有害生物　卫生危害因素　海洋食品　安全健康

　　21世纪是海洋世纪，海洋经济已成为我国国民经济的新增长点。相关数据表明，2017年，我国海洋生产总值达7.8万亿元。五年来，全国海洋生产总值保持7.5%的年均增速，占国内生产总值近10%。

　　海洋生物为人类提供了丰富的食品、药物资源，具有种类广、数量多、产量大、价值高、营养丰富、用途广泛等特点，是人类健康食物重要来源之

＊　江阴国家船舶压载水检测重点实验室以及珠海、宁波出入境检验检疫局同人等提供了相关科研数据和资料支持，并获得河北省科研项目（计划编号16273304D）基金相应支持，在此一并致谢。
＊＊　聂维忠、钱云开，秦皇岛海关；聂晨辉，秦皇岛市农业局。

一。然而，安全的食品离不开安全的水源、土壤、空气等产地环境，海洋食品亦是如此。而海洋环境污染却使得海洋生物受到重金属、难降解有机物、微生物等污染，使得原本优质的海洋食品对食用人群产生危害。如日本发生的水俣病是由甲基汞污染海洋鱼类并通过生物链造成的。据统计，目前国际海运货物占国际贸易量的 90% 以上。而往来航行于世界各地的船舶所载的不同区域的压载水已成为引发国际有害生物和污染物传播扩散的重要媒介和途径之一，危及排入国家海洋生态平衡和海洋食品安全，甚至影响社会经济顺利发展。

一 国外对船舶压载水的监管情况概述

（一）船舶压载水概念

"压载水"又称压舱水（ballast water），系指为控制船舶纵倾、横倾、吃水、稳性或应力而在船上专门的水舱加装一定量的水，从而保证船舶在航行、进出港、装卸和停泊等不同的工况下保持恰当的吃水度、船体纵向和横向的平衡，以便维持适当的稳心高度，减小船体过大的弯曲力矩和剪切力，减轻船体的振动，并在装货前再排出，以保证船舶航行安全平稳，提高发动机效率。

国际海事组织（IMO）估计每年全世界船舶大约装运 100 亿吨压载水，其中携带超过 7000 种水生物每天随其转运于世界各地，造成严重的外来生物传入扩散，特别是传播人类传染病和寄生虫病如霍乱、O157、病毒性肝炎等方面早已得到证实，被联合国全球环保基金组织（GEF）列为海洋面临的四大危害之一。另外，船舶压载水中所含的浮游生物等有害生物以及重金属、有机物、放射性物质等各种有毒有害物质均可对人类健康和海洋经济发展构成严重危害。

（二）船舶压载水的危害方式

据国外研究，船舶压载水的危害主要有三个方面。

1. 携带人类和动物致病微生物，造成传染病扩散

压载水所携带的致病微生物可通过直接污染海洋生物，造成海洋生物致病死亡或通过食物链传播，引起人类传染病和寄生虫病扩散流行。近年来，研究人员已在压载水中鉴别出包括产气荚膜梭菌、沙门氏菌、大肠埃希杆菌、霍乱弧菌和肠道病毒等病原体。科学研究已证实霍乱、O157、病毒性肝炎等人类病原体可通过船舶的压载水传播。美国亚拉巴马州在进入莫比尔海湾的船舶压载水中发现霍乱弧菌，从莫比尔海湾的牡蛎养殖地采集的牡蛎和被牡蛎吞食的鱼的肠道内容物中分离出埃尔托生物型、血清型和稻叶型的有毒 O1 群霍乱弧菌。此次分离的霍乱弧菌株不能与拉丁美洲的地方性流行株相鉴别，但与美国墨西哥湾沿海流行的 O1 群霍乱弧菌不同。自 1973 年以来，美国发生的 91 例霍乱均与国际旅行无关。其中，大部分人摄入生的或未煮熟的从美国墨西哥湾沿海捕获被 O1 群霍乱弧菌美国墨西哥湾沿海株污染的海鲜，对沿海人群是一种严重威胁。1991 年美国亚拉巴马州霍乱流行已证实是由船舶载自南美洲的压载水传入引起的。

2. 引发外来生物入侵，危害海洋环境、海洋食品和海洋经济安全

压载水携带的外来生物可改变或威胁本地生物多样性，破坏输入国家海洋生态平衡，破坏当地渔业及水产业发展。全球压载水管理项目（IMO Globallast）列举了十种典型的入侵生物：霍乱（霍乱弧菌）、水蚤、绒螯蟹、有毒藻类、圆虾虎鱼、岸蟹、亚洲海藻、斑马贝、北太平洋海星、北美栉水母。其中，岸蟹和斑马贝分别传入美国、澳大利亚、南非以及欧洲部分国家，在其侵入的一些区域已导致其他水生动物大量减少，被认为是世界上100 种最恶劣的入侵者之一。澳大利亚从外来压载水中发现200 余种外来水生物，其中有 30 余种为有害生物，对当地的渔业生产和养殖业产生巨大危害。美国发现 100 多种，英国发现 50 多种。尤其是压载水携带如毒性双鞭甲藻等有害浮游生物等引发赤潮，造成海产品被污染，影响海洋食品产量，严重危害海洋生物和海洋经济安全。另外，携带有害藻类等生物产生毒素污染海洋生物，造成人类食入中毒。如压载水和沉积物携带裸甲藻和亚历山大藻孢子等四种腰鞭毛虫物种传播，其产生的毒素通过滤食性甲壳类动物集聚，例如

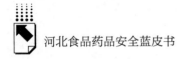

牡蛎、贻贝、扇贝，对人体产生毒性并在人食用时导致贝毒性麻痹。

3.造成环境污染

由欧洲传入美国五大湖的斑马贻贝是典型的事例。它在美国五大湖大量繁殖，产生臭气污染环境，并且附着于各种工业管道内外，造成管道堵塞损坏，至今未能得到有效控制。另外，压载水及其沉积物携带重金属、放射性物质和农药及石油类等有机物也对输入国家海洋造成污染，并可通过受污染海洋生物、海盐危害人类。

（三）国际上对船舶压载水监管要求

1. IMO 对船舶压载水监管要求

1973 年，IMO 首次提出压载水是疾病传播的一个潜在媒介，呼吁将研究范围延伸到这一领域。1991 年 IMO 通过了《防止船舶压载水河沉积物排放引入有害生物和病原体的指南》。但这些指南都是自愿执行的，目的是为主管机关和港口国当局管理压载水、防范引入有害水生生物和病原体风险提供建议。

1997 年，IMO 着手制定《压载水公约》，旨在制定一个具有计划强制性的、统一的国际安排，以确保船舶压载水得到管理和处理，其方式将使有害水生生物和病原体向新区域的转移、定居并成为有害物种的潜在风险减到最小。2004 年 2 月 9~13 日的伦敦 IMO 大会上通过了《压载水公约》，并设定"合计商船队不少于世界商船总吨位 35%，至少 30 个国家签署了公约"的生效条件。

2016 年 9 月 8 日，随着芬兰正式向 IMO 递交了《压载水公约》接受书，该公约达到生效条件，于 2017 年 9 月 8 日正式生效。截至 2017 年 12 月，已经有 62 个国家批准加入公约，合计商船总吨位为 64.8%，中国 2017 年 9 月启动批约程序，预期 2018 年中国正式加入国际压载水公约。2017 年 7 月 IMO 召开会议，明确新造船舶在公约生效后须满足压载水公约 D‒2 性能标准，现有船舶延迟两年满足该标准，也就是说 2019 年所有船舶压载水排放必须达到 D‒2 的排放标准，如表 1 所示。

表 1　《国际压载水公约》D-2 排放标准

生物种类	指标	关系
>50μm 的活体生物	少于 10 个/m³	
10~50μm 的活体生物	少于 10 个/ml	且
有毒霍乱弧菌(O1 和 O139)	少于 1cfu/100ml	
大肠杆菌	少于 250cfu/100ml	及
肠道球菌	少于 100cfu/100ml	

根据《压载水公约》要求，2017 年 9 月 8 日及以后建造的新船在交船时需安装压载水管理系统；现有船舶最晚于 2024 年 9 月 8 日前改装压载水管理系统。据统计，每艘船舶的压载水管理系统采购成本平均为 500 万~800 万元，维护成本每年在十几万到几十万元不等。其价格昂贵，仅我国现有国际航行船舶安装改造就需投入 100 亿元，给各国海运行业在当前国际海运市场不景气的情况下又增加了巨大压力。

2. 世界发达国家对船舶压载水的监管措施

《压载水公约》作为一项重要的保护海洋环境的国际措施，对防止由于船舶压载水造成的水生生物入侵、生态环境破坏具有里程碑式的意义。其生效以来获得业界的普遍重视，各国尤其是发达国家纷纷投入巨资深入研究压载水的危害和有效控制措施。船舶压载水携带外来有害生物等的危害也早已引起世界上许多国家特别是发达国家的高度重视，纷纷制定法律规定和控制措施加强管理，防止压载水污染本国海域。为避免通过压载水传播有害的水生微生物和病原体，美国、澳大利亚、新西兰、以色列等国家已制定或正在研究和制定压载水管理规划。1999 年 2 月，美国总统克林顿签署了一个总统令，调整一项联邦策略，涉及非联邦本土生态系统的入侵生物对环境和经济的威胁，命令建立一个入侵物种理事会，足见其重视程度。

目前各国对压载水的主要防控措施包括：

（1）在指定区域更换和排放压载水。如澳大利亚要求所有载有压载水的船舶必须在指定海域通过三倍压载水更换或置换原有压载水，船舶抵达后予以核查，如未达到要求，则施以重罚并责令船舶返回到指定海域更换压载水。另外，部分国家划定专门的船舶压载水排放海域，保护本国海洋环境。

（2）对压载水实施消毒处理。如我国《国境卫生检疫法》规定来自霍乱疫区等的船舶压载水必须实施消毒处理方可排放。

（3）研制并加装压载水处理专用设备装置。《压载水公约》要求，国际航行船舶需加装压载水管理系统，使船舶排放的压载水满足公约 D－2 标准。这类设备包括过滤性设备、紫外线照射消毒设备、电离海水产生次氯酸消毒设备等。

（4）加大船舶压载水监测、监管和处置等相关领域科研和标准制定工作力度。发达国家早在数十年前就开展了船舶压载水危害方面的科学研究工作，尤其是美国、澳大利亚等在船舶压载水携带有害生物传播扩散、压载水处理装置、排放标准方面进行了深入细致的研究，基本掌握了船舶压载水携带有害生物造成国际扩散危害情况，并据此研制了相关处置技术和装置，制定了船舶压载水排放标准，《压载水公约》所规定的 D－2 皮肤标准就是美国研究制定的标准，他们从技术上占据了国际船舶压载水防控技术的高地和话语权，对包括我国在内的多个海运大国造成巨大影响。

3. 国际上对船舶压载水的现有处置方式

鉴于船舶压载水的危害巨大，国际上对船舶压载水处置进行了较为广泛的研究，但多集中于压载水中微生物和藻类的处置。目前主要有以下几种处置方式。

（1）将压载水直接排到陆地上进行处理。该方法处理效果较好，但成本较高，且对船期影响较大。

（2）通过化学方法杀灭微生物和藻类。如通过加入含氯消毒剂、强氧化剂或安装电解装置等方式，实现杀灭压载水中微生物和藻类的目的，虽然具有操作简便、效果较好等优势，但存在设备安装和运行能耗及维护成本较高、对船舶压载水舱腐蚀、对部分藻类杀灭成效低等缺点。

（3）通过物理措施清除微生物和藻类。如紫外线照射对杀灭压载水中微生物效果较好，但对有害水生物杀灭效果不佳。加热和超声波处理存在处理时间长、能耗过高、热应力影响船舶安全等问题。

（4）途中更换压载水减少有害生物含量。如船舶在清洁海域通过排空冲洗、置换或稀释等方式更换原有污染较严重的压载水，尽可能减少压载水中微生物和有害生物含量。但存在更换时间长、消耗能源较多、微生物减少比例较低等问题，需在航程较长且保证船舶结构和航行安全的前提下实施。

二　我国对船舶压载水危害监管概况

（一）我国开展船舶压载水危害监测工作情况

我国作为国际上的航运大国，沿海有数十个对外开放港口，我国入出境船舶每年达 30 余万艘次，是世界上最大的压载水输入和输出国家，占全球总量的 1/3，其中每年输入压载水约 2.6 亿吨。其所携带的外来有害生物、人类致病菌及重金属等对我国生态环境、居民健康构成严重威胁。自 1999 年起，我国检验检疫等相关部门依据国际国内相关法律法规，积极开展船舶压载水危害监测与防控工作，先后有宁波局、秦皇岛局、南通局、厦门局、上海局、盐田局、江阴局等多家单位陆续开展相关调查研究工作，积累了大量数据，取得了较好的成绩。主要有以下几方面成果。

1. 检出大量人类致病微生物

我国先后在船舶压载水中检出金黄色葡萄球菌、嗜盐弧菌、O157：H7 大肠杆菌、沙门氏菌及粪大肠菌群、细菌总数超标等。如秦皇岛港研究发现 25% 的入境船舶载自境外的 26% 的压载水中检出致病微生物，其中大肠菌群阳性率为 16.67%，压载水阳性比例为 22.16%，且来自不同国家和地区的船舶压载水差别巨大。其中，大肠菌群数量达第四类海水水质标准（＞10000 个/L）的船舶阳性率为 7.50%，四类水质压载水阳性比例为 6.14%。在一艘入境船舶载自日本的压载水中检出金黄色葡萄球菌。2018 年在压载水中检出大批苛氧菌和厌氧菌。珠海港入境船舶压载水致病性弧菌检出率为 86.20%；压载水中共分离出溶藻弧菌、副溶血弧菌、沙鱼弧菌创伤弧菌和弗氏弧菌等 11 种致病性弧菌，其中 2 株副溶血性弧菌检出有耐热溶血素基因。宁波局在入境船舶压载水中检出细菌总数平均达 3.58×10^3 cfu/mL，并检出粪大肠菌群阳性。广东局检测船舶压载水可引起腹泻病暴发流行的致病菌阳性率为 64.5%，大肠菌群阳性率为 58.1%；全国港口压载水致病性弧菌检出 17 种，检出率平均为 38.7% ~ 86.2%，高于一般海水和饮用水检出率；表明我国入境船舶压载水卫生状况较差，应采取有力措施严加控制。

2. 检出多种重金属且超标严重

我们检测发现船舶压载水中锌超标我国三类及以上海水水质标准阳性率 100%，铜、铅、镍超标阳性率分别为 88.89%、2.50%、37.50%。其中铅、镍、锌、铜最高分别超标四类海水水质 29 倍、1 倍、76 倍和 7 倍。压载水重金属污染阳性比例达 56%。金属毒理学研究表明，铅可引起发育不全、智力障碍和贫血、白血病；锌元素摄入超标可导致心血管系统损害，亦可致免疫抑制及增强对致病微生物的易感性；镍元素对人体呼吸系统、免疫系统及肾脏、皮肤均可构成伤害，并能促使细胞恶变，长期接触有致癌作用；铜过量可致神经功能紊乱等。上述重金属污染海洋会长期存留而不能分解破坏，不但影响渔业、近海养殖等相关产业，而且可通过生物链富集放大危害人体健康，其危害是长期、持续的。

3. 检出放射性超标

我国某港口在一艘入境船舶装自日本福岛地震地区的压载水检测放射性严重超标。日本福岛大地震后核电站放射性物质污染当地海域，造成当地海产品放射性超标严重，美国、中国、俄罗斯等国严禁进口该地区海产品。

4. 检出大量外来鱼类、虾类和有毒有害藻类

2003 年大连局检出浮游动物蚤水蚤；2005 年厦门局检出浮游生物 154 种（其中赤潮藻、拟菱形藻和中勒骨条藻等 48 种和新发现藻种 1 种），在沉积物中鉴出浮游生物 80 种，培养出 61 种（赤潮种 18 种）；2008 年福建局检出浮游植物 7 门 86 属 240 种（含赤潮种 60 种）、浮游动物 5 门 30 属 52 种，其中包括福建沿海和金门一带无记录的 12 种；2009 年上海局检出浮游生物 37 种，以饶足类为主（35 种），12 种未曾有报道在我国分布；2015 年秦皇岛局在载自日本的压载水中发现鱼类和虾类；2017 年江阴局检出 168

种浮游生物，包括硅藻 80 种、甲藻 30 种、浮游动物 23 种、其他浮游植物（包括其他藻类和未订种）35 种。目前，相关专家已认定有 16 种外来赤潮藻种随船舶压载水侵入我国海域。

5. 检出多种鱼类致病菌

2018 年，江阴局在船舶压载水沉积物中检出无乳链球菌、副溶血弧菌等 18 种鱼类致病菌。其中，无乳链球菌最早发现于以色列，可导致鱼类得败血病和脑部损伤，传染快、死亡率高。而副溶血性弧菌是甲壳类动物、贝类和对虾的致病菌，可导致人类食源性感染。

（二）我国对船舶压载水的监管情况

我国对船舶压载水监管较为重视。我国与压载水管理相关的有质检总局、海事局、环保部、海洋局等多个部门，分别依据相关法律法规承担相应的压载水监管工作职责。

其中，质检总局负责全国海港口岸压载水监管工作，对来自被世界卫生组织（WHO）和政府列明为疫区的船舶压载水要求消毒后方可排放。并在 2000 年率先组织包括河北四个海港在内的全国海港口岸开展压载水检测科研工作，先后检出了大量人与动物致病微生物、有害藻类和重金属，尤其是培养了一批技术骨干，制定了压载水采样、检测和消毒技术标准，建立了以江阴国家压载水检测重点实验室为龙头的较为完善的实验室检测网络，在国内外发表了数十篇论文，压载水检测技术居国内领先地位。

交通运输部海事局是我国履行《压载水公约》的主管部门，负责拟订和组织实施国家防治船舶污染和航海保障的方针、政策、法规和技术规范、标准。受国务院委托牵头承担压载水监管、防止船舶污染和航海保障等行政管理和执法职责。

国家海洋局是国家海洋规划、立法、管理的政府行政管理机构，负责管理海洋的开发和使用、海洋环境保护，建有完善的海洋环境监测科研机构，组织拟订海洋生态环境保护标准、规范和污染物排海总量控制制度并监督实施，制定海洋环境监测监视和评价规范、技术标准并组织实施等。

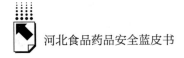
环保部负责拟订并实施海洋环境保护规划、政策和标准，监督管理海洋环境污染防治。

另有海洋、海事、渔业等科研院校等也建立了专门实验室，组织专家从不同角度开展了船舶压载水检测和控制相关调查研究工作，并取得了一定的成绩。

（三）我国压载水监管法律法规和标准及开展的科研工作情况

我国现行的与压载水管理相关的法律共有 5 部，分别是《水污染防治法》《国境卫生检疫法》《进出境动植物检疫法》《环境保护法》和《海洋环境保护法》，另制定有《防治船舶污染海洋环境管理条例》等多部法规和规章，主要分布在质检总局、海事局、海洋局和环保部这四个部门。且仅有少数部门和机构开展了为数不多的船舶压载水相关研究课题。自 1999 年以来，我国海港口岸检验检疫等部门参考《海洋监测规范》及食品、化妆品检测相关标准开展压载水中携带浮游动植物和微生物等有害生物检测研究。2006 年起，河北检验检疫局开始牵头制定船舶压载水微生物取样及检测等相关行业标准，使用的检测方法主要来源于食品微生物检测的国家标准，但未突出压载水中微生物检测的特殊性及详细流程。

三　我国海洋食品污染危害情况不容忽视

我国海洋辽阔，四大海域仅渔业资源总量约为 1600 万吨，可捕量 800 万~900 万吨，为我们提供了丰富的海洋食品。但由于海洋环境污染日趋严重，海洋食品被污染使人致病甚至引发传染病流行现象日益凸显。如 1988 年上海民众因食入被甲肝病毒污染海域的毛蚶引发当地甲肝流行。

多年来，我们在秦皇岛港及周边水域检测出 40 余株霍乱弧菌非流行株及其他致病菌，在渤海湾产的水产品中检出霍乱弧菌，多次在贝类中检出贝类毒素，其中 2016 年腹泻性贝类毒素检出率为 1.2%，麻痹性贝类毒素检出率为 7.6%，5 月份检出率为 70%，2017～2018 年检出率仍呈较高趋势。珠海局在珠海水域致病性弧菌检出率为 78.13%，共分离到溶藻弧菌、副溶血弧菌、创伤弧菌和沙鱼弧菌等致病性弧菌 11 种以及类志贺邻单胞菌、舒伯特气单胞菌等大量致病菌。随着海洋环境变化，我国海域赤潮发生的规模呈急剧扩大的态势。据统计，2000～2016 年，我国近海共发生赤潮灾害 1229 起，平均每年发生 72.3 起，且赤潮灾害有进一步加剧的趋势，目前已认定有 16 种外来赤潮藻种随船舶压载水侵入我国海域，对海洋经济发展产生严重危害。工农业污水排放中所含各种重金属、农药残留物及其他卫生危害因素逐年增加，对海洋造成严重污染的同时，它们也可能经海洋生物吸收通过食物链危害到人类健康。近年来，我国某市因居民食用污染贝类麻痹性毒素的海虹造成数例病人死亡。上述案例均是经海洋生物吸收通过食物链危害到人类健康。另外，近年来因我国海域污染造成水产品致病微生物、重金属、毒素等超标而影响出口的事件也时有发生，对我国的对外贸易形象造成较大的负面影响。

河北坐拥秦皇岛、京唐港、曹妃甸和黄骅港四大港口，承担了绝大部分能源输出运输功能，年吞吐量近 10 亿吨，在我国海上运输和对外贸易方面起到了不可替代的作用，同时来自国内外数万艘次的船舶也带来上亿吨的压载水排入河北省海域，对河北省海洋环境和海洋食品造成严重威胁。通过我们调查，秦皇岛港在对船舶压载水的专题研究中发现 25%～60% 的来自境外的船舶压载水受到不同程度的肠道致病微生物的污染，照此推算每年将有上亿吨受到致病微生物污染的外来压载水排入我国各港口海域。同时 50% 的多达近 2 亿吨的重金属超标带来持久性危害的境外压载水排入我国港口水域。宁波局、青岛局、珠海局和广州局等先后在入境船舶压载水中检出肠道致病菌、水弧菌、有毒藻类、浮游生物等上百种，其中数十种为外来有害生物，其数量巨大，对我国海洋环境和海洋食品的危害以及对我国民众健康的直接和潜在影响无法估量。因此，全面开展压载水对海洋环境和海洋食品危害监测研究具有重大的现实意义和深远的历史意义。

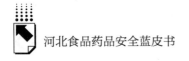

四 我国在船舶压载水危害监管方面存在的主要问题

虽然我国较为重视船舶压载水监管工作，但政出多门、力量分散、投入不足，致使我国在船舶压载水监管，尤其是对我国海洋环境和海洋食品危害的监测、检测和控制等存在较大问题。

（一）法律法规不够完善

《压载水公约》的宗旨是防止船舶压载水和沉积物的非控制性排放导致有害水生物和病原体的转移，对环境、人体健康、财产和资源造成显性和隐性的损害。我国在环境立法解决海洋外来物种入侵方面存在不足。①没有将生物多样性保护和海洋生物资源可持续利用作为防治海洋外来物种入侵的立法宗旨。②有关海洋外来物种入侵防治的管理体制尚不完善。③相关的法律、行政法规对相关标准没有做出规定。④有关海洋外来物种入侵的法律责任体系不完善。传统环境侵权理论及中国现有环境立法无法有效解决海洋外来物种的入侵问题。需要进行防治海洋外来物种入侵的专门立法来有效遏制入侵物种对中国海洋生态系统的破坏。

另外，我国目前仅有检验检疫系统和海事系统制定了涉及船舶压载水监管的部分行业标准，数量少且更新滞后，无法满足对新形势下的压载水取样、检测和满足国家对压载水实施强制性管理的要求。而国家标准《海洋调查规范》适用于开放的海洋环境，无法完全运用于国际航行船舶。

（二）政府部门职责不清

目前，我国涉及压载水监管的单位包括质检总局、交通部海事局、国家海洋局及环保部等单位，存在各部门之间职能定位不清、缺乏协调机制等问题。海事局负责对船舶污染物的排放管理，是我国压载水管理的主要机构之一，牵头跟踪国际《压载水公约》的发展；质检总局负责对外来有害生物及人类传染病的防控，也是我国压载水管理的主要机构之一；海洋局负责对海洋生物多样性及海洋生态环境的保护；环保部主要负责我国环境保护，保护我国生态多样性；工信部对造船、处理设备改造进行指导和管理。这几个部门的工作职能均与压载水管理相关，因我国现有的法律法规对压载水监管的职责界定不清，从执行层面来看，导致我国压载水监管呈"九龙治水"的局面，势必出现政出多门、多头管理、职责不明等困境。且目前《压载水公约》尚未转化为国内立法，国家层面也未正式协调各部门在压载水管理方面的职责，为全面开展压载水监管带来一定难度。

（三）缺乏主动应对措施

《压载水公约》生效以后，我国的大部分注意力集中在如何满足公约要求方面，呈被动应对态势；对《压载水公约》及国际社会的单边立法研究不够深入，未充分利用国际规则，对我国特殊水域实施保护；对发达国家利用压载水管理制度设置的技术性贸易措施研究不够，缺乏相应的对策；参与制定压载水管理规则，引导国际社会未来压载水管理走向的能力与我国国力不匹配。且因缺乏足够的科研成果数据支撑，在压载水相关政策制定的国际博弈中，中国缺乏话语权。

（四）科研力量分散薄弱，缺乏高层次科研成果

我国对船舶压载水管理虽然涉及多个部门，但科研能力严重不足。有关压载水携带生物的调查研究早期多由口岸检验检疫机构开展，但因条件限制，存在科研水平较低、研究内容局限、缺少深入连续系统研究等问题。近年来，国内部分高校和科研院所开始涉足压载水研究领域，但研究方向有相当大的局限性。另外，优势互补、强强联合的跨部门高层次合作研究较少，缺乏高水平压载水检测专业实验室，基础研究投入较少，缺乏科学系统的调查研究，所获得的数据重复较多且碎片化，对压载水携带的外来生物的风险研判不够等问题严重制约了我国压载水危害监测和监管技术水平的发展。如何避免系统内外研究方向的重叠，整合有效资源，形成优势互补，共同提高我国压载水监管水平，是当前需要着力解决的问题。

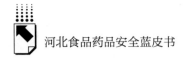

五　工作建议

随着全球贸易的快速扩张，压载水已经成为国际上公认的引入外来生物的主要途径之一。我国海岸线绵长，生态系统类型多，更容易遭受外来海洋生物入侵。近年来，我国海洋生物入侵呈现数量多、传入频率加快、蔓延范围扩大、危害加剧和经济损失加重的趋势，对于我国海洋生态环境产生了重大影响。

我国作为国际上的海运大国，已连续14次当选IMO的A类理事国。近年来，我国积极参与全球海运治理，对相关公约和技术标准的制修订工作施加有效影响。2017年9月8日，IMO《压载水公约》开始对我国生效。而压载水危害之大不容忽视，对我国可持续发展的经济建设构成了巨大的潜在威胁。但由于管理体制和经费投入等原因限制，目前国内少量的关于船舶压载水研究的主要方向仍然侧重于基础研究和处置设备研制两个方面，而关于船舶压载水对海洋食品安全的直接和长久潜在危害研究处于空白，对此应予以关注。为此我们认为亟须加强以下几方面的工作。

（一）健全法律法规和技术标准，加强协作，规范监管

根据已经生效的《压载水公约》及国际社会对压载水管理要求，我国有必要对压载水监管的相关法律进行修订。必要时制定专门的船舶压载水管理国内法，将部门法定职责与我国履约要求有机结合，明确相关部门对船舶压载水监管的职责和要求，避免交叉重叠，将各界对压载水这一特殊类型传播源的认识推到一个新高度。同时，加强分工协作，协调组织制定船舶压载水检测、监管、处置国家标准，保障依法依规科学开展对船舶压载水的检测和监管，并向IMO加以推荐，争取国际认可，提升我国话语权。

（二）建立健全压载水检测和科研能力建设

借助《压载水公约》生效契机，成立跨部门跨行业船舶压载水监管专

业委员会和专家队伍，组建覆盖主要港口的压载水检测实验室网络，提升压载水检测实验室能力和水平，合作开展我国压载水及沉积物的检测技术、监管措施等高水平科研攻关研究，统筹风险预警，为国家相关部门提供决策参考。同时，开展压载水中微生物、浮游动植物、重金属等现场和实验室快速检测、鉴定技术研究，在提升现场快速检测能力、指导监管科学水平的同时，尽量减少和防止对海运贸易的影响。

（三）科学系统地开展船舶压载水对海洋食品危害的研究

船舶压载水对海洋食品既有短期的安全影响，更多的是通过污染环境和食物链对海洋经济和海洋食品造成长期持久危害。为此，我们建议组织相关部门开展科学系统的船舶压载水对海洋食品危害研究，全面掌握压载水携带的致病微生物、有害水生生物、重金属、放射性物质、农药残留及有机物污染情况，通过污染海洋生物生物链转移数据，建立全国性船舶压载水卫生危害因素检测本底数据库，在此基础上开展相关的风险评估，制定科学防控措施，保障我国海洋环境和海洋食品安全。

六　结语

十九大报告提出，要坚决打好污染防治的攻坚战。着力解决突出环境问题，加快水污染防治；加大生态系统保护力度；改革生态环境监管体制等。习近平在全国生态环境保护大会上强调，生态文明建设是关系中华民族永续发展的根本大计。加大力度推进生态文明建设、解决生态环境问题，坚决打好污染防治攻坚战，推动我国生态文明建设迈上新台阶。在国家政策方面对我国环境保护尤其是水污染治理和生态保护方面提出了要求。《中共中央国务院关于加快推进生态文明建设的意见》中提道：保护和修复自然生态系统。实施生物多样性保护重大工程，建立监测评估与预警体系，健全国门生物安全查验机制，有效防范物种资源丧失和外来物种入侵，积极参加生物多样性国际公约谈判和履约工作。建立并实施重点海域排污总量控制制度，加

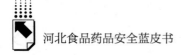

强海洋环境治理、海域海岛综合整治、生态保护修复，有效保护重要、敏感和脆弱的海洋生态系统。加强船舶港口污染控制，积极治理船舶污染，增强港口码头污染防治能力。

在新时代推进生态文明建设过程中，防止外来有害生物入侵，也应在以下方面做出努力：用最严格制度最严密法治保护生态环境，加快制度创新，强化制度执行，让制度成为刚性的约束和不可触碰的高压线，结合压载水公约的要求，建立国内立法防止外来生物通过海运对我国环境造成危害，通过制度和法律的方式推动解决损害群众健康的突出环境问题，加快形成节约资源和保护环境的空间格局、产业结构、生产方式、生活方式。共谋全球生态文明建设，深度参与全球环境治理，接轨国际海事防污染工作，形成世界环境保护和可持续发展的解决方案，引导应对气候变化国际合作。

我们应借助《压载水公约》实施契机，加强我国船舶压载水危害检测监管和防控措施研究工作，尤其是全面加大其对我国海洋食品安全危害的科学研究工作力度，在此基础上制定科学的监管模式，提升我国船舶压载水检测和监管工作水平，从而服务于我国海洋经济发展战略，更好地保护我国海洋环境和海洋食品安全，保障我国民众健康和社会经济及新时代中国特色社会主义生态文明建设又好又快发展。

统计报告篇

Statistical Report

B.15

河北省食品药品监督管理
统计报告（2017）*

河北省食品药品安全统计年度报告课题组

摘　要： 本文分别对食品、药品、医疗器械、化妆品的相关行政受理、审批、监管等情况进行了汇总分析，供食品药品监管系统参考使用。

关键词： 食品　药品　医疗器械　化妆品　监管　河北省

---

* 本文所用数据来源于《食品药品监督管理统计报表制度》。除特殊说明外，数据报告期为2016年12月1日至2017年11月30日。

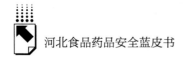

一　食品监督管理

（一）食品许可情况

1. 食品生产许可情况

2017 年河北省共发放食品生产许可证 939 件、食品添加剂生产许可证 15 件。当前全省有效期内的食品生产许可证 6503 件、食品添加剂生产许可证 142 件。

截至 2017 年 11 月底，全省共有保健食品生产许可证 38 件。从生产许可类别来看，含胶囊剂的为 35 件，含片剂的为 32 件，含口服液的为 7 件，含颗粒剂的为 14 件，含茶剂的为 6 件，含粉剂的为 7 件，含酒剂的为 3 件，其他类别为 9 件（见图 1）。

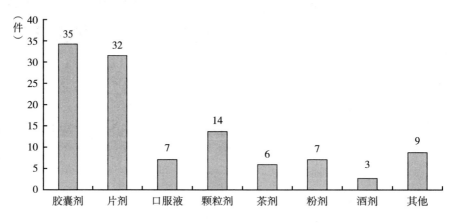

图 1　保健食品生产企业许可情况

2. 食品经营许可情况

截至 2017 年 11 月底，全省共有食品经营许可证（含仍在有效期内的食品流通许可证和餐饮服务许可证）36. 14 万件，其中新版食品经营许可证 26. 84 万件，食品流通许可证（旧）7. 37 万件，餐饮服务许可证（旧）1. 93 万件（见图 2）。

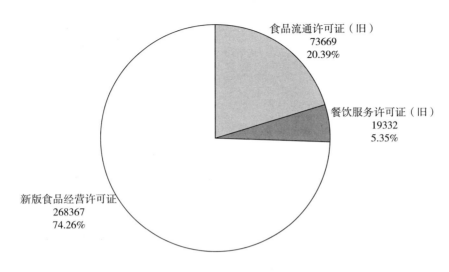

食品流通许可证（旧）
73669
20.39%

餐饮服务许可证（旧）
19332
5.35%

新版食品经营许可证
268367
74.26%

图2　食品经营许可情况

（二）食品日常监管情况

1. 食品生产环节日常监管情况

2017年全省各级监管机构共检查食品生产主体4.58万家次，发现违法违规生产主体2579家次。其中检查食品生产企业1.90万家次，发现违法违规生产主体1300家次，发现违法违规问题2696个；检查食品添加剂生产企业425家次，发现违法违规生产主体19家次，发现违法违规问题30个；检查食品加工小作坊2.64万家次，发现违法违规生产主体1260家次，发现违法违规问题1769个。快检生产环节食品2407批次，检出不合格29批次。

2. 食品经营环节日常监管情况

2017年全省各级监管机构共检查食品经营主体65.11万家次，其中检查销售环节经营主体41.79万家次，发现违法违规经营主体6569家次，发现违法违规问题9296个；检查餐饮服务环节经营主体23.33万家次，发现违法违规经营主体1.02万家次，发现违法违规问题1.69万个（见图3）。

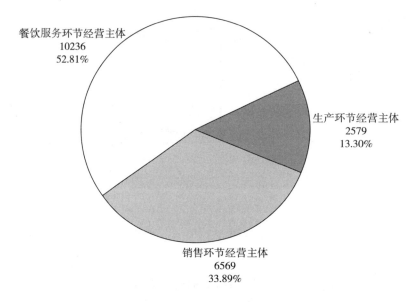

图3 食品安全违法违规主体分布情况

3.保健食品生产经营企业日常监管情况

2017年全省各级监管机构共检查保健食品生产经营企业3.74万家次，其中，检查生产企业1815家次，快检保健食品154批次，未检出不合格产品；检查经营企业3.56万家次，快检保健食品2092批次，检出不合格47批次。

（三）食品(含保健食品)投诉举报和案件查处情况

2017年，全省各级监管机构共受理食品投诉举报19619件、保健食品投诉举报822件，合计20441件，占投诉举报受理总量的90.30%。

共查处一般程序食品（含保健食品）案件1.49万件（其中，保健食品案件508件），货值金额773.07万元，罚款1.02亿元，没收违法所得410.04万元。责令停产停业146户次，吊销许可证14件，捣毁制假售假窝点15个，移送司法机关47件。查处食品案件数量居前5位的地市为邯郸、保定、廊坊、沧州、邢台（见图4）。

从案件查处环节看，生产环节共查处一般程序案件（下同）1831件，

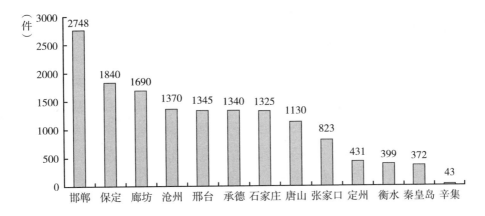

图4　各市食品（含保健食品）案件查处数量情况

食品销售环节查处案件5046件，餐饮消费环节查处案件7491件，分别占食品一般程序案件总数的12.74%、35.12%、52.14%（见图5）。

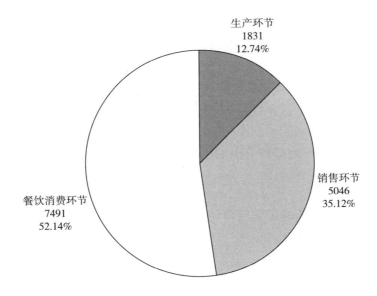

图5　食品一般程序案件分布情况

（四）保健食品广告审批及违法广告查处情况

2017年，省局共受理保健食品广告64件，给予批准文号64件。在审批的广告中，视频广告、声频广告、文字广告分别为 27 件、2 件、35 件（见图 6）。发布违法保健食品广告公告 5 期，涉及违法广告 11 件。

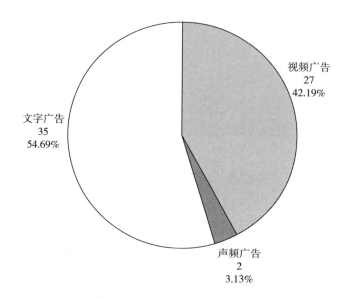

图 6　保健食品广告审批情况

二　药品监督管理

（一）药品行政受理和注册审批情况

1. 行政受理情况

2017 年受理新药临床试验申请 30 件、新药证书申请 1 件、生产申请 1 件，受理仿制药注册申请 50 件、药品补充审批申请 266 件、药品补充备案申请 273 件、再注册申请 73 件。

2. 药品再注册申请的审批情况

2017 年批准国产药品再注册 108 件，其中中药天然药物 23 件、化学药品 85 件。

3. 药品补充申请的审批情况

2017 年批准药品补充申请 160 件、备案 156 件。

4. 直接接触药品的包装材料和容器的审批情况

2017 年批准直接接触药品的包装材料和容器补充申请 6 件。

（二）药品生产企业情况

1. 药品生产企业数量情况

截至 2017 年 11 月底，全省有药品生产企业许可证 418 个（含中药饮片、医用气体等）。从所生产产品类别看[①]，生产原料药和制剂的企业有 275 家，生产化学药的企业有 174 家，生产中药（含饮片）的企业有 228 家，生产医用气体的企业有 37 家，生产药用辅料的企业有 29 家，生产空心胶囊的企业有 4 家（见图 7）。

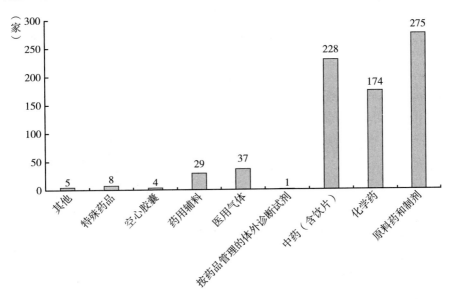

图 7　药品生产许可类别分布情况

---

① 药品生产企业类别依据药品生产许可证上的分类码进行统计，生产多种类别的企业则各类分别统计。如，既生产化学药又生产诊断试剂，则分别填入化学药和诊断试剂项下。

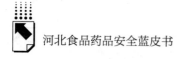
2.医疗机构制剂许可证

2017年新增医疗机构制剂许可证6件。截至2017年11月底，全省共有医疗机构制剂许可证65件。

（三）药品经营企业情况

截至2017年12月底，全省持药品经营许可证的企业共有2.26万家。其中，零售药店1万余家，零售连锁企业和门店1.2万家，批发企业603家。

（四）药品日常监管情况

1.药品生产企业日常监管情况

2017年全省各级监管机构共检查药品生产企业2152家次，发现违法违规的生产企业353家次，责令整改426家次。

2.药品经营企业日常监管情况

2017年全省各级监管机构共检查药品经营企业3.81万家次。其中，检查批发企业1938家次，发现存在违反药品经营相关管理规定行为的企业349家次。检查零售企业3.62万家次，发现存在违反药品经营相关管理规定行为的企业7594家次（见图8）。

（五）药品投诉举报和案件查处情况

2017年，全省各级监管机构共受理药品投诉举报1582件，占受理总量的7.00%。

各市共查处一般程序药品案件4721件，货值金额共计610.14万元，罚款1918.23万元，没收违法所得174.22万元。责令停产停业238户次，吊销许可证2件，捣毁制假售假窝点12个，移送司法机关49件。查处药品案件数量居前5位的地市为邯郸、邢台、唐山、保定、石家庄（见图9）。

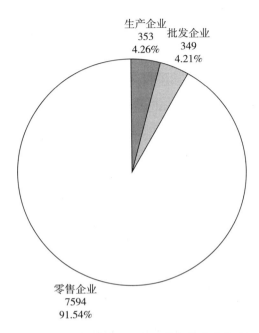

图8　违法违规药品生产经营主体分布情况

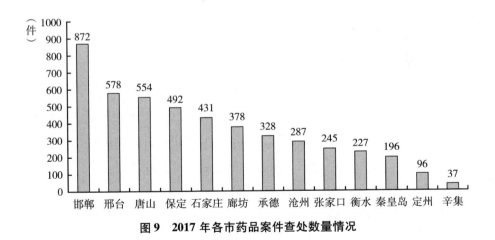

图9　2017年各市药品案件查处数量情况

（六）药品广告审批及违法广告产品处置情况

2017年共受理药品广告344件，给予批准文号344件。在审批的广告中，视频广告、声频广告、文字广告分别为75件、16件、253件（见图

10）。共发布违法药品广告公告 12 期，涉及违法广告 42 件。采取暂停销售措施 11 次，撤销广告批准文号 17 件，移送工商行政管理部门 22 件。

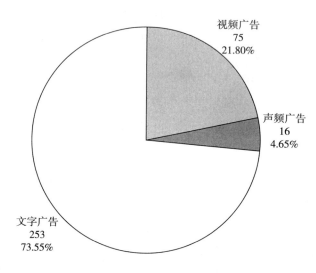

视频广告
75
21.80%

声频广告
16
4.65%

文字广告
253
73.55%

图 10　药品广告审批情况

（七）麻醉药品、精神药品生产经营情况

1. 麻醉药品、精神药品生产定点情况①

截至 2017 年 11 月底，全省共有麻醉药品定点生产企业 2 家，其中可生产原料药的定点生产企业 1 家，可生产制剂的定点生产企业 2 家。共有精神药品定点生产企业 9 家，全部为第二类定点生产企业，其中可生产第二类精神药品原料药的定点生产企业 3 家，制剂定点生产企业 7 家。

2. 麻醉药品、精神药品经营定点情况

截至 2017 年 11 月底，全省共有麻醉药品和第一类精神药品定点区域性批发企业 21 家，专门从事第二类精神药品批发企业 134 家。

---

① 同时生产原料药、制剂的定点生产企业，统计时分别计入原料药、制剂定点生产企业，企业总数仅计一家。

三 医疗器械监督管理

（一）医疗器械注册情况

1. 医疗器械行政受理情况

2017 年，全省共完成境内第一类医疗器械备案 2437 件，受理境内第二类医疗器械首次注册申请 122 件，延续注册申请 71 件，许可事项变更申请 35 件，登记事项变更申请 69 件，注/撤销申请 1 件。

2. 医疗器械产品注册情况

2017 年，全省共批准境内第二类医疗器械首次注册 125 件，延续注册 59 件，许可事项变更 80 件。截至 2017 年 11 月底，全省累计有境内第一类医疗器械备案 5766 件，批准境内第二类医疗器械注册 723 件。

（二）医疗器械生产企业情况

截至 2017 年底，全省实有医疗器械生产企业 638 家，其中生产一类产品的企业 539 家、生产二类产品的企业 315 家、生产三类产品的企业 25 家[①]。

（三）医疗器械经营企业情况

截至 2017 年 11 月底，全省共有二、三类医疗器械经营企业 1.17 万家，其中，仅经营二类医疗器械产品的企业 0.71 万家，仅经营三类医疗器械产品的企业 0.13 万家，同时从事二、三类医疗器械经营的企业 0.33 万家。

（四）医疗器械日常监管情况

1. 医疗器械生产企业日常监管情况

2017 年全省各级监管机构共检查医疗器械生产企业 1884 家次，发现存

---

① 同时生产一类、二类和三类产品的企业，统计时分别计为一类生产企业、二类生产企业和三类生产企业，企业总数仅计一家。

在违法违规行为的企业 140 家次。检查国家重点监管企业 138 家次，省重点监管企业 203 家次。在高风险企业中，全面检查无菌医疗器械生产企业 162 家，其中未通过检查 11 家，未通过率为 6.79%；全面检查植入性医疗器械生产企业 32 家，全部通过检查；全面检查第三类医疗器械生产企业 126 家，未通过检查 4 家，未通过率为 3.17%。省级及以下组织医疗器械飞行检查 134 家次，责令停业整改 4 家次。

2. 医疗器械经营企业日常监管情况

2017 年全省各级监管机构共检查医疗器械经营企业、使用单位 3.70 万家次。其中检查经营企业 1.57 万家次，发现存在违法违规行为的企业 1347 家次，移交稽查部门立案查处 30 件。检查使用单位 2.13 万家次，发现存在违法违规行为的使用单位 1930 家次，移交稽查部门立案查处 40 件，移交卫生计生部门处理 1 家。省级及以下组织医疗器械经营企业飞行检查 1236 家次。

（五）医疗器械投诉举报和案件查处情况

2017 年，全省各级监管机构共受理医疗器械投诉举报 421 件，占受理总量的 1.13%。

共查处一般程序医疗器械案件 1053 件，货值金额共计 77.52 万元。罚款 1166.26 万元，没收违法所得 9.96 万元。责令停产停业 5 户次，移送司法机关 2 件。查处医疗器械案件数量居前 5 位的地市为唐山、石家庄、保定、邯郸、邢台（见图 11）。

（六）医疗器械广告审批及违法广告产品处置情况

2017 年，全省共受理医疗器械广告 525 件，全部给予批准文号。在审批的广告中，视频广告、声频广告、文字广告分别为 22 件、2 件、501 件（见图 12）。全省共发布违法医疗器械广告公告 7 期，涉及违法广告 7 件，移送工商行政管理部门 3 件。

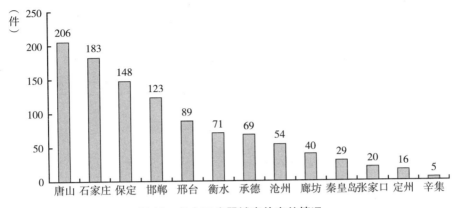

图 11　各市医疗器械案件查处情况

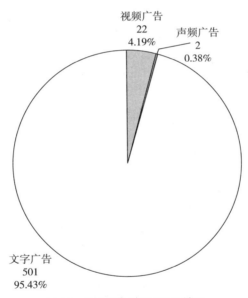

图 12　医疗器械广告审批情况

四　化妆品监督管理

（一）化妆品生产企业许可情况

2017 年全省共发放化妆品生产企业许可证 13 件，减少化妆品生产许可证 14 件。截至 2017 年 11 月底，全省共有化妆品生产企业 35 家。

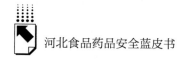

（二）化妆品日常监管情况

2017 年全省各级监管机构共检查化妆品生产企业 291 家次，抽检化妆品 279 批次，检出不合格化妆品 1 批次，发现生产记录缺失、不完整 20 家。

（三）化妆品投诉举报和案件查处情况

2017 年全省共受理化妆品投诉举报 584 件，占受理总量的 1.57%。

共查处一般程序化妆品案件 448 件，货值金额共计 25.46 万元。罚款 115.12 万元，没收违法所得 14.92 万元。责令停产停业 15 户次，移送司法机关 1 件。查处化妆品案件数量居前 5 位的地市为邯郸、保定、承德、邢台、唐山（见图 13）。

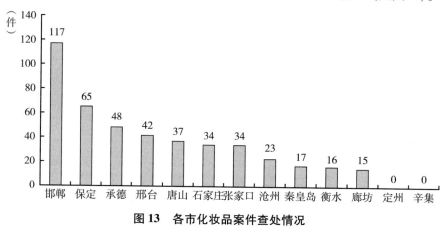

图 13　各市化妆品案件查处情况

五　其他

（一）科研情况

2017 年全省食品药品监管系统科技经费总计 911 万元，其中项目经费 791 万元。科技项目总计 39 项，其中软课题 6 项。科技项目中国家级项目 5 项，科技经费为 496 万元；地方项目 20 项（其中地方局项目 15 项），科技经费 152 万元。科技项目中获省部级二等奖 1 项、社会力量奖 2 项。

（二）行政复议和行政诉讼情况

1. 食品药品监督管理行政复议案件情况

2017 年全省共接到行政复议申请 193 件，受理行政复议案件 170 件（含上年申请本年受理）。其中，受理对下级机关进行的复议 134 件，受理被同级政府审理的复议 36 件（见图 14）。

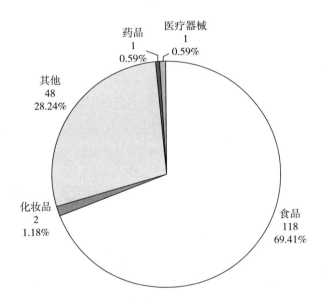

图 14　2017 年受理各类行政复议所占比例情况

在复议案件中，因各种原因终止审理 50 件。2017 年，全省共对 122 件案件做出复议决定。其中，对下级机关做出复议决定 86 件，被同级政府审理的复议做出决定 36 件（见图 15）。

2. 食品药品监督管理行政诉讼案件情况

2017 年全省法院共受理食品药品监管行政诉讼案件 18 件，其中，食品案件 10 件、药品案件 2 件、其他案件 6 件（见图 16）。

法院一审中，原告撤诉 2 件，驳回起诉 1 件，中止、终结 1 件，判决 10 件（其中，驳回诉讼请求 6 件，确认违法、无效 3 件，撤销、部分撤销 1

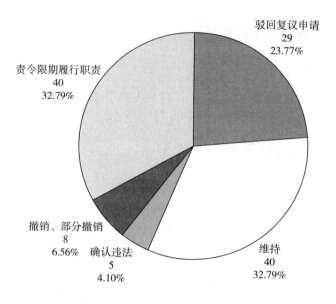

图15 2017年行政复议决定情况

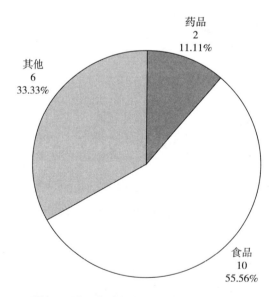

图16 受理各类行政诉讼所占比例情况

件），法院二审判决4件（其中，维持原判3件、发回重审1件）。2017年全省共判决14件（含上年受理本年判决）。

S 基本子库
SUB DATABASE

中国社会发展数据库（下设 12 个子库）

全面整合国内外中国社会发展研究成果，汇聚独家统计数据、深度分析报告，涉及社会、人口、政治、教育、法律等 12 个领域，为了解中国社会发展动态、跟踪社会核心热点、分析社会发展趋势提供一站式资源搜索和数据分析与挖掘服务。

中国经济发展数据库（下设 12 个子库）

基于"皮书系列"中涉及中国经济发展的研究资料构建，内容涵盖宏观经济、农业经济、工业经济、产业经济等 12 个重点经济领域，为实时掌控经济运行态势、把握经济发展规律、洞察经济形势、进行经济决策提供参考和依据。

中国行业发展数据库（下设 17 个子库）

以中国国民经济行业分类为依据，覆盖金融业、旅游、医疗卫生、交通运输、能源矿产等 100 多个行业，跟踪分析国民经济相关行业市场运行状况和政策导向，汇集行业发展前沿资讯，为投资、从业及各种经济决策提供理论基础和实践指导。

中国区域发展数据库（下设 6 个子库）

对中国特定区域内的经济、社会、文化等领域现状与发展情况进行深度分析和预测，研究层级至县及县以下行政区，涉及地区、区域经济体、城市、农村等不同维度。为地方经济社会宏观态势研究、发展经验研究、案例分析提供数据服务。

中国文化传媒数据库（下设 18 个子库）

汇聚文化传媒领域专家观点、热点资讯，梳理国内外中国文化发展相关学术研究成果、一手统计数据，涵盖文化产业、新闻传播、电影娱乐、文学艺术、群众文化等 18 个重点研究领域。为文化传媒研究提供相关数据、研究报告和综合分析服务。

世界经济与国际关系数据库（下设 6 个子库）

立足"皮书系列"世界经济、国际关系相关学术资源，整合世界经济、国际政治、世界文化与科技、全球性问题、国际组织与国际法、区域研究 6 大领域研究成果，为世界经济与国际关系研究提供全方位数据分析，为决策和形势研判提供参考。

法律声明

B.16
后　记

河北食品药品安全蓝皮书是反映河北省食品药品安全状况、发展战略和政策举措的年度性系列分析报告。《河北食品药品安全研究报告（2018）》（以下简称《报告》），客观展现了2017年度河北省食品、药品、医疗器械等领域的总体质量安全状况，深入分析了发展环境和面临形势，提出了一系列应对举措和保障措施，凝聚着各级党委、政府和食药监人对提升食品药品质量安全水平的关心和期待。

本书参与编写人员有张新波、石马杰、郑俊杰、刘凌云、黄迪、韩绍雄、刘连太、蔡东华、唐丙元、孟庆凯、赵然芬、杨君、刘晓如、吴凤云、于凤玲、张保起、高云凤、张春旺、黄玉宾、姚剑、魏占永、赵志强、孙红、张梦凡、张春旺、滑建坤、周栓林、卢江河、王睿、刘润、赵少波、孙福江、王海荣、李莉、袁媛、郁岩、杨跃民、师文杰、万顺崇、朱金姿、陈茜、李晓龙、王朝华、李霞、吕红英、邱明甲、尹华涛、王绍清、吴燕涛、王岩、李强、艾连峰、周巍、张雅伦、聂维忠、钱云开、聂晨辉等。

四年来，《报告》内容愈加丰富、视角愈加多维、领域愈加宽广、研究愈加深入，在此特向提供资料并给予工作支持的有关省直部门、行业协会和研究机构表示感谢，向在编写工作中付出辛劳的各位领导、专家和同人表示由衷的谢意。

食药安全事关百姓健康、国计民生和社会稳定。编写组期望通过翔实的数据、客观的描述、多维的视角、专业的研究为读者呈现政府、监管部门以及所有食药监人为保障食药安全所付出的努力。食药安全监管，责任重于泰山。课题组将以精益求精、不断改进的工作态度做好编写工作，以此表达对食药安全事业的敬意。

最后，恳请各位专家、学者、同行多提宝贵意见，以便进一步修改完善，力争为读者呈送更好的作品。

权威报告·一手数据·特色资源

皮书数据库
ANNUAL REPORT(YEARBOOK) DATABASE

当代中国经济与社会发展高端智库平台

所获荣誉

- 2016年，入选"'十三五'国家重点电子出版物出版规划骨干工程"
- 2015年，荣获"搜索中国正能量 点赞2015""创新中国科技创新奖"
- 2013年，荣获"中国出版政府奖·网络出版物奖"提名奖
- 连续多年荣获中国数字出版博览会"数字出版·优秀品牌"奖

成为会员

通过网址www.pishu.com.cn访问皮书数据库网站或下载皮书数据库APP，进行手机号码验证或邮箱验证即可成为皮书数据库会员。

会员福利

- 使用手机号码首次注册的会员，账号自动充值100元体验金，可直接购买和查看数据库内容（仅限PC端）。
- 已注册用户购书后可免费获赠100元皮书数据库充值卡。刮开充值卡涂层获取充值密码，登录并进入"会员中心"—"在线充值"—"充值卡充值"，充值成功后即可购买和查看数据库内容（仅限PC端）。
- 会员福利最终解释权归社会科学文献出版社所有。

社会科学文献出版社 皮书系列
SOCIAL SCIENCES ACADEMIC PRESS (CHINA)

卡号：277575112218
密码：

数据库服务热线：400-008-6695
数据库服务QQ：2475522410
数据库服务邮箱：database@ssap.cn
图书销售热线：010-59367070/7028
图书服务QQ：1265056568
图书服务邮箱：duzhe@ssap.cn

皮书系列

2018年

智库成果出版与传播平台

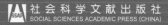
社会科学文献出版社
SOCIAL SCIENCES ACADEMIC PRESS (CHINA)

皮书系列

2018年

智库成果出版与传播平台

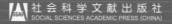

社会科学文献出版社
SOCIAL SCIENCES ACADEMIC PRESS (CHINA)

社长致辞

蓦然回首，皮书的专业化历程已经走过了二十年。20年来从一个出版社的学术产品名称到媒体热词再到智库成果研创及传播平台，皮书以专业化为主线，进行了系列化、市场化、品牌化、数字化、国际化、平台化的运作，实现了跨越式的发展。特别是在党的十八大以后，以习近平总书记为核心的党中央高度重视新型智库建设，皮书也迎来了长足的发展，总品种达到600余种，经过专业评审机制、淘汰机制遴选，目前，每年稳定出版近400个品种。"皮书"已经成为中国新型智库建设的抓手，成为国际国内社会各界快速、便捷地了解真实中国的最佳窗口。

20年孜孜以求，"皮书"始终将自己的研究视野与经济社会发展中的前沿热点问题紧密相连。600个研究领域，3万多位分布于800余个研究机构的专家学者参与了研创写作。皮书数据库中共收录了15万篇专业报告，50余万张数据图表，合计30亿字，每年报告下载量近80万次。皮书为中国学术与社会发展实践的结合提供了一个激荡智力、传播思想的入口，皮书作者们用学术的话语、客观翔实的数据谱写出了中国故事壮丽的篇章。

20年跬步千里，"皮书"始终将自己的发展与时代赋予的使命与责任紧紧相连。每年百余场新闻发布会，10万余次中外媒体报道，中、英、俄、日、韩等12个语种共同出版。皮书所具有的凝聚力正在形成一种无形的力量，吸引着社会各界关注中国的发展，参与中国的发展，它是我们向世界传递中国声音、总结中国经验、争取中国国际话语权最主要的平台。

皮书这一系列成就的取得，得益于中国改革开放的伟大时代，离不开来自中国社会科学院、新闻出版广电总局、全国哲学社会科学规划办公室等主管部门的大力支持和帮助，也离不开皮书研创者和出版者的共同努力。他们与皮书的故事创造了皮书的历史，他们对皮书的拳拳之心将继续谱写皮书的未来！

现在，"皮书"品牌已经进入了快速成长的青壮年时期。全方位进行规范化管理，树立中国的学术出版标准；不断提升皮书的内容质量和影响力，搭建起中国智库产品和智库建设的交流服务平台和国际传播平台；发布各类皮书指数，并使之成为中国指数，让中国智库的声音响彻世界舞台，为人类的发展做出中国的贡献——这是皮书未来发展的图景。作为"皮书"这个概念的提出者，"皮书"从一般图书到系列图书和品牌图书，最终成为智库研究和社会科学应用对策研究的知识服务和成果推广平台这整个过程的操盘者，我相信，这也是每一位皮书人执着追求的目标。

"当代中国正经历着我国历史上最为广泛而深刻的社会变革，也正在进行着人类历史上最为宏大而独特的实践创新。这种前无古人的伟大实践，必将给理论创造、学术繁荣提供强大动力和广阔空间。"

在这个需要思想而且一定能够产生思想的时代，皮书的研创出版一定能创造出新的更大的辉煌！

社会科学文献出版社社长
中国社会学会秘书长

2017年11月

1

社会科学文献出版社简介

社会科学文献出版社（以下简称"社科文献出版社"）成立于1985年，是直属于中国社会科学院的人文社会科学学术出版机构。成立至今，社科文献出版社始终依托中国社会科学院和国内外人文社会科学界丰厚的学术出版和专家学者资源，坚持"创社科经典，出传世文献"的出版理念、"权威、前沿、原创"的产品定位以及学术成果和智库成果出版的专业化、数字化、国际化、市场化的经营道路。

社科文献出版社是中国新闻出版业转型与文化体制改革的先行者。积极探索文化体制改革的先进方向和现代企业经营决策机制，社科文献出版社先后荣获"全国文化体制改革工作先进单位"、中国出版政府奖·先进出版单位奖，中国社会科学院先进集体、全国科普工作先进集体等荣誉称号。多人次荣获"第十届韬奋出版奖""全国新闻出版行业领军人才""数字出版先进人物""北京市新闻出版广电行业领军人才"等称号。

社科文献出版社是中国人文社会科学学术出版的大社名社，也是以皮书为代表的智库成果出版的专业强社。年出版图书2000余种，其中皮书400余种，出版新书字数5.5亿字，承印与发行中国社科院院属期刊72种，先后创立了皮书系列、列国志、中国史话、社科文献学术译库、社科文献学术文库、甲骨文书系等一大批既有学术影响又有市场价值的品牌，确立了在社会学、近代史、苏东问题研究等专业学科及领域出版的领先地位。图书多次荣获中国出版政府奖、"三个一百"原创图书出版工程、"五个'一'工程奖"、"大众喜爱的50种图书"等奖项，在中央国家机关"强素质·做表率"读书活动中，入选图书品种数位居各大出版社之首。

社科文献出版社是中国学术出版规范与标准的倡议者与制定者，代表全国50多家出版社发起实施学术著作出版规范的倡议，承担学术著作规范国家标准的起草工作，率先编撰完成《皮书手册》对皮书品牌进行规范化管理，并在此基础上推出中国版芝加哥手册——《社科文献出版社学术出版手册》。

社科文献出版社是中国数字出版的引领者，拥有皮书数据库、列国志数据库、"一带一路"数据库、减贫数据库、集刊数据库等4大产品线11个数据库产品，机构用户达1300余家，海外用户百余家，荣获"数字出版转型示范单位""新闻出版标准化先进单位""专业数字内容资源知识服务模式试点企业标准化示范单位"等称号。

社科文献出版社是中国学术出版走出去的践行者。社科文献出版社海外图书出版与学术合作业务遍及全球40余个国家和地区，并于2016年成立俄罗斯分社，累计输出图书500余种，涉及近20个语种，累计获得国家社科基金中华学术外译项目资助76种、"丝路书香工程"项目资助60种、中国图书对外推广计划项目资助71种以及经典中国国际出版工程资助28种，被五部委联合认定为"2015-2016年度国家文化出口重点企业"。

如今，社科文献出版社完全靠自身积累拥有固定资产3.6亿元，年收入3亿元，设置了七大出版分社、六大专业部门，成立了皮书研究院和博士后科研工作站，培养了一支近400人的高素质与高效率的编辑、出版、营销和国际推广队伍，为未来成为学术出版的大社、名社、强社，成为文化体制改革与文化企业转型发展的排头兵奠定了坚实的基础。

宏观经济类

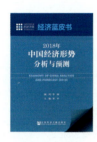

经济蓝皮书

2018年中国经济形势分析与预测

李平 / 主编　2017年12月出版　定价：89.00元

◆　本书为总理基金项目，由著名经济学家李扬领衔，联合中国社会科学院等数十家科研机构、国家部委和高等院校的专家共同撰写，系统分析了2017年的中国经济形势并预测2018年中国经济运行情况。

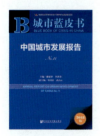

城市蓝皮书

中国城市发展报告 No.11

潘家华　单菁菁 / 主编　2018年9月出版　估价：99.00元

◆　本书是由中国社会科学院城市发展与环境研究中心编著的，多角度、全方位地立体展示了中国城市的发展状况，并对中国城市的未来发展提出了许多建议。该书有强烈的时代感，对中国城市发展实践有重要的参考价值。

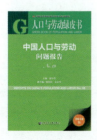

人口与劳动绿皮书

中国人口与劳动问题报告 No.19

张车伟 / 主编　2018年10月出版　估价：99.00元

◆　本书为中国社会科学院人口与劳动经济研究所主编的年度报告，对当前中国人口与劳动形势做了比较全面和系统的深入讨论，为研究中国人口与劳动问题提供了一个专业性的视角。

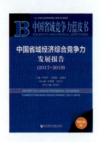

中国省域竞争力蓝皮书

中国省域经济综合竞争力发展报告（2017～2018）

李建平　李闽榕　高燕京/主编　2018年5月出版　估价：198.00元

◆　本书融多学科的理论为一体，深入追踪研究了省域经济发展与中国国家竞争力的内在关系，为提升中国省域经济综合竞争力提供有价值的决策依据。

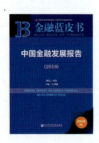

金融蓝皮书

中国金融发展报告（2018）

王国刚/主编　2018年6月出版　估价：99.00元

◆　本书由中国社会科学院金融研究所组织编写，概括和分析了2017年中国金融发展和运行中的各方面情况，研讨和评论了2017年发生的主要金融事件，有利于读者了解掌握2017年中国的金融状况，把握2018年中国金融的走势。

区域经济类

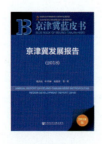

京津冀蓝皮书

京津冀发展报告（2018）

祝合良　叶堂林　张贵祥/等著　2018年6月出版　估价：99.00元

◆　本书遵循问题导向与目标导向相结合、统计数据分析与大数据分析相结合、纵向分析和长期监测与结构分析和综合监测相结合等原则，对京津冀协同发展新形势与新进展进行测度与评价。

社 会 政 法 类

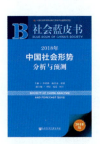

社会蓝皮书
2018 年中国社会形势分析与预测

李培林　陈光金　张翼 / 主编　2017 年 12 月出版　定价：89.00 元

◆　本书由中国社会科学院社会学研究所组织研究机构专家、高校学者和政府研究人员撰写，聚焦当下社会热点，对 2017 年中国社会发展的各个方面内容进行了权威解读，同时对 2018 年社会形势发展趋势进行了预测。

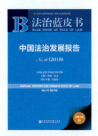

法治蓝皮书
中国法治发展报告 No.16（2018）

李林　田禾 / 主编　2018 年 3 月出版　定价：128.00 元

◆　本年度法治蓝皮书回顾总结了 2017 年度中国法治发展取得的成就和存在的不足，对中国政府、司法、检务透明度进行了跟踪调研，并对 2018 年中国法治发展形势进行了预测和展望。

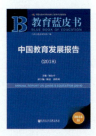

教育蓝皮书
中国教育发展报告（2018）

杨东平 / 主编　2018 年 3 月出版　定价：89.00 元

◆　本书重点关注了 2017 年教育领域的热点，资料翔实，分析有据，既有专题研究，又有实践案例，从多角度对 2017 年教育改革和实践进行了分析和研究。

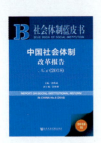

社会体制蓝皮书

中国社会体制改革报告 No.6（2018）

龚维斌 / 主编　2018 年 3 月出版　定价：98.00 元

◆　本书由国家行政学院社会治理研究中心和北京师范大学中国社会管理研究院共同组织编写，主要对 2017 年社会体制改革情况进行回顾和总结，对 2018 年的改革走向进行分析，提出相关政策建议。

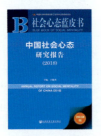

社会心态蓝皮书

中国社会心态研究报告（2018）

王俊秀　杨宜音 / 主编　2018 年 12 月出版　估价：99.00 元

◆　本书是中国社会科学院社会学研究所社会心理研究中心"社会心态蓝皮书课题组"的年度研究成果，运用社会心理学、社会学、经济学、传播学等多种学科的方法进行了调查和研究，对于目前中国社会心态状况有较广泛和深入的揭示。

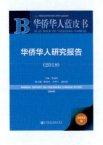

华侨华人蓝皮书

华侨华人研究报告（2018）

贾益民 / 主编　2017 年 12 月出版　估价：139.00 元

◆　本书关注华侨华人生产与生活的方方面面。华侨华人是中国建设 21 世纪海上丝绸之路的重要中介者、推动者和参与者。本书旨在全面调研华侨华人，提供最新涉侨动态、理论研究成果和政策建议。

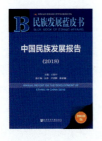

民族发展蓝皮书

中国民族发展报告（2018）

王延中 / 主编　2018 年 10 月出版　估价：188.00 元

◆　本书从民族学人类学视角，研究近年来少数民族和民族地区的发展情况，展示民族地区经济、政治、文化、社会和生态文明"五位一体"建设取得的辉煌成就和面临的困难挑战，为深刻理解中央民族工作会议精神、加快民族地区全面建成小康社会进程提供了实证材料。

产业经济类

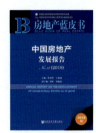

房地产蓝皮书

中国房地产发展报告 No.15（2018）

李春华　王业强/主编　2018 年 5 月出版　估价：99.00 元

◆　2018 年《房地产蓝皮书》持续追踪中国房地产市场最新动态，深度剖析市场热点，展望 2018 年发展趋势，积极谋划应对策略。对 2017 年房地产市场的发展态势进行全面、综合的分析。

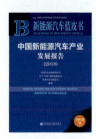

新能源汽车蓝皮书

中国新能源汽车产业发展报告（2018）

中国汽车技术研究中心　日产（中国）投资有限公司

东风汽车有限公司 / 编著　2018 年 8 月出版　估价：99.00 元

◆　本书对中国 2017 年新能源汽车产业发展进行了全面系统的分析，并介绍了国外的发展经验。有助于相关机构、行业和社会公众等了解中国新能源汽车产业发展的最新动态，为政府部门出台新能源汽车产业相关政策法规、企业制定相关战略规划，提供必要的借鉴和参考。

行业及其他类

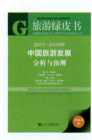

旅游绿皮书

2017 ~ 2018 年中国旅游发展分析与预测

中国社会科学院旅游研究中心 / 编　2018 年 1 月出版　定价：99.00 元

◆　本书从政策、产业、市场、社会等多个角度勾画出 2017 年中国旅游发展全貌，剖析了其中的热点和核心问题，并就未来发展作出预测。

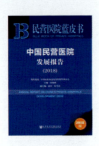

民营医院蓝皮书

中国民营医院发展报告（2018）

薛晓林 / 主编　2018 年 11 月出版　估价：99.00 元

◆　本书在梳理国家对社会办医的各种利好政策的前提下，对我国民营医疗发展现状、我国民营医院竞争力进行了分析，并结合我国医疗体制改革对民营医院的发展趋势、发展策略、战略规划等方面进行了预估。

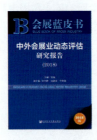

会展蓝皮书

中外会展业动态评估研究报告（2018）

张敏 / 主编　　2018 年 12 月出版　估价：99.00 元

◆　本书回顾了 2017 年的会展业发展动态，结合"供给侧改革"、"互联网 +"、"绿色经济"的新形势分析了我国展会的行业现状，并介绍了国外的发展经验，有助于行业和社会了解最新的展会业动态。

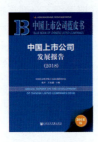

中国上市公司蓝皮书

中国上市公司发展报告（2018）

张平　王宏淼 / 主编　　2018 年 9 月出版　　估价：99.00 元

◆　本书由中国社会科学院上市公司研究中心组织编写的，着力于全面、真实、客观反映当前中国上市公司财务状况和价值评估的综合性年度报告。本书详尽分析了 2017 年中国上市公司情况，特别是现实中暴露出的制度性、基础性问题，并对资本市场改革进行了探讨。

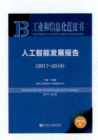

工业和信息化蓝皮书

人工智能发展报告（2017 ~ 2018）

尹丽波 / 主编　　2018 年 6 月出版　　估价：99.00 元

◆　本书国家工业信息安全发展研究中心在对 2017 年全球人工智能技术和产业进行全面跟踪研究基础上形成的研究报告。该报告内容翔实、视角独特，具有较强的产业发展前瞻性和预测性，可为相关主管部门、行业协会、企业等全面了解人工智能发展形势以及进行科学决策提供参考。

国际问题与全球治理类

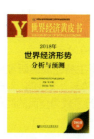

世界经济黄皮书

2018年世界经济形势分析与预测

张宇燕／主编　2018年1月出版　定价：99.00元

◆　本书由中国社会科学院世界经济与政治研究所的研究团队撰写，分总论、国别与地区、专题、热点、世界经济统计与预测等五个部分，对2018年世界经济形势进行了分析。

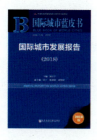

国际城市蓝皮书

国际城市发展报告（2018）

屠启宇／主编　2018年2月出版　定价：89.00元

◆　本书作者以上海社会科学院从事国际城市研究的学者团队为核心，汇集同济大学、华东师范大学、复旦大学、上海交通大学、南京大学、浙江大学相关城市研究专业学者。立足动态跟踪介绍国际城市发展时间中，最新出现的重大战略、重大理念、重大项目、重大报告和最佳案例。

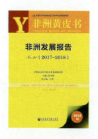

非洲黄皮书

非洲发展报告No.20（2017～2018）

张宏明／主编　2018年7月出版　估价：99.00元

◆　本书是由中国社会科学院西亚非洲研究所组织编撰的非洲形势年度报告，比较全面、系统地分析了2017年非洲政治形势和热点问题，探讨了非洲经济形势和市场走向，剖析了大国对非洲关系的新动向；此外，还介绍了国内非洲研究的新成果。

国别类

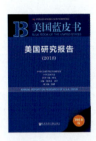

美国蓝皮书
美国研究报告（2018）

郑秉文　黄平／主编　2018年5月出版　估价：99.00元

◆　本书是由中国社会科学院美国研究所主持完成的研究成果，它回顾了美国2017年的经济、政治形势与外交战略，对美国内政外交发生的重大事件及重要政策进行了较为全面的回顾和梳理。

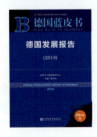

德国蓝皮书
德国发展报告（2018）

郑春荣／主编　2018年6月出版　估价：99.00元

◆　本报告由同济大学德国研究所组织编撰，由该领域的专家学者对德国的政治、经济、社会文化、外交等方面的形势发展情况，进行全面的阐述与分析。

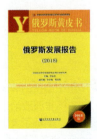

俄罗斯黄皮书
俄罗斯发展报告（2018）

李永全／编著　2018年6月出版　估价：99.00元

◆　本书系统介绍了2017年俄罗斯经济政治情况，并对2016年该地区发生的焦点、热点问题进行了分析与回顾；在此基础上，对该地区2018年的发展前景进行了预测。

文 化 传 媒 类

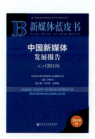

新媒体蓝皮书

中国新媒体发展报告 No.9（2018）

唐绪军／主编　2018 年 6 月出版　估价：99.00 元

◆　本书是由中国社会科学院新闻与传播研究所组织编写的关于新媒体发展的最新年度报告，旨在全面分析中国新媒体的发展现状，解读新媒体的发展趋势，探析新媒体的深刻影响。

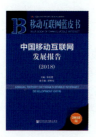

移动互联网蓝皮书

中国移动互联网发展报告（2018）

余清楚／主编　　2018 年 6 月出版　估价：99.00 元

◆　本书着眼于对 2017 年度中国移动互联网的发展情况做深入解析，对未来发展趋势进行预测，力求从不同视角、不同层面全面剖析中国移动互联网发展的现状、年度突破及热点趋势等。

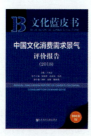

文化蓝皮书

中国文化消费需求景气评价报告（2018）

王亚南／主编　2018 年 3 月出版　定价：99.00 元

◆　本书首创全国文化发展量化检测评价体系，也是至今全国唯一的文化民生量化检测评价体系，对于检验全国及各地 " 以人民为中心 " 的文化发展具有首创意义。

地方发展类

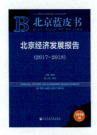

北京蓝皮书

北京经济发展报告（2017~2018）

杨松 / 主编　2018 年 6 月出版　估价：99.00 元

◆　本书对 2017 年北京市经济发展的整体形势进行了系统性的分析与回顾，并对 2018 年经济形势走势进行了预测与研判，聚焦北京市经济社会发展中的全局性、战略性和关键领域的重点问题，运用定量和定性分析相结合的方法，对北京市经济社会发展的现状、问题、成因进行了深入分析，提出了可操作性的对策建议。

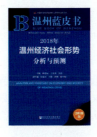

温州蓝皮书

2018 年温州经济社会形势分析与预测

蒋儒标　王春光　金浩 / 主编　2018 年 6 月出版　估价：99.00 元

◆　本书是中共温州市委党校和中国社会科学院社会学研究所合作推出的第十一本温州蓝皮书，由来自党校、政府部门、科研机构、高校的专家、学者共同撰写的 2017 年温州区域发展形势的最新研究成果。

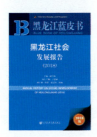

黑龙江蓝皮书

黑龙江社会发展报告（2018）

王爱丽 / 主编　2018 年 1 月出版　定价：89.00 元

◆　本书以千份随机抽样问卷调查和专题研究为依据，运用社会学理论框架和分析方法，从专家和学者的独特视角，对 2017 年黑龙江省关系民生的问题进行广泛的调研与分析，并对 2017 年黑龙江省诸多社会热点和焦点问题进行了有益的探索。这些研究不仅可以为政府部门更加全面深入了解省情、科学制定决策提供智力支持，同时也可以为广大读者认识、了解、关注黑龙江社会发展提供理性思考。

宏观经济类

城市蓝皮书
中国城市发展报告（No.11）
著(编)者：潘家华 单菁菁
2018年9月出版 / 估价：99.00元
PSN B-2007-091-1/1

城乡一体化蓝皮书
中国城乡一体化发展报告（2018）
著(编)者：付崇兰
2018年9月出版 / 估价：99.00元
PSN B-2011-226-1/2

城镇化蓝皮书
中国新型城镇化健康发展报告（2018）
著(编)者：张占斌
2018年8月出版 / 估价：99.00元
PSN B-2014-396-1/1

创新蓝皮书
创新型国家建设报告（2018~2019）
著(编)者：詹正茂
2018年12月出版 / 估价：99.00元
PSN B-2009-140-1/1

低碳发展蓝皮书
中国低碳发展报告（2018）
著(编)者：张希良 齐晔
2018年6月出版 / 估价：99.00元
PSN B-2011-223-1/1

低碳经济蓝皮书
中国低碳经济发展报告（2018）
著(编)者：薛进军 赵忠秀
2018年11月出版 / 估价：99.00元
PSN B-2011-194-1/1

发展和改革蓝皮书
中国经济发展和体制改革报告No.9
著(编)者：邹东涛 王再文
2018年1月出版 / 估价：99.00元
PSN B-2008-122-1/1

国家创新蓝皮书
中国创新发展报告（2017）
著(编)者：陈劲 2018年5月出版 / 估价：99.00元
PSN B-2014-370-1/1

金融蓝皮书
中国金融发展报告（2018）
著(编)者：王国刚
2018年6月出版 / 估价：99.00元
PSN B-2004-031-1/7

经济蓝皮书
2018年中国经济形势分析与预测
著(编)者：李平 2017年12月出版 / 定价：89.00元
PSN B-1996-001-1/1

经济蓝皮书春季号
2018年中国经济前景分析
著(编)者：李扬 2018年5月出版 / 估价：99.00元
PSN B-1999-008-1/1

经济蓝皮书夏季号
中国经济增长报告（2017~2018）
著(编)者：李扬 2018年9月出版 / 估价：99.00元
PSN B-2010-176-1/1

农村绿皮书
中国农村经济形势分析与预测（2017~2018）
著(编)者：魏后凯 黄秉信
2018年4月出版 / 定价：99.00元
PSN G-1998-003-1/1

人口与劳动绿皮书
中国人口与劳动问题报告No.19
著(编)者：张车伟 2018年11月出版 / 估价：99.00元
PSN G-2000-012-1/1

新型城镇化蓝皮书
新型城镇化发展报告（2017）
著(编)者：李伟 宋敏
2018年3月出版 / 估价：98.00元
PSN B-2005-038-1/1

中国省域竞争力蓝皮书
中国省域经济综合竞争力发展报告（2016~2017）
著(编)者：李建平 李闽榕
2018年2月出版 / 估价：198.00元
PSN B-2007-088-1/1

中小城市绿皮书
中国中小城市发展报告（2018）
著(编)者：中国城市经济学会中小城市经济发展委员会
　　　　　中国城镇化促进会中小城市发展委员会
　　　　　《中国中小城市发展报告》编纂委员会
　　　　　中小城市发展战略研究院
2018年11月出版 / 估价：128.00元
PSN G-2010-161-1/1

区域经济类

东北蓝皮书
中国东北地区发展报告（2018）
著(编)者: 姜晓秋　2018年11月出版 / 估价: 99.00元
PSN B-2006-067-1/1

金融蓝皮书
中国金融中心发展报告（2017~2018）
著(编)者: 王力 黄育华　2018年11月出版 / 估价: 99.00元
PSN B-2011-186-6/7

京津冀蓝皮书
京津冀发展报告（2018）
著(编)者: 祝合良 叶堂林 张贵祥
2018年6月出版 / 估价: 99.00元
PSN B-2012-262-1/1

西北蓝皮书
中国西北发展报告（2018）
著(编)者: 王福生 马廷旭 董秋生
2018年1月出版 / 定价: 99.00元
PSN B-2012-261-1/1

西部蓝皮书
中国西部发展报告（2018）
著(编)者: 璋勇 任保平　2018年8月出版 / 估价: 99.00元
PSN B-2005-039-1/1

长江经济带产业蓝皮书
长江经济带产业发展报告（2018）
著(编)者: 吴传清　2018年11月出版 / 估价: 128.00元
PSN B-2017-666-1/1

长江经济带蓝皮书
长江经济带发展报告（2017~2018）
著(编)者: 王振　2018年11月出版 / 估价: 99.00元
PSN B-2016-575-1/1

长江中游城市群蓝皮书
长江中游城市群新型城镇化与产业协同发展报告（2018）
著(编)者: 杨刚强　2018年11月出版 / 估价: 99.00元
PSN B-2016-578-1/1

长三角蓝皮书
2017年创新融合发展的长三角
著(编)者: 刘飞跃　2018年5月出版 / 估价: 99.00元
PSN B-2005-038-1/1

长株潭城市群蓝皮书
长株潭城市群发展报告（2017）
著(编)者: 张萍 朱有志　2018年6月出版 / 估价: 99.00元
PSN B-2008-109-1/1

特色小镇蓝皮书
特色小镇智慧运营报告（2018）：顶层设计与智慧架构标准
著(编)者: 陈劲　2018年1月出版 / 定价: 79.00元
PSN B-2018-692-1/1

中部竞争力蓝皮书
中国中部经济社会竞争力报告（2018）
著(编)者: 教育部人文社会科学重点研究基地南昌大学中国
　　　　中部经济社会发展研究中心
2018年12月出版 / 估价: 99.00元
PSN B-2012-276-1/1

中部蓝皮书
中国中部地区发展报告（2018）
著(编)者: 宋亚平　2018年12月出版 / 估价: 99.00元
PSN B-2007-089-1/1

区域蓝皮书
中国区域经济发展报告（2017~2018）
著(编)者: 赵弘　2018年5月出版 / 估价: 99.00元
PSN B-2004-034-1/1

中三角蓝皮书
长江中游城市群发展报告（2018）
著(编)者: 秦尊文　2018年9月出版 / 估价: 99.00元
PSN B-2014-417-1/1

中原蓝皮书
中原经济区发展报告（2018）
著(编)者: 李英杰　2018年6月出版 / 估价: 99.00元
PSN B-2011-192-1/1

珠三角流通蓝皮书
珠三角商圈发展研究报告（2018）
著(编)者: 王先庆 林至颖　2018年7月出版 / 估价: 99.00元
PSN B-2012-292-1/1

社会政法类

北京蓝皮书
中国社区发展报告（2017~2018）
著(编)者: 于燕燕　2018年9月出版 / 估价: 99.00元
PSN B-2007-083-5/8

殡葬绿皮书
中国殡葬事业发展报告（2017~2018）
著(编)者: 李伯森　2018年6月出版 / 估价: 158.00元
PSN G-2010-180-1/1

城市管理蓝皮书
中国城市管理报告（2017-2018）
著(编)者: 刘林 刘承水　2018年5月出版 / 估价: 158.00元
PSN B-2013-336-1/1

城市生活质量蓝皮书
中国城市生活质量报告（2017）
著(编)者: 张连城 张平 杨春学 郎丽丽
2017年12月出版 / 定价: 89.00元
PSN B-2013-326-1/1

城市政府能力蓝皮书
中国城市政府公共服务能力评估报告（2018）
著(编)者：何艳玲　　2018年5月出版 / 估价：99.00元
PSN B-2013-338-1/1

创业蓝皮书
中国创业发展研究报告（2017～2018）
著(编)者：黄群慧 赵卫星 钟宏武
2018年11月出版 / 估价：99.00元
PSN B-2016-577-1/1

慈善蓝皮书
中国慈善发展报告（2018）
著(编)者：杨团　　2018年6月出版 / 估价：99.00元
PSN B-2009-142-1/1

党建蓝皮书
党的建设研究报告No.2（2018）
著(编)者：崔建民 陈东平　　2018年6月出版 / 估价：99.00元
PSN B-2016-523-1/1

地方法治蓝皮书
中国地方法治发展报告No.3（2018）
著(编)者：李林 田禾　　2018年6月出版 / 估价：118.00元
PSN B-2015-442-1/1

电子政务蓝皮书
中国电子政务发展报告（2018）
著(编)者：李季　　2018年8月出版 / 估价：99.00元
PSN B-2003-022-1/1

儿童蓝皮书
中国儿童参与状况报告（2017）
著(编)者：苑立新　　2017年12月出版 / 定价：89.00元
PSN B-2017-682-1/1

法治蓝皮书
中国法治发展报告No.16（2018）
著(编)者：李林 田禾　　2018年3月出版 / 定价：128.00元
PSN B-2004-027-1/3

法治蓝皮书
中国法院信息化发展报告No.2（2018）
著(编)者：李林 田禾　　2018年2月出版 / 定价：118.00元
PSN B-2017-604-3/3

法治政府蓝皮书
中国法治政府发展报告（2017）
著(编)者：中国政法大学法治政府研究院
2018年3月出版 / 定价：158.00元
PSN B-2015-502-1/2

法治政府蓝皮书
中国法治政府评估报告（2018）
著(编)者：中国政法大学法治政府研究院
2018年9月出版 / 估价：168.00元
PSN B-2016-576-2/2

反腐倡廉蓝皮书
中国反腐倡廉建设报告No.8
著(编)者：张英伟　　2018年12月出版 / 估价：99.00元
PSN B-2012-259-1/1

扶贫蓝皮书
中国扶贫开发报告（2018）
著(编)者：李培林 魏后凯　　2018年12月出版 / 估价：128.00元
PSN B-2016-599-1/1

妇女发展蓝皮书
中国妇女发展报告 No.6
著(编)者：王金玲　　2018年9月出版 / 估价：158.00元
PSN B-2006-069-1/1

妇女教育蓝皮书
中国妇女教育发展报告 No.3
著(编)者：张李玺　　2018年10月出版 / 估价：99.00元
PSN B-2008-121-1/1

妇女绿皮书
2018年：中国性别平等与妇女发展报告
著(编)者：谭琳　　2018年12月出版 / 估价：99.00元
PSN G-2006-073-1/1

公共安全蓝皮书
中国城市公共安全发展报告（2017～2018）
著(编)者：黄育华 杨文明 赵建辉
2018年6月出版 / 估价：99.00元
PSN B-2017-628-1/1

公共服务蓝皮书
中国城市基本公共服务力评价（2018）
著(编)者：钟君 刘志昌 吴正杲
2018年12月出版 / 估价：99.00元
PSN B-2011-214-1/1

公民科学素质蓝皮书
中国公民科学素质报告（2017～2018）
著(编)者：李群 陈雄 马宗文
2017年12月出版 / 定价：89.00元
PSN B-2014-379-1/1

公益蓝皮书
中国公益慈善发展报告（2016）
著(编)者：朱健刚 胡小军　　2018年6月出版 / 估价：99.00元
PSN B-2012-283-1/1

国际人才蓝皮书
中国国际移民报告（2018）
著(编)者：王辉耀　　2018年6月出版 / 估价：99.00元
PSN B-2012-304-3/4

国际人才蓝皮书
中国留学发展报告（2018）No.7
著(编)者：王辉耀 苗绿　　2018年12月出版 / 估价：99.00元
PSN B-2012-244-2/4

海洋社会蓝皮书
中国海洋社会发展报告（2017）
著(编)者：崔凤 宋宁而　　2018年3月出版 / 定价：99.00元
PSN B-2015-478-1/1

行政改革蓝皮书
中国行政体制改革报告No.7（2018）
著(编)者：魏礼群　　2018年6月出版 / 估价：99.00元
PSN B-2011-231-1/1

华侨华人蓝皮书
华侨华人研究报告（2017）
著(编)者：张禹东 庄国土　2017年12月出版 / 定价：148.00元
PSN B-2011-204-1/1

互联网与国家治理蓝皮书
互联网与国家治理发展报告（2017）
著(编)者：张志安　2018年1月出版 / 定价：98.00元
PSN B-2017-671-1/1

环境管理蓝皮书
中国环境管理发展报告（2017）
著(编)者：李金惠　2017年12月出版 / 定价：98.00元
PSN B-2017-678-1/1

环境竞争力绿皮书
中国省域环境竞争力发展报告（2018）
著(编)者：李建平 李闽榕 王金南
2018年11月出版 / 估价：198.00元
PSN G-2010-165-1/1

环境绿皮书
中国环境发展报告（2017~2018）
著(编)者：李波　2018年6月出版 / 估价：99.00元
PSN G-2006-048-1/1

家庭蓝皮书
中国"创建幸福家庭活动"评估报告（2018）
著(编)者：国务院发展研究中心"创建幸福家庭活动评估"课题组
2018年12月出版 / 估价：99.00元
PSN B-2015-508-1/1

健康城市蓝皮书
中国健康城市建设研究报告（2018）
著(编)者：王鸿春 盛继洪　2018年12月出版 / 估价：99.00元
PSN B-2016-564-2/2

健康中国蓝皮书
社区首诊与健康中国分析报告（2018）
著(编)者：高和荣 杨叔禹 姜杰
2018年6月出版 / 估价：99.00元
PSN B-2017-611-1/1

教师蓝皮书
中国中小学教师发展报告（2017）
著(编)者：曾晓东 鱼霞
2018年6月出版 / 估价：99.00元
PSN B-2012-289-1/1

教育扶贫蓝皮书
中国教育扶贫报告（2018）
著(编)者：司树杰 王文静 李兴洲
2018年12月出版 / 估价：99.00元
PSN B-2016-590-1/1

教育蓝皮书
中国教育发展报告（2018）
著(编)者：杨东平　2018年3月出版 / 定价：89.00元
PSN B-2006-047-1/1

金融法治建设蓝皮书
中国金融法治建设年度报告（2015~2016）
著(编)者：朱小黄　2018年6月出版 / 估价：99.00元
PSN B-2017-633-1/1

京津冀教育蓝皮书
京津冀教育发展研究报告（2017~2018）
著(编)者：方中雄　2018年6月出版 / 估价：99.00元
PSN B-2017-608-1/1

就业蓝皮书
2018年中国本科生就业报告
著(编)者：麦可思研究院　2018年6月出版 / 估价：99.00元
PSN B-2009-146-1/2

就业蓝皮书
2018年中国高职高专生就业报告
著(编)者：麦可思研究院　2018年6月出版 / 估价：99.00元
PSN B-2015-472-2/2

科学教育蓝皮书
中国科学教育发展报告（2018）
著(编)者：王康友　2018年10月出版 / 估价：99.00元
PSN B-2015-487-1/1

劳动保障蓝皮书
中国劳动保障发展报告（2018）
著(编)者：刘燕斌　2018年9月出版 / 估价：158.00元
PSN B-2014-415-1/1

老龄蓝皮书
中国老年宜居环境发展报告（2017）
著(编)者：党俊武 周燕珉　2018年6月出版 / 估价：99.00元
PSN B-2013-320-1/1

连片特困区蓝皮书
中国连片特困区发展报告（2017~2018）
著(编)者：游俊 冷志明 丁建军
2018年6月出版 / 估价：99.00元
PSN B-2013-321-1/1

流动儿童蓝皮书
中国流动儿童教育发展报告（2017）
著(编)者：杨东平　2018年6月出版 / 估价：99.00元
PSN B-2017-600-1/1

民调蓝皮书
中国民生调查报告（2018）
著(编)者：谢耘耕　2018年12月出版 / 估价：99.00元
PSN B-2014-398-1/1

民族发展蓝皮书
中国民族发展报告（2018）
著(编)者：王延中　2018年10月出版 / 估价：188.00元
PSN B-2006-070-1/1

女性生活蓝皮书
中国女性生活状况报告No.12（2018）
著(编)者：高博燕　2018年7月出版 / 估价：99.00元
PSN B-2006-071-1/1

汽车社会蓝皮书
中国汽车社会发展报告（2017～2018）
著(编)者：王俊秀　2018年6月出版 / 估价：99.00元
PSN B-2011-224-1/1

青年蓝皮书
中国青年发展报告（2018）No.3
著(编)者：廉思　2018年6月出版 / 估价：99.00元
PSN B-2013-333-1/1

青少年蓝皮书
中国未成年人互联网运用报告（2017～2018）
著(编)者：季为民 李文革 沈杰
2018年11月出版 / 估价：99.00元
PSN B-2010-156-1/1

人权蓝皮书
中国人权事业发展报告No.8（2018）
著(编)者：李君如　2018年9月出版 / 估价：99.00元
PSN B-2011-215-1/1

社会保障绿皮书
中国社会保障发展报告No.9（2018）
著(编)者：王延中　2018年6月出版 / 估价：99.00元
PSN G-2001-014-1/1

社会风险评估蓝皮书
风险评估与危机预警报告（2017～2018）
著(编)者：唐钧　2018年8月出版 / 估价：99.00元
PSN B-2012-293-1/1

社会工作蓝皮书
中国社会工作发展报告（2016~2017）
著(编)者：民政部社会工作研究中心
2018年8月出版 / 估价：99.00元
PSN B-2009-141-1/1

社会管理蓝皮书
中国社会管理创新报告No.6
著(编)者：连玉明　2018年11月出版 / 估价：99.00元
PSN B-2012-300-1/1

社会蓝皮书
2018年中国社会形势分析与预测
著(编)者：李培林 陈光金 张翼
2017年12月出版 / 定价：89.00元
PSN B-1998-002-1/1

社会体制蓝皮书
中国社会体制改革报告No.6（2018）
著(编)者：龚维斌　2018年3月出版 / 定价：98.00元
PSN B-2013-330-1/1

社会心态蓝皮书
中国社会心态研究报告（2018）
著(编)者：王俊秀　2018年12月出版 / 估价：99.00元
PSN B-2011-199-1/1

社会组织蓝皮书
中国社会组织报告（2017-2018）
著(编)者：黄晓勇　2018年6月出版 / 估价：99.00元
PSN B-2008-118-1/2

社会组织蓝皮书
中国社会组织评估发展报告（2018）
著(编)者：徐家良　2018年12月出版 / 估价：99.00元
PSN B-2013-366-2/2

生态城市绿皮书
中国生态城市建设发展报告（2018）
著(编)者：刘举科 孙伟平 胡文臻
2018年9月出版 / 估价：158.00元
PSN G-2012-269-1/1

生态文明绿皮书
中国省域生态文明建设评价报告（ECI 2018）
著(编)者：严耕　2018年12月出版 / 估价：99.00元
PSN B-2010-170-1/1

退休生活蓝皮书
中国城市居民退休生活质量指数报告（2017）
著(编)者：杨一帆　2018年6月出版 / 估价：99.00元
PSN B-2017-618-1/1

危机管理蓝皮书
中国危机管理报告（2018）
著(编)者：文学国 范正青
2018年8月出版 / 估价：99.00元
PSN B-2010-171-1/1

学会蓝皮书
2018年中国学会发展报告
著(编)者：麦可思研究院　2018年12月出版 / 估价：99.00元
PSN B-2016-597-1/1

医改蓝皮书
中国医药卫生体制改革报告（2017～2018）
著(编)者：文学国 房志武
2018年11月出版 / 估价：99.00元
PSN B-2014-432-1/1

应急管理蓝皮书
中国应急管理报告（2018）
著(编)者：宋英华　2018年9月出版 / 估价：99.00元
PSN B-2016-562-1/1

政府绩效评估蓝皮书
中国地方政府绩效评估报告 No.2
著(编)者：贠杰　2018年12月出版 / 估价：99.00元
PSN B-2017-672-1/1

政治参与蓝皮书
中国政治参与报告（2018）
著(编)者：房宁　2018年8月出版 / 估价：128.00元
PSN B-2011-200-1/1

政治文化蓝皮书
中国政治文化报告（2018）
著(编)者：邢元敏 魏大鹏 龚克
2018年8月出版 / 估价：128.00元
PSN B-2017-615-1/1

中国传统村落蓝皮书
中国传统村落保护现状报告（2018）
著(编)者：胡彬彬 李向军 王晓波
2018年12月出版 / 估价：99.00元
PSN B-2017-663-1/1

中国农村妇女发展蓝皮书
农村流动女性城市生活发展报告（2018）
著(编)者：谢丽华　2018年12月出版 / 估价：99.00元
PSN B-2014-434-1/1

宗教蓝皮书
中国宗教报告（2017）
著(编)者：邱永辉　2018年8月出版 / 估价：99.00元
PSN B-2008-117-1/1

产业经济类

保健蓝皮书
中国保健服务产业发展报告 No.2
著(编)者：中国保健协会　中共中央党校
2018年7月出版 / 估价：198.00元
PSN B-2012-272-3/3

保健蓝皮书
中国保健食品产业发展报告 No.2
著(编)者：中国保健协会
　　　　中国社会科学院食品药品产业发展与监管研究中心
2018年8月出版 / 估价：198.00元
PSN B-2012-271-2/3

保健蓝皮书
中国保健用品产业发展报告 No.2
著(编)者：中国保健协会
　　　　国务院国有资产监督管理委员会研究中心
2018年6月出版 / 估价：198.00元
PSN B-2012-270-1/3

保险蓝皮书
中国保险业竞争力报告（2018）
著(编)者：保监会　2018年12月出版 / 估价：99.00元
PSN B-2013-311-1/1

冰雪蓝皮书
中国冰上运动产业发展报告（2018）
著(编)者：孙承华 杨占武 刘戈 张鸿俊
2018年9月出版 / 估价：99.00元
PSN B-2017-648-3/3

冰雪蓝皮书
中国滑雪产业发展报告（2018）
著(编)者：孙承华 伍斌 魏庆华 张鸿俊
2018年9月出版 / 估价：99.00元
PSN B-2016-559-1/3

餐饮产业蓝皮书
中国餐饮产业发展报告（2018）
著(编)者：邢颖
2018年6月出版 / 估价：99.00元
PSN B-2009-151-1/1

茶业蓝皮书
中国茶产业发展报告（2018）
著(编)者：杨江帆 李闽榕
2018年10月出版 / 估价：99.00元
PSN B-2010-164-1/1

产业安全蓝皮书
中国文化产业安全报告（2018）
著(编)者：北京印刷学院文化产业安全研究院
2018年12月出版 / 估价：99.00元
PSN B-2014-378-12/14

产业安全蓝皮书
中国新媒体产业安全报告（2016～2017）
著(编)者：肖丽　2018年6月出版 / 估价：99.00元
PSN B-2015-500-14/14

产业安全蓝皮书
中国出版传媒产业安全报告（2017～2018）
著(编)者：北京印刷学院文化产业安全研究院
2018年6月出版 / 估价：99.00元
PSN B-2014-384-13/14

产业蓝皮书
中国产业竞争力报告（2018）No.8
著(编)者：张其仔　2018年12月出版 / 估价：168.00元
PSN B-2010-175-1/1

动力电池蓝皮书
中国新能源汽车动力电池产业发展报告（2018）
著(编)者：中国汽车技术研究中心
2018年8月出版 / 估价：99.00元
PSN B-2017-639-1/1

杜仲产业绿皮书
中国杜仲橡胶资源与产业发展报告（2017～2018）
著(编)者：杜红岩 胡文臻 俞锐
2018年6月出版 / 估价：99.00元
PSN G-2013-350-1/1

房地产蓝皮书
中国房地产发展报告No.15（2018）
著(编)者：李春华 王业强
2018年5月出版 / 估价：99.00元
PSN B-2004-028-1/1

服务外包蓝皮书
中国服务外包产业发展报告（2017～2018）
著(编)者：王晓红 刘德军
2018年6月出版 / 估价：99.00元
PSN B-2013-331-2/2

服务外包蓝皮书
中国服务外包竞争力报告（2017～2018）
著(编)者：刘春生 王力 黄育华
2018年12月出版 / 估价：99.00元
PSN B-2011-216-1/2

工业和信息化蓝皮书
世界信息技术产业发展报告（2017～2018）
著(编)者：尹丽波　2018年6月出版 / 估价：99.00元
PSN B-2015-449-2/6

工业和信息化蓝皮书
战略性新兴产业发展报告（2017～2018）
著(编)者：尹丽波　2018年6月出版 / 估价：99.00元
PSN B-2015-450-3/6

海洋经济蓝皮书
中国海洋经济发展报告（2015～2018）
著(编)者：殷克东　高金田　方胜民
2018年3月出版 / 定价：128.00元
PSN B-2018-697-1/1

康养蓝皮书
中国康养产业发展报告（2017）
著(编)者：何莽　2017年12月出版 / 定价：88.00元
PSN B-2017-685-1/1

客车蓝皮书
中国客车产业发展报告（2017～2018）
著(编)者：姚蔚　2018年10月出版 / 估价：99.00元
PSN B-2013-361-1/1

流通蓝皮书
中国商业发展报告（2018～2019）
著(编)者：王雪峰　林诗慧
2018年7月出版 / 估价：99.00元
PSN B-2009-152-1/2

能源蓝皮书
中国能源发展报告（2018）
著(编)者：崔民选　王军生　陈义和
2018年12月出版 / 估价：99.00元
PSN B-2006-049-1/1

农产品流通蓝皮书
中国农产品流通产业发展报告（2017）
著(编)者：贾敬敦　张东科　张玉玺　张鹏毅　周伟
2018年6月出版 / 估价：99.00元
PSN B-2012-288-1/1

汽车工业蓝皮书
中国汽车工业发展年度报告（2018）
著(编)者：中国汽车工业协会
　　　　　中国汽车技术研究中心
　　　　　丰田汽车公司
2018年5月出版 / 估价：168.00元
PSN B-2015-463-1/2

汽车工业蓝皮书
中国汽车零部件产业发展报告（2017～2018）
著(编)者：中国汽车工业协会
　　　　　中国汽车工程研究院深圳市沃特玛电池有限公司
2018年9月出版 / 估价：99.00元
PSN B-2016-515-2/2

汽车蓝皮书
中国汽车产业发展报告（2018）
著(编)者：中国汽车工程学会
　　　　　大众汽车集团（中国）
2018年11月出版 / 估价：99.00元
PSN B-2008-124-1/1

世界茶业蓝皮书
世界茶业发展报告（2018）
著(编)者：李闽榕　冯廷佺
2018年5月出版 / 估价：168.00元
PSN B-2017-619-1/1

世界能源蓝皮书
世界能源发展报告（2018）
著(编)者：黄晓勇　2018年6月出版 / 估价：168.00元
PSN B-2013-349-1/1

石油蓝皮书
中国石油产业发展报告（2018）
著(编)者：中国石油化工集团公司经济技术研究院
　　　　　中国国际石油化工联合有限责任公司
　　　　　中国社会科学院数量经济与技术经济研究所
2018年2月出版 / 定价：98.00元
PSN B-2018-690-1/1

体育蓝皮书
国家体育产业基地发展报告（2016～2017）
著(编)者：李颖川　2018年6月出版 / 估价：168.00元
PSN B-2017-609-5/5

体育蓝皮书
中国体育产业发展报告（2018）
著(编)者：阮伟　钟秉枢
2018年12月出版 / 估价：99.00元
PSN B-2010-179-1/5

文化金融蓝皮书
中国文化金融发展报告（2018）
著(编)者：杨涛　金巍
2018年6月出版 / 估价：99.00元
PSN B-2017-610-1/1

新能源汽车蓝皮书
中国新能源汽车产业发展报告（2018）
著(编)者：中国汽车技术研究中心
　　　　　日产（中国）投资有限公司
　　　　　东风汽车有限公司
2018年8月出版 / 估价：99.00元
PSN B-2013-347-1/1

薏仁米产业蓝皮书
中国薏仁米产业发展报告No.2（2018）
著(编)者：李发耀　石明　秦礼康
2018年8月出版 / 估价：99.00元
PSN B-2017-645-1/1

邮轮绿皮书
中国邮轮产业发展报告（2018）
著(编)者：汪泓　2018年10月出版 / 估价：99.00元
PSN G-2014-419-1/1

智能养老蓝皮书
中国智能养老产业发展报告（2018）
著(编)者：朱勇　2018年10月出版 / 估价：99.00元
PSN B-2015-488-1/1

中国节能汽车蓝皮书
中国节能汽车发展报告（2017～2018）
著(编)者：中国汽车工程研究院股份有限公司
2018年9月出版 / 估价：99.00元
PSN B-2016-565-1/1

中国陶瓷产业蓝皮书
中国陶瓷产业发展报告（2018）
著/编者：左和平 黄速建
2018年10月出版 / 估价：99.00元
PSN B-2016-573-1/1

装备制造业蓝皮书
中国装备制造业发展报告（2018）
著/编者：徐东华
2018年12月出版 / 估价：118.00元
PSN B-2015-505-1/1

行业及其他类

"三农"互联网金融蓝皮书
中国"三农"互联网金融发展报告（2018）
著/编者：李勇坚 王弢
2018年8月出版 / 估价：99.00元
PSN B-2016-560-1/1

SUV蓝皮书
中国SUV市场发展报告（2017~2018）
著/编者：靳军 2018年9月出版 / 估价：99.00元
PSN B-2016-571-1/1

冰雪蓝皮书
中国冬季奥运会发展报告（2018）
著/编者：孙承华 伍斌 魏庆华 张鸿俊
2018年9月出版 / 估价：99.00元
PSN B-2017-647-2/3

彩票蓝皮书
中国彩票发展报告（2018）
著/编者：益彩基金 2018年6月出版 / 估价：99.00元
PSN B-2015-462-1/1

测绘地理信息蓝皮书
测绘地理信息供给侧结构性改革研究报告（2018）
著/编者：库热西·买合苏提
2018年12月出版 / 估价：168.00元
PSN B-2009-145-1/1

产权市场蓝皮书
中国产权市场发展报告（2017）
著/编者：曹和平
2018年5月出版 / 估价：99.00元
PSN B-2009-147-1/1

城投蓝皮书
中国城投行业发展报告（2018）
著/编者：华景斌
2018年11月出版 / 估价：300.00元
PSN B-2016-514-1/1

城市轨道交通蓝皮书
中国城市轨道交通运营发展报告（2017~2018）
著/编者：崔学忠 贾文峥
2018年3月出版 / 定价：89.00元
PSN B-2018-694-1/1

大数据蓝皮书
中国大数据发展报告（No.2）
著/编者：连玉明 2018年5月出版 / 估价：99.00元
PSN B-2017-620-1/1

大数据应用蓝皮书
中国大数据应用发展报告No.2（2018）
著/编者：陈军君 2018年8月出版 / 估价：99.00元
PSN B-2017-644-1/1

对外投资与风险蓝皮书
中国对外直接投资与国家风险报告（2018）
著/编者：中债资信评估有限责任公司
中国社会科学院世界经济与政治研究所
2018年6月出版 / 估价：189.00元
PSN B-2017-606-1/1

工业和信息化蓝皮书
人工智能发展报告（2017~2018）
著/编者：尹丽波 2018年6月出版 / 估价：99.00元
PSN B-2015-448-1/6

工业和信息化蓝皮书
世界智慧城市发展报告（2017~2018）
著/编者：尹丽波 2018年6月出版 / 估价：99.00元
PSN B-2017-624-6/6

工业和信息化蓝皮书
世界网络安全发展报告（2017~2018）
著/编者：尹丽波 2018年6月出版 / 估价：99.00元
PSN B-2015-452-5/6

工业和信息化蓝皮书
世界信息化发展报告（2017~2018）
著/编者：尹丽波 2018年6月出版 / 估价：99.00元
PSN B-2015-451-4/6

工业设计蓝皮书
中国工业设计发展报告（2018）
著/编者：王晓红 于炜 张立群 2018年9月出版 / 估价：168.00元
PSN B-2014-420-1/1

公共关系蓝皮书
中国公共关系发展报告（2017）
著/编者：柳斌杰 2018年1月出版 / 定价：89.00元
PSN B-2016-579-1/1

公共关系蓝皮书
中国公共关系发展报告（2018）
著（编）者：柳斌杰　2018年11月出版 / 估价：99.00元
PSN B-2016-579-1/1

管理蓝皮书
中国管理发展报告（2018）
著（编）者：张晓东　2018年10月出版 / 估价：99.00元
PSN B-2014-416-1/1

轨道交通蓝皮书
中国轨道交通行业发展报告（2017）
著（编）者：仲建华　李闽榕
2017年12月出版 / 定价：98.00元
PSN B-2017-674-1/1

海关发展蓝皮书
中国海关发展前沿报告（2018）
著（编）者：干春晖　2018年6月出版 / 估价：99.00元
PSN B-2017-616-1/1

互联网医疗蓝皮书
中国互联网健康医疗发展报告（2018）
著（编）者：芮晓武　2018年6月出版 / 估价：99.00元
PSN B-2016-567-1/1

黄金市场蓝皮书
中国商业银行黄金业务发展报告（2017~2018）
著（编）者：平安银行　2018年6月出版 / 估价：99.00元
PSN B-2016-524-1/1

会展蓝皮书
中外会展业动态评估研究报告（2018）
著（编）者：张敏　任中峰　聂鑫焱　牛盼强
2018年12月出版 / 估价：99.00元
PSN B-2013-327-1/1

基金会蓝皮书
中国基金会发展报告（2017~2018）
著（编）者：中国基金会发展报告课题组
2018年6月出版 / 估价：99.00元
PSN B-2013-368-1/1

基金会绿皮书
中国基金会发展独立研究报告（2018）
著（编）者：基金会中心网　中央民族大学基金会研究中心
2018年6月出版 / 估价：99.00元
PSN G-2011-213-1/1

基金会透明度蓝皮书
中国基金会透明度发展研究报告（2018）
著（编）者：基金会中心网
　　　　　清华大学廉政与治理研究中心
2018年9月出版 / 估价：99.00元
PSN B-2013-339-1/1

建筑装饰蓝皮书
中国建筑装饰行业发展报告（2018）
著（编）者：葛道顺　刘晓一
2018年10月出版 / 估价：198.00元
PSN B-2016-553-1/1

金融监管蓝皮书
中国金融监管报告（2018）
著（编）者：胡滨　2018年3月出版 / 定价：98.00元
PSN B-2012-281-1/1

金融蓝皮书
中国互联网金融行业分析与评估（2018~2019）
著（编）者：黄国平　伍旭川　2018年12月出版 / 估价：99.00元
PSN B-2016-585-7/7

金融科技蓝皮书
中国金融科技发展报告（2018）
著（编）者：李扬　孙国峰　2018年10月出版 / 估价：99.00元
PSN B-2014-374-1/1

金融信息服务蓝皮书
中国金融信息服务发展报告（2018）
著（编）者：李平　2018年5月出版 / 估价：99.00元
PSN B-2017-621-1/1

金蜜蜂企业社会责任蓝皮书
金蜜蜂中国企业社会责任报告研究（2017）
著（编）者：殷格非　于志宏　管竹笋
2018年1月出版 / 定价：99.00元
PSN B-2018-693-1/1

京津冀金融蓝皮书
京津冀金融发展报告（2018）
著（编）者：王爱俭　王璟怡　2018年10月出版 / 估价：99.00元
PSN B-2016-527-1/1

科普蓝皮书
国家科普能力发展报告（2018）
著（编）者：王康友　2018年5月出版 / 估价：138.00元
PSN B-2017-632-4/4

科普蓝皮书
中国基层科普发展报告（2017~2018）
著（编）者：赵立新　陈玲　2018年9月出版 / 估价：99.00元
PSN B-2016-568-3/4

科普蓝皮书
中国科普基础设施发展报告（2017~2018）
著（编）者：任福君　2018年6月出版 / 估价：99.00元
PSN B-2010-174-1/3

科普蓝皮书
中国科普人才发展报告（2017~2018）
著（编）者：郑念　任嵘嵘　2018年7月出版 / 估价：99.00元
PSN B-2016-512-2/4

科普能力蓝皮书
中国科普能力评价报告（2018~2019）
著（编）者：李富强　李群　2018年8月出版 / 估价：99.00元
PSN B-2016-555-1/1

临空经济蓝皮书
中国临空经济发展报告（2018）
著（编）者：连玉明　2018年9月出版 / 估价：99.00元
PSN B-2014-421-1/1

旅游安全蓝皮书
中国旅游安全报告（2018）
著(编)者：郑向敏 谢朝武　2018年5月出版 / 估价：158.00元
PSN B-2012-280-1/1

旅游绿皮书
2017～2018年中国旅游发展分析与预测
著(编)者：宋瑞　2018年1月出版 / 定价：99.00元
PSN G-2002-018-1/1

煤炭蓝皮书
中国煤炭工业发展报告（2018）
著(编)者：岳福斌　2018年12月出版 / 估价：99.00元
PSN B-2008-123-1/1

民营企业社会责任蓝皮书
中国民营企业社会责任报告（2018）
著(编)者：中华全国工商业联合会
2018年12月出版 / 估价：99.00元
PSN B-2015-510-1/1

民营医院蓝皮书
中国民营医院发展报告（2017）
著(编)者：薛晓林　2017年12月出版 / 定价：89.00元
PSN B-2012-299-1/1

闽商蓝皮书
闽商发展报告（2018）
著(编)者：李闽榕 王日根 林琛
2018年12月出版 / 估价：99.00元
PSN B-2012-298-1/1

农业应对气候变化蓝皮书
中国农业气象灾害及其灾损评估报告（No.3）
著(编)者：矫梅燕　2018年6月出版 / 估价：118.00元
PSN B-2014-413-1/1

品牌蓝皮书
中国品牌战略发展报告（2018）
著(编)者：汪同三　2018年10月出版 / 估价：99.00元
PSN B-2016-580-1/1

企业扶贫蓝皮书
中国企业扶贫研究报告（2018）
著(编)者：钟宏武　2018年12月出版 / 估价：99.00元
PSN B-2016-593-1/1

企业公益蓝皮书
中国企业公益研究报告（2018）
著(编)者：钟宏武 汪杰 黄晓娟
2018年12月出版 / 估价：99.00元
PSN B-2015-501-1/1

企业国际化蓝皮书
中国企业全球化报告（2018）
著(编)者：王辉耀 苗绿　2018年11月出版 / 估价：99.00元
PSN B-2014-427-1/1

企业蓝皮书
中国企业绿色发展报告No.2（2018）
著(编)者：李红玉 朱光辉
2018年8月出版 / 估价：99.00元
PSN B-2015-481-2/2

企业社会责任蓝皮书
中资企业海外社会责任研究报告（2017～2018）
著(编)者：钟宏武 叶柳红 张蒽
2018年6月出版 / 估价：99.00元
PSN B-2017-603-2/2

企业社会责任蓝皮书
中国企业社会责任研究报告（2018）
著(编)者：黄群慧 钟宏武 张蒽 汪杰
2018年11月出版 / 估价：99.00元
PSN B-2009-149-1/2

汽车安全蓝皮书
中国汽车安全发展报告（2018）
著(编)者：中国汽车技术研究中心
2018年8月出版 / 估价：99.00元
PSN B-2014-385-1/1

汽车电子商务蓝皮书
中国汽车电子商务发展报告（2018）
著(编)者：中华全国工商业联合会汽车经销商商会
　　　　　北方工业大学
　　　　　北京易观智库网络科技有限公司
2018年10月出版 / 估价：158.00元
PSN B-2015-485-1/1

汽车知识产权蓝皮书
中国汽车产业知识产权发展报告（2018）
著(编)者：中国汽车工程研究院股份有限公司
　　　　　中国汽车工程学会
　　　　　重庆长安汽车股份有限公司
2018年12月出版 / 估价：99.00元
PSN B-2016-594-1/1

青少年体育蓝皮书
中国青少年体育发展报告（2017）
著(编)者：刘扶民 杨桦　2018年6月出版 / 估价：99.00元
PSN B-2015-482-1/1

区块链蓝皮书
中国区块链发展报告（2018）
著(编)者：李伟　2018年9月出版 / 估价：99.00元
PSN B-2017-649-1/1

群众体育蓝皮书
中国群众体育发展报告（2017）
著(编)者：刘国永 戴健　2018年5月出版 / 估价：99.00元
PSN B-2014-411-1/3

群众体育蓝皮书
中国社会体育指导员发展报告（2018）
著(编)者：刘国永 王欢　2018年6月出版 / 估价：99.00元
PSN B-2016-520-3/3

人力资源蓝皮书
中国人力资源发展报告（2018）
著(编)者：余兴安　2018年11月出版 / 估价：99.00元
PSN B-2012-287-1/1

融资租赁蓝皮书
中国融资租赁业发展报告（2017～2018）
著(编)者：李光荣 王力　2018年8月出版 / 估价：99.00元
PSN B-2015-443-1/1

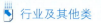
商会蓝皮书
中国商会发展报告No.5（2017）
著(编)者：王钦敏　2018年7月出版 / 估价：99.00元
PSN B-2008-125-1/1

商务中心区蓝皮书
中国商务中心区发展报告No.4（2017~2018）
著(编)者：李国红 单菁菁　2018年9月出版 / 估价：99.00元
PSN B-2015-444-1/1

设计产业蓝皮书
中国创新设计发展报告（2018）
著(编)者：王晓红 张立群 于炜
2018年11月出版 / 估价：99.00元
PSN B-2016-581-2/2

社会责任管理蓝皮书
中国上市公司社会责任能力成熟度报告No.4（2018）
著(编)者：肖红军 王晓光 李伟阳
2018年12月出版 / 估价：99.00元
PSN B-2015-507-2/2

社会责任管理蓝皮书
中国企业公众透明度报告No.4（2017~2018）
著(编)者：黄速建 熊梦 王晓光 肖红军
2018年6月出版 / 估价：99.00元
PSN B-2015-440-1/2

食品药品蓝皮书
食品药品安全与监管政策研究报告（2016~2017）
著(编)者：唐民皓　2018年6月出版 / 估价：99.00元
PSN B-2009-129-1/1

输血服务蓝皮书
中国输血行业发展报告（2018）
著(编)者：孙俊　2018年12月出版 / 估价：99.00元
PSN B-2016-582-1/1

水利风景区蓝皮书
中国水利风景区发展报告（2018）
著(编)者：董建文 兰思仁
2018年10月出版 / 估价：99.00元
PSN B-2015-480-1/1

数字经济蓝皮书
全球数字经济竞争力发展报告（2017）
著(编)者：王振　2017年12月出版 / 定价：79.00元
PSN B-2017-673-1/1

私募市场蓝皮书
中国私募股权市场发展报告（2017~2018）
著(编)者：曹和平　2018年12月出版 / 估价：99.00元
PSN B-2010-162-1/1

碳排放权交易蓝皮书
中国碳排放权交易报告（2018）
著(编)者：孙永平　2018年11月出版 / 估价：99.00元
PSN B-2017-652-1/1

碳市场蓝皮书
中国碳市场报告（2018）
著(编)者：定金彪　2018年11月出版 / 估价：99.00元
PSN B-2014-430-1/1

体育蓝皮书
中国公共体育服务发展报告（2018）
著(编)者：戴健　2018年12月出版 / 估价：99.00元
PSN B-2013-367-2/5

土地市场蓝皮书
中国农村土地市场发展报告（2017~2018）
著(编)者：李光荣　2018年6月出版 / 估价：99.00元
PSN B-2016-526-1/1

土地整治蓝皮书
中国土地整治发展研究报告（No.5）
著(编)者：国土资源部土地整治中心
2018年7月出版 / 估价：99.00元
PSN B-2014-401-1/1

土地政策蓝皮书
中国土地政策研究报告（2018）
著(编)者：高延利 张建平 吴次芳
2018年1月出版 / 定价：98.00元
PSN B-2015-506-1/1

网络空间安全蓝皮书
中国网络空间安全发展报告（2018）
著(编)者：惠志斌 覃庆玲
2018年11月出版 / 估价：99.00元
PSN B-2015-466-1/1

文化志愿服务蓝皮书
中国文化志愿服务发展报告（2018）
著(编)者：张永新 良警宇　2018年11月出版 / 估价：128.00元
PSN B-2016-596-1/1

西部金融蓝皮书
中国西部金融发展报告（2017~2018）
著(编)者：李忠民　2018年8月出版 / 估价：99.00元
PSN B-2010-160-1/1

协会商会蓝皮书
中国行业协会商会发展报告（2017）
著(编)者：景朝阳 李勇　2018年6月出版 / 估价：99.00元
PSN B-2015-461-1/1

新三板蓝皮书
中国新三板市场发展报告（2018）
著(编)者：王力　2018年8月出版 / 估价：99.00元
PSN B-2016-533-1/1

信托市场蓝皮书
中国信托业市场报告（2017~2018）
著(编)者：用益金融信托研究院
2018年6月出版 / 估价：198.00元
PSN B-2014-371-1/1

信息化蓝皮书
中国信息化形势分析与预测（2017~2018）
著(编)者：周宏仁　2018年8月出版 / 估价：99.00元
PSN B-2010-168-1/1

信用蓝皮书
中国信用发展报告（2017~2018）
著(编)者：章政 田侃　2018年6月出版 / 估价：99.00元
PSN B-2013-328-1/1

休闲绿皮书
2017～2018年中国休闲发展报告
著(编)者：宋瑞　　2018年7月出版　估价：99.00元
PSN G-2010-158-1/1

休闲体育蓝皮书
中国休闲体育发展报告（2017～2018）
著(编)者：李相如　钟秉枢
2018年10月出版 / 估价：99.00元
PSN B-2016-516-1/1

养老金融蓝皮书
中国养老金融发展报告（2018）
著(编)者：董克用　姚余栋
2018年9月出版 / 估价：99.00元
PSN B-2016-583-1/1

遥感监测绿皮书
中国可持续发展遥感监测报告（2017）
著(编)者：顾行发　汪克强　潘教峰　李闽榕　徐东华　王琦安
2018年6月出版 / 估价：298.00元
PSN B-2017-629-1/1

药品流通蓝皮书
中国药品流通行业发展报告（2018）
著(编)者：佘鲁林　温再兴
2018年7月出版 / 估价：198.00元
PSN B-2014-429-1/1

医疗器械蓝皮书
中国医疗器械行业发展报告（2018）
著(编)者：王宝亭　耿鸿武
2018年10月出版 / 估价：99.00元
PSN B-2017-661-1/1

医院蓝皮书
中国医院竞争力报告（2017~2018）
著(编)者：庄一强　2018年3月出版 / 定价：108.00元
PSN B-2016-528-1/1

瑜伽蓝皮书
中国瑜伽业发展报告（2017~2018）
著(编)者：张永建　徐华锋　朱泰余
2018年6月出版 / 估价：198.00元
PSN B-2017-625-1/1

债券市场蓝皮书
中国债券市场发展报告（2017～2018）
著(编)者：杨农　　2018年10月出版 / 估价：99.00元
PSN B-2016-572-1/1

志愿服务蓝皮书
中国志愿服务发展报告（2018）
著(编)者：中国志愿服务联合会
2018年11月出版 / 估价：99.00元
PSN B-2017-664-1/1

中国上市公司蓝皮书
中国上市公司发展报告（2018）
著(编)者：张鹏　张平　黄胤英
2018年9月出版 / 估价：99.00元
PSN B-2014-414-1/1

中国新三板蓝皮书
中国新三板创新与发展报告（2018）
著(编)者：刘平安　闻召林
2018年8月出版 / 估价：158.00元
PSN B-2017-638-1/1

中国汽车品牌蓝皮书
中国乘用车品牌发展报告（2017）
著(编)者：《中国汽车报》社有限公司
　　　　　博世（中国）投资有限公司
　　　　　中国汽车技术研究中心数据资源中心
2018年1月出版 / 定价：89.00元
PSN B-2017-679-1/1

中医文化蓝皮书
北京中医药文化传播发展报告（2018）
著(编)者：毛嘉陵　2018年6月出版 / 估价：99.00元
PSN B-2015-468-1/2

中医文化蓝皮书
中国中医药文化传播发展报告（2018）
著(编)者：毛嘉陵　2018年7月出版 / 估价：99.00元
PSN B-2016-584-2/2

中医药蓝皮书
北京中医药知识产权发展报告No.2
著(编)者：汪洪　屠志涛　2018年6月出版 / 估价：168.00元
PSN B-2017-602-1/1

资本市场蓝皮书
中国场外交易市场发展报告（2016～2017）
著(编)者：高峦　2018年6月出版 / 估价：99.00元
PSN B-2009-153-1/1

资产管理蓝皮书
中国资产管理行业发展报告（2018）
著(编)者：郑智　2018年7月出版 / 估价：99.00元
PSN B-2014-407-2/2

资产证券化蓝皮书
中国资产证券化发展报告（2018）
著(编)者：沈炳熙　曹彤　李哲平
2018年4月出版 / 定价：98.00元
PSN B-2017-660-1/1

自贸区蓝皮书
中国自贸区发展报告（2018）
著(编)者：王力　黄育华
2018年6月出版 / 估价：99.00元
PSN B-2016-558-1/1

国际问题与全球治理类

"一带一路"跨境通道蓝皮书
"一带一路"跨境通道建设研究报（2017～2018）
著(编)者：余鑫 张秋生　2018年1月出版 / 定价：89.00元
PSN B-2016-557-1/1

"一带一路"蓝皮书
"一带一路"建设发展报告（2018）
著(编)者：李永全　2018年3月出版 / 定价：98.00元
PSN B-2016-552-1/1

"一带一路"投资安全蓝皮书
中国"一带一路"投资与安全研究报告（2018）
著(编)者：邹统钎 梁晃光　2018年4月出版 / 定价：98.00元
PSN B-2017-612-1/1

"一带一路"文化交流蓝皮书
中阿文化交流发展报告（2017）
著(编)者：王辉　2017年12月出版 / 定价：89.00元
PSN B-2017-655-1/1

G20国家创新竞争力黄皮书
二十国集团（G20）国家创新竞争力发展报告（2017～2018）
著(编)者：李建平 李闽榕 赵新力 周天勇
2018年7月出版 / 估价：168.00元
PSN Y-2011-229-1/1

阿拉伯黄皮书
阿拉伯发展报告（2016～2017）
著(编)者：罗林　2018年6月出版 / 估价：99.00元
PSN Y-2014-381-1/1

北部湾蓝皮书
泛北部湾合作发展报告（2017～2018）
著(编)者：吕余生　2018年12月出版 / 估价：99.00元
PSN B-2008-114-1/1

北极蓝皮书
北极地区发展报告（2017）
著(编)者：刘惠荣　2018年7月出版 / 估价：99.00元
PSN B-2017-634-1/1

大洋洲蓝皮书
大洋洲发展报告（2017～2018）
著(编)者：喻常森　2018年10月出版 / 估价：99.00元
PSN B-2013-341-1/1

东北亚区域合作蓝皮书
2017年"一带一路"倡议与东北亚区域合作
著(编)者：刘亚政 金美花
2018年5月出版 / 估价：99.00元
PSN B-2017-631-1/1

东盟黄皮书
东盟发展报告（2017）
著(编)者：杨静林 庄国土　2018年6月出版 / 估价：99.00元
PSN Y-2012-303-1/1

东南亚蓝皮书
东南亚地区发展报告（2017～2018）
著(编)者：王勤　2018年12月出版 / 估价：99.00元
PSN B-2012-240-1/1

非洲黄皮书
非洲发展报告No.20（2017～2018）
著(编)者：张宏明　2018年7月出版 / 估价：99.00元
PSN Y-2012-239-1/1

非传统安全蓝皮书
中国非传统安全研究报告（2017～2018）
著(编)者：潇枫 罗中枢　2018年8月出版 / 估价：99.00元
PSN B-2012-273-1/1

国际安全蓝皮书
中国国际安全研究报告（2018）
著(编)者：刘慧　2018年7月出版 / 估价：99.00元
PSN B-2016-521-1/1

国际城市蓝皮书
国际城市发展报告（2018）
著(编)者：屠启宇　2018年2月出版 / 定价：89.00元
PSN B-2012-260-1/1

国际形势黄皮书
全球政治与安全报告（2018）
著(编)者：张宇燕　2018年1月出版 / 定价：99.00元
PSN Y-2001-016-1/1

公共外交蓝皮书
中国公共外交发展报告（2018）
著(编)者：赵启正 雷蔚真　2018年6月出版 / 估价：99.00元
PSN B-2015-457-1/1

海丝蓝皮书
21世纪海上丝绸之路研究报告（2017）
著(编)者：华侨大学海上丝绸之路研究院
2017年12月出版 / 定价：89.00元
PSN B-2017-684-1/1

金砖国家黄皮书
金砖国家综合创新竞争力发展报告（2018）
著(编)者：赵新力 李闽榕 黄茂兴
2018年8月出版 / 估价：128.00元
PSN Y-2017-643-1/1

拉美黄皮书
拉丁美洲和加勒比发展报告（2017～2018）
著(编)者：袁东振　2018年6月出版 / 估价：99.00元
PSN Y-1999-007-1/1

澜湄合作蓝皮书
澜沧江-湄公河合作发展报告（2018）
著(编)者：刘稚　2018年9月出版 / 估价：99.00元
PSN B-2011-196-1/1

欧洲蓝皮书
欧洲发展报告（2017～2018）
著(编)者：黄平 周弘 程卫东
2018年6月出版 / 估价：99.00元
PSN B-1999-009-1/1

葡语国家蓝皮书
葡语国家发展报告（2016～2017）
著(编)者：王成安 张敏 刘金兰
2018年6月出版 / 估价：99.00元
PSN B-2015-503-1/2

葡语国家蓝皮书
中国与葡语国家关系发展报告·巴西（2016）
著(编)者：张曙光
2018年8月出版 / 估价：99.00元
PSN B-2016-563-2/2

气候变化绿皮书
应对气候变化报告（2018）
著(编)者：王伟光 郑国光
2018年11月出版 / 估价：99.00元
PSN G-2009-144-1/1

全球环境竞争力绿皮书
全球环境竞争力报告（2018）
著(编)者：李建平 李闽榕 王金南
2018年12月出版 / 估价：198.00元
PSN G-2013-363-1/1

全球信息社会蓝皮书
全球信息社会发展报告（2018）
著(编)者：丁波涛 唐涛 2018年10月出版 / 估价：99.00元
PSN B-2017-665-1/1

日本经济蓝皮书
日本经济与中日经贸关系研究报告（2018）
著(编)者：张季风 2018年6月出版 / 估价：99.00元
PSN B-2008-102-1/1

上海合作组织黄皮书
上海合作组织发展报告（2018）
著(编)者：李进峰 2018年6月出版 / 估价：99.00元
PSN Y-2009-130-1/1

世界创新竞争力黄皮书
世界创新竞争力发展报告（2017）
著(编)者：李建平 李闽榕 赵新力
2018年6月出版 / 估价：168.00元
PSN Y-2013-318-1/1

世界经济黄皮书
2018年世界经济形势分析与预测
著(编)者：张宇燕 2018年1月出版 / 定价：99.00元
PSN Y-1999-006-1/1

世界能源互联互通蓝皮书
世界能源清洁发展与互联互通评估报告（2017）：欧洲篇
著(编)者：国网能源研究院
2018年1月出版 / 定价：128.00元
PSN B-2018-695-1/1

丝绸之路蓝皮书
丝绸之路经济带发展报告（2018）
著(编)者：任宗哲 白宽犁 谷孟宾
2018年1月出版 / 定价：89.00元
PSN B-2014-410-1/1

新兴经济体蓝皮书
金砖国家发展报告（2018）
著(编)者：林跃勤 周文
2018年8月出版 / 估价：99.00元
PSN B-2011-195-1/1

亚太蓝皮书
亚太地区发展报告（2018）
著(编)者：李向阳 2018年5月出版 / 估价：99.00元
PSN B-2001-015-1/1

印度洋地区蓝皮书
印度洋地区发展报告（2018）
著(编)者：汪戎 2018年6月出版 / 估价：99.00元
PSN B-2013-334-1/1

印度尼西亚经济蓝皮书
印度尼西亚经济发展报告（2017）：增长与机会
著(编)者：左志刚 2017年11月出版 / 定价：89.00元
PSN B-2017-675-1/1

渝新欧蓝皮书
渝新欧沿线国家发展报告（2018）
著(编)者：杨柏 黄森
2018年6月出版 / 估价：99.00元
PSN B-2017-626-1/1

中阿蓝皮书
中国-阿拉伯国家经贸发展报告（2018）
著(编)者：张廉 段庆林 王林聪 杨巧红
2018年12月出版 / 估价：99.00元
PSN B-2016-598-1/1

中东黄皮书
中东发展报告No.20（2017～2018）
著(编)者：杨光 2018年10月出版 / 估价：99.00元
PSN Y-1998-004-1/1

中亚黄皮书
中亚国家发展报告（2018）
著(编)者：孙力
2018年3月出版 / 定价：98.00元
PSN Y-2012-238-1/1

国别类

澳大利亚蓝皮书
澳大利亚发展报告（2017-2018）
著(编)者：孙有中 韩锋　2018年12月出版 / 估价：99.00元
PSN B-2016-587-1/1

巴西黄皮书
巴西发展报告（2017）
著(编)者：刘国枝　2018年5月出版 / 估价：99.00元
PSN Y-2017-614-1/1

德国蓝皮书
德国发展报告（2018）
著(编)者：郑春荣　2018年6月出版 / 估价：99.00元
PSN B-2012-278-1/1

俄罗斯黄皮书
俄罗斯发展报告（2018）
著(编)者：李永全　2018年6月出版 / 估价：99.00元
PSN Y-2006-061-1/1

韩国蓝皮书
韩国发展报告（2017）
著(编)者：牛林杰 刘宝全　2018年6月出版 / 估价：99.00元
PSN B-2010-155-1/1

加拿大蓝皮书
加拿大发展报告（2018）
著(编)者：唐小松　2018年9月出版 / 估价：99.00元
PSN B-2014-389-1/1

美国蓝皮书
美国研究报告（2018）
著(编)者：郑秉文 黄平　2018年5月出版 / 估价：99.00元
PSN B-2011-210-1/1

缅甸蓝皮书
缅甸国情报告（2017）
著(编)者：祝湘辉
2017年11月出版 / 定价：98.00元
PSN B-2013-343-1/1

日本蓝皮书
日本研究报告（2018）
著(编)者：杨伯江　2018年4月出版 / 定价：99.00元
PSN B-2002-020-1/1

土耳其蓝皮书
土耳其发展报告（2018）
著(编)者：郭长刚 刘义　2018年9月出版 / 估价：99.00元
PSN B-2014-412-1/1

伊朗蓝皮书
伊朗发展报告（2017~2018）
著(编)者：冀开运　2018年10月 / 估价：99.00元
PSN B-2016-574-1/1

以色列蓝皮书
以色列发展报告（2018）
著(编)者：张倩红　2018年8月出版 / 估价：99.00元
PSN B-2015-483-1/1

印度蓝皮书
印度国情报告（2017）
著(编)者：吕昭义　2018年6月出版 / 估价：99.00元
PSN B-2012-241-1/1

英国蓝皮书
英国发展报告（2017~2018）
著(编)者：王展鹏　2018年12月出版 / 估价：99.00元
PSN B-2015-486-1/1

越南蓝皮书
越南国情报告（2018）
著(编)者：谢林城　2018年11月出版 / 估价：99.00元
PSN B-2006-056-1/1

泰国蓝皮书
泰国研究报告（2018）
著(编)者：庄国土 张禹东 刘文正
2018年10月出版 / 估价：99.00元
PSN B-2016-556-1/1

文化传媒类

"三农"舆情蓝皮书
中国"三农"网络舆情报告（2017~2018）
著(编)者：农业部信息中心
2018年6月出版 / 估价：99.00元
PSN B-2017-640-1/1

传媒竞争力蓝皮书
中国传媒国际竞争力研究报告（2018）
著(编)者：李本乾 刘强 王大可
2018年8月出版 / 估价：99.00元
PSN B-2013-356-1/1

传媒蓝皮书
中国传媒产业发展报告（2018）
著(编)者：崔保国
2018年5月出版 / 估价：99.00元
PSN B-2005-035-1/1

传媒投资蓝皮书
中国传媒投资发展报告（2018）
著(编)者：张向东 谭云明
2018年6月出版 / 估价：148.00元
PSN B-2015-474-1/1

非物质文化遗产蓝皮书
中国非物质文化遗产发展报告（2018）
著(编)者：陈平　　2018年6月出版／估价：128.00元
PSN B-2015-469-1/2

非物质文化遗产蓝皮书
中国非物质文化遗产保护发展报告（2018）
著(编)者：宋俊华　　2018年10月出版／估价：128.00元
PSN B-2016-586-2/2

广电蓝皮书
中国广播电影电视发展报告（2018）
著(编)者：国家新闻出版广电总局发展研究中心
2018年7月出版／估价：99.00元
PSN B-2006-072-1/1

广告主蓝皮书
中国广告主营销传播趋势报告No.9
著(编)者：黄升民　杜国清　邵华冬　等
2018年10月出版／估价：158.00元
PSN B-2005-041-1/1

国际传播蓝皮书
中国国际传播发展报告（2018）
著(编)者：胡正荣　李继东　姬德强
2018年12月出版／估价：99.00元
PSN B-2014-408-1/1

国家形象蓝皮书
中国国家形象传播报告（2017）
著(编)者：张昆　　2018年6月出版／估价：128.00元
PSN B-2017-605-1/1

互联网治理蓝皮书
中国网络社会治理研究报告（2018）
著(编)者：罗昕　支庭荣
2018年9月出版／估价：118.00元
PSN B-2017-653-1/1

纪录片蓝皮书
中国纪录片发展报告（2018）
著(编)者：何苏六　　2018年10月出版／估价：99.00元
PSN B-2011-222-1/1

科学传播蓝皮书
中国科学传播报告（2016~2017）
著(编)者：詹正茂　　2018年6月出版／估价：99.00元
PSN B-2008-120-1/1

两岸创意经济蓝皮书
两岸创意经济研究报告（2018）
著(编)者：罗昌智　董泽平
2018年10月出版／估价：99.00元
PSN B-2014-437-1/1

媒介与女性蓝皮书
中国媒介与女性发展报告（2017~2018）
著(编)者：刘利群　　2018年5月出版／估价：99.00元
PSN B-2013-345-1/1

媒体融合蓝皮书
中国媒体融合发展报告（2017~2018）
著(编)者：梅宁华　支庭荣
2017年12月出版／定价：98.00元
PSN B-2015-479-1/1

全球传媒蓝皮书
全球传媒发展报告（2017~2018）
著(编)者：胡正荣　李继东　　2018年6月出版／估价：99.00元
PSN B-2012-237-1/1

少数民族非遗蓝皮书
中国少数民族非物质文化遗产发展报告（2018）
著(编)者：肖远平（彝）　柴立（满）
2018年10月出版／估价：118.00元
PSN B-2015-467-1/1

视听新媒体蓝皮书
中国视听新媒体发展报告（2018）
著(编)者：国家新闻出版广电总局发展研究中心
2018年7月出版／估价：118.00元
PSN B-2011-184-1/1

数字娱乐产业蓝皮书
中国动画产业发展报告（2018）
著(编)者：孙立军　孙平　牛兴侦
2018年10月出版／估价：99.00元
PSN B-2011-198-1/2

数字娱乐产业蓝皮书
中国游戏产业发展报告（2018）
著(编)者：孙立军　刘跃军　　2018年10月出版／估价：99.00元
PSN B-2017-662-2/2

网络视听蓝皮书
中国互联网视听行业发展报告（2018）
著(编)者：陈鹏　　2018年2月出版／定价：148.00元
PSN B-2018-688-1/1

文化创新蓝皮书
中国文化创新报告（2017·No.8）
著(编)者：傅才武　　2018年6月出版／估价：99.00元
PSN B-2009-143-1/1

文化建设蓝皮书
中国文化发展报告（2018）
著(编)者：江畅　孙伟平　戴茂堂
2018年5月出版／估价：99.00元
PSN B-2014-392-1/1

文化科技蓝皮书
文化科技创新发展报告（2018）
著(编)者：于平　李凤亮　　2018年10月出版／估价：99.00元
PSN B-2013-342-1/1

文化蓝皮书
中国公共文化服务发展报告（2017~2018）
著(编)者：刘新成　张永新　张旭
2018年12月出版／估价：99.00元
PSN B-2007-093-2/10

文化蓝皮书
中国少数民族文化发展报告（2017~2018）
著(编)者：武翠英　张晓明　任乌晶
2018年9月出版／估价：99.00元
PSN B-2013-369-9/10

文化蓝皮书
中国文化产业供需协调检测报告（2018）
著(编)者：王亚南　　2018年3月出版／定价：99.00元
PSN B-2013-323-8/10

文化蓝皮书
中国文化消费需求景气评价报告（2018）
著(编)者：王亚南　2018年3月出版 / 定价：99.00元
PSN B-2011-236-4/10

文化蓝皮书
中国公共文化投入增长测评报告（2018）
著(编)者：王亚南　2018年3月出版 / 定价：99.00元
PSN B-2014-435-10/10

文化品牌蓝皮书
中国文化品牌发展报告（2018）
著(编)者：欧阳友权　2018年5月出版 / 估价：99.00元
PSN B-2012-277-1/1

文化遗产蓝皮书
中国文化遗产事业发展报告（2017~2018）
著(编)者：苏杨 张颖岚 卓杰 白海峰 陈晨 陈叙图
2018年8月出版 / 估价：99.00元
PSN B-2008-119-1/1

文学蓝皮书
中国文情报告（2017~2018）
著(编)者：白烨　2018年5月出版 / 估价：99.00元
PSN B-2011-221-1/1

新媒体蓝皮书
中国新媒体发展报告No.9（2018）
著(编)者：唐绪军　2018年7月出版 / 估价：99.00元
PSN B-2010-169-1/1

新媒体社会责任蓝皮书
中国新媒体社会责任研究报告（2018）
著(编)者：钟瑛　2018年12月出版 / 估价：99.00元
PSN B-2014-423-1/1

移动互联网蓝皮书
中国移动互联网发展报告（2018）
著(编)者：余清楚　2018年6月出版 / 估价：99.00元
PSN B-2012-282-1/1

影视蓝皮书
中国影视产业发展报告（2018）
著(编)者：司若 陈鹏 陈锐
2018年6月出版 / 估价：99.00元
PSN B-2016-529-1/1

舆情蓝皮书
中国社会舆情与危机管理报告（2018）
著(编)者：谢耘耕
2018年9月出版 / 估价：138.00元
PSN B-2011-235-1/1

中国大运河蓝皮书
中国大运河发展报告（2018）
著(编)者：吴欣　2018年2月出版 / 估价：128.00元
PSN B-2018-691-1/1

地方发展类-经济

澳门蓝皮书
澳门经济社会发展报告（2017~2018）
著(编)者：吴志良 郝雨凡
2018年7月出版 / 估价：99.00元
PSN B-2009-138-1/1

澳门绿皮书
澳门旅游休闲发展报告（2017~2018）
著(编)者：郝雨凡 林广志
2018年5月出版 / 估价：99.00元
PSN G-2017-617-1/1

北京蓝皮书
北京经济发展报告（2017~2018）
著(编)者：杨松　2018年6月出版 / 估价：99.00元
PSN B-2006-054-2/8

北京旅游绿皮书
北京旅游发展报告（2018）
著(编)者：北京旅游学会
2018年7月出版 / 估价：99.00元
PSN G-2012-301-1/1

北京体育蓝皮书
北京体育产业发展报告（2017~2018）
著(编)者：钟秉枢 陈杰 杨铁黎
2018年9月出版 / 估价：99.00元
PSN B-2015-475-1/1

滨海金融蓝皮书
滨海新区金融发展报告（2017）
著(编)者：王爱俭 李向前　2018年4月出版 / 估价：99.00元
PSN B-2014-424-1/1

城乡一体化蓝皮书
北京城乡一体化发展报告（2017~2018）
著(编)者：吴宝新 张宝秀 黄序
2018年5月出版 / 估价：99.00元
PSN B-2012-258-2/2

非公有制企业社会责任蓝皮书
北京非公有制企业社会责任报告（2018）
著(编)者：宋贵伦 冯培
2018年6月出版 / 估价：99.00元
PSN B-2017-613-1/1

福建旅游蓝皮书
福建省旅游产业发展现状研究（2017~2018）
著(编)者：陈敏华 黄远水　2018年12月出版 / 估价：128.00元
PSN B-2016-591-1/1

福建自贸区蓝皮书
中国(福建)自由贸易试验区发展报告(2017~2018)
著(编)者：黄茂兴　2018年6月出版 / 估价：118.00元
PSN B-2016-531-1/1

甘肃蓝皮书
甘肃经济发展分析与预测（2018）
著(编)者：安文华 罗哲　2018年1月出版 / 定价：99.00元
PSN B-2013-312-1/6

甘肃蓝皮书
甘肃商贸流通发展报告（2018）
著(编)者：张应华 王福生 王晓芳
2018年1月出版 / 定价：99.00元
PSN B-2016-522-6/6

甘肃蓝皮书
甘肃县域和农村发展报告（2018）
著(编)者：包东红 朱智文 王建兵
2018年1月出版 / 定价：99.00元
PSN B-2013-316-5/6

甘肃农业科技绿皮书
甘肃农业科技发展研究报告（2018）
著(编)者：魏胜文 乔德华 张东伟
2018年12月出版 / 估价：198.00元
PSN B-2016-592-1/1

甘肃气象保障蓝皮书
甘肃农业对气候变化的适应与风险评估报告（No.1）
著(编)者：鲍文中 周广胜
2017年12月出版 / 定价：108.00元
PSN B-2017-677-1/1

巩义蓝皮书
巩义经济社会发展报告（2018）
著(编)者：丁同民 朱军　2018年6月出版 / 估价：99.00元
PSN B-2016-532-1/1

广东外经贸蓝皮书
广东对外经济贸易发展研究报告（2017~2018）
著(编)者：陈万灵　2018年6月出版 / 估价：99.00元
PSN B-2012-286-1/1

广西北部湾经济区蓝皮书
广西北部湾经济区开放发展报告（2017~2018）
著(编)者：广西壮族自治区北部湾经济区和东盟开放合作办公室
　　　　　广西社会科学院
　　　　　广西北部湾发展研究院
2018年5月出版 / 估价：99.00元
PSN B-2010-181-1/1

广州蓝皮书
广州城市国际化发展报告（2018）
著(编)者：张跃国　2018年8月出版 / 估价：99.00元
PSN B-2012-246-11/14

广州蓝皮书
中国广州城市建设与管理发展报告（2018）
著(编)者：张其学 陈小钢 王宏伟　2018年8月出版 / 估价：99.00元
PSN B-2007-087-4/14

广州蓝皮书
广州创新型城市发展报告（2018）
著(编)者：尹涛　2018年6月出版 / 估价：99.00元
PSN B-2012-247-12/14

广州蓝皮书
广州经济发展报告（2018）
著(编)者：张跃国 尹涛　2018年7月出版 / 估价：99.00元
PSN B-2005-040-1/14

广州蓝皮书
2018年中国广州经济形势分析与预测
著(编)者：魏明海 谢博能 李华
2018年6月出版 / 估价：99.00元
PSN B-2011-185-9/14

广州蓝皮书
中国广州科技创新发展报告（2018）
著(编)者：于欣伟 陈爽 邓佑满　2018年8月出版 / 估价：99.00元
PSN B-2006-065-2/14

广州蓝皮书
广州农村发展报告（2018）
著(编)者：朱名宏　2018年7月出版 / 估价：99.00元
PSN B-2010-167-8/14

广州蓝皮书
广州汽车产业发展报告（2018）
著(编)者：杨再高 冯兴亚　2018年7月出版 / 估价：99.00元
PSN B-2006-066-3/14

广州蓝皮书
广州商贸业发展报告（2018）
著(编)者：张跃国 陈杰 荀振英
2018年7月出版 / 估价：99.00元
PSN B-2012-245-10/14

贵阳蓝皮书
贵阳城市创新发展报告No.3（白云篇）
著(编)者：连玉明　2018年5月出版 / 估价：99.00元
PSN B-2015-491-3/10

贵阳蓝皮书
贵阳城市创新发展报告No.3（观山湖篇）
著(编)者：连玉明　2018年5月出版 / 估价：99.00元
PSN B-2015-497-9/10

贵阳蓝皮书
贵阳城市创新发展报告No.3（花溪篇）
著(编)者：连玉明　2018年5月出版 / 估价：99.00元
PSN B-2015-490-2/10

贵阳蓝皮书
贵阳城市创新发展报告No.3（开阳篇）
著(编)者：连玉明　2018年5月出版 / 估价：99.00元
PSN B-2015-492-4/10

贵阳蓝皮书
贵阳城市创新发展报告No.3（南明篇）
著(编)者：连玉明　2018年5月出版 / 估价：99.00元
PSN B-2015-496-8/10

贵阳蓝皮书
贵阳城市创新发展报告No.3（清镇篇）
著(编)者：连玉明　2018年5月出版 / 估价：99.00元
PSN B-2015-489-1/10

贵阳蓝皮书
贵阳城市创新发展报告No.3（乌当篇）
著(编)者：连玉明　2018年5月出版 / 估价：99.00元
PSN B-2015-495-7/10

贵阳蓝皮书
贵阳城市创新发展报告No.3（息烽篇）
著(编)者：连玉明　2018年5月出版 / 估价：99.00元
PSN B-2015-493-5/10

贵阳蓝皮书
贵阳城市创新发展报告No.3（修文篇）
著(编)者：连玉明　2018年5月出版 / 估价：99.00元
PSN B-2015-494-6/10

贵阳蓝皮书
贵阳城市创新发展报告No.3（云岩篇）
著(编)者：连玉明　2018年5月出版 / 估价：99.00元
PSN B-2015-498-10/10

贵州房地产蓝皮书
贵州房地产发展报告No.5（2018）
著(编)者：武廷方　2018年7月出版 / 估价：99.00元
PSN B-2014-426-1/1

贵州蓝皮书
贵州册亨经济社会发展报告（2018）
著(编)者：黄德林　2018年6月出版 / 估价：99.00元
PSN B-2016-525-8/9

贵州蓝皮书
贵州地理标志产业发展报告（2018）
著(编)者：李家耀 黄其松　2018年8月出版 / 估价：99.00元
PSN B-2017-646-10/10

贵安蓝皮书
贵安新区发展报告（2017~2018）
著(编)者：马长青 吴大华　2018年6月出版 / 估价：99.00元
PSN B-2015-459-4/10

贵州蓝皮书
贵州国家级开放创新平台发展报告（2017~2018）
著(编)者：申晓庆 吴大华 季泓
2018年11月出版 / 估价：99.00元
PSN B-2016-518-7/10

贵州蓝皮书
贵州国有企业社会责任发展报告（2017~2018）
著(编)者：郭丽　2018年12月出版 / 估价：99.00元
PSN B-2015-511-6/10

贵州蓝皮书
贵州民航业发展报告（2017）
著(编)者：申振东 吴大华　2018年6月出版 / 估价：99.00元
PSN B-2015-471-5/10

贵州蓝皮书
贵州民营经济发展报告（2017）
著(编)者：杨静 吴大华　2018年6月出版 / 估价：99.00元
PSN B-2016-530-9/9

杭州都市圈蓝皮书
杭州都市圈发展报告（2018）
著(编)者：洪庆华 沈翔　2018年4月出版 / 定价：98.00元
PSN B-2012-302-1/1

河北经济蓝皮书
河北省经济发展报告（2018）
著(编)者：马树强 金浩 张贵　2018年6月出版 / 估价：99.00元
PSN B-2014-380-1/1

河北蓝皮书
河北经济社会发展报告（2018）
著(编)者：康振海　2018年1月出版 / 定价：99.00元
PSN B-2014-372-1/3

河北蓝皮书
京津冀协同发展报告（2018）
著(编)者：陈璐　2017年12月出版 / 定价：79.00元
PSN B-2017-601-2/3

河南经济蓝皮书
2018年河南经济形势分析与预测
著(编)者：王世炎　2018年3月出版 / 定价：89.00元
PSN B-2007-086-1/1

河南蓝皮书
河南城市发展报告（2018）
著(编)者：张占仓 王建国　2018年5月出版 / 估价：99.00元
PSN B-2009-131-3/9

河南蓝皮书
河南工业发展报告（2018）
著(编)者：张占仓　2018年5月出版 / 估价：99.00元
PSN B-2013-317-5/9

河南蓝皮书
河南金融发展报告（2018）
著(编)者：喻新安 谷建全
2018年6月出版 / 估价：99.00元
PSN B-2014-390-7/9

河南蓝皮书
河南经济发展报告（2018）
著(编)者：张占仓 完世伟
2018年6月出版 / 估价：99.00元
PSN B-2010-157-4/9

河南蓝皮书
河南能源发展报告（2018）
著(编)者：国网河南省电力公司经济技术研究院
　　　　河南省社会科学院
2018年6月出版 / 估价：99.00元
PSN B-2017-607-9/9

河南商务蓝皮书
河南商务发展报告（2018）
著(编)者：焦锦淼 穆荣国　2018年5月出版 / 估价：99.00元
PSN B-2014-399-1/1

河南双创蓝皮书
河南创新创业发展报告（2018）
著(编)者：喻新安 杨雪梅
2018年8月出版 / 估价：99.00元
PSN B-2017-641-1/1

黑龙江蓝皮书
黑龙江经济发展报告（2018）
著(编)者：朱宇　2018年1月出版 / 定价：89.00元
PSN B-2011-190-2/2

湖南城市蓝皮书
区域城市群整合
著(编)者：童中贤 韩未名　2018年12月出版 / 估价：99.00元
PSN B-2006-064-1/1

湖南蓝皮书
湖南城乡一体化发展报告（2018）
著(编)者：陈文胜 王文强 陆福兴
2018年8月出版 / 估价：99.00元
PSN B-2015-477-8/8

湖南蓝皮书
2018年湖南电子政务发展报告
著(编)者：梁志峰　2018年5月出版 / 估价：128.00元
PSN B-2014-394-6/8

湖南蓝皮书
2018年湖南经济发展报告
著(编)者：卞鹰　2018年5月出版 / 估价：128.00元
PSN B-2011-207-2/8

湖南蓝皮书
2016年湖南经济展望
著(编)者：梁志峰　2018年5月出版 / 估价：128.00元
PSN B-2011-206-1/8

湖南蓝皮书
2018年湖南县域经济社会发展报告
著(编)者：梁志峰　2018年5月出版 / 估价：128.00元
PSN B-2014-395-7/8

湖南县域绿皮书
湖南县域发展报告（No.5）
著(编)者：袁准 周小毛 黎仁寅
2018年6月出版 / 估价：99.00元
PSN G-2012-274-1/1

沪港蓝皮书
沪港发展报告（2018）
著(编)者：尤安山　2018年9月出版 / 估价：99.00元
PSN B-2013-362-1/1

吉林蓝皮书
2018年吉林经济社会形势分析与预测
著(编)者：邵汉明　2017年12月出版 / 定价：89.00元
PSN B-2013-319-1/1

吉林省城市竞争力蓝皮书
吉林省城市竞争力报告（2017~2018）
著(编)者：崔岳春 张磊
2018年3月出版 / 定价：89.00元
PSN B-2016-513-1/1

济源蓝皮书
济源经济社会发展报告（2018）
著(编)者：喻新安　2018年6月出版 / 估价：99.00元
PSN B-2014-387-1/1

江苏蓝皮书
2018年江苏经济发展分析与展望
著(编)者：王庆五 吴先满
2018年7月出版 / 估价：128.00元
PSN B-2017-635-1/3

江西蓝皮书
江西经济社会发展报告（2018）
著(编)者：陈石俊 龚建文　2018年10月出版 / 估价：128.00元
PSN B-2015-484-1/2

江西蓝皮书
江西设区市发展报告（2018）
著(编)者：姜玮 梁勇
2018年10月出版 / 估价：99.00元
PSN B-2016-517-2/2

经济特区蓝皮书
中国经济特区发展报告（2017）
著(编)者：陶一桃　2018年1月出版 / 估价：99.00元
PSN B-2009-139-1/1

辽宁蓝皮书
2018年辽宁经济社会形势分析与预测
著(编)者：梁启东 魏红江　2018年6月出版 / 估价：99.00元
PSN B-2006-053-1/1

民族经济蓝皮书
中国民族地区经济发展报告（2018）
著(编)者：李曦辉　2018年7月出版 / 估价：99.00元
PSN B-2017-630-1/1

南宁蓝皮书
南宁经济发展报告（2018）
著(编)者：胡建华　2018年9月出版 / 估价：99.00元
PSN B-2016-569-2/3

内蒙古蓝皮书
内蒙古精准扶贫研究报告（2018）
著(编)者：张志华　2018年1月出版 / 定价：89.00元
PSN B-2017-681-2/2

浦东新区蓝皮书
上海浦东经济发展报告（2018）
著(编)者：周小平 徐美芳
2018年1月出版 / 定价：89.00元
PSN B-2011-225-1/1

青海蓝皮书
2018年青海经济社会形势分析与预测
著(编)者：陈玮　2018年1月出版 / 定价：98.00元
PSN B-2012-275-1/2

青海科技绿皮书
青海科技发展报告（2017）
著(编)者：青海省科学技术信息研究所
2018年3月出版 / 定价：98.00元
PSN G-2018-701-1/1

山东蓝皮书
山东经济形势分析与预测（2018）
著(编)者：李广杰　2018年7月出版 / 估价：99.00元
PSN B-2014-404-1/5

山东蓝皮书
山东省普惠金融发展报告（2018）
著(编)者：齐鲁财富网
2018年9月出版 / 估价：99.00元
PSN B2017-676-5/5

山西蓝皮书
山西资源型经济转型发展报告（2018）
著(编)者：李志强　2018年7月出版 / 估价：99.00元
PSN B-2011-197-1/1

陕西蓝皮书
陕西经济发展报告（2018）
著(编)者：任宗哲 白宽犁 裴成荣
2018年1月出版 / 定价：89.00元
PSN B-2009-135-1/6

陕西蓝皮书
陕西精准脱贫研究报告（2018）
著(编)者：任宗哲 白宽犁 王建康
2018年4月出版 / 定价：89.00元
PSN B-2017-623-6/6

上海蓝皮书
上海经济发展报告（2018）
著(编)者：沈开艳　2018年2月出版 / 定价：89.00元
PSN B-2006-057-1/7

上海蓝皮书
上海资源环境发展报告（2018）
著(编)者：周冯琦 胡静　2018年2月出版 / 定价：89.00元
PSN B-2006-060-4/7

上海蓝皮书
上海奉贤经济发展分析与研判（2017～2018）
著(编)者：张兆安 朱平芳　2018年3月出版 / 定价：99.00元
PSN B-2018-698-8/8

上饶蓝皮书
上饶发展报告（2016～2017）
著(编)者：廖其志　2018年6月出版 / 估价：128.00元
PSN B-2014-377-1/1

深圳蓝皮书
深圳经济发展报告（2018）
著(编)者：张骁儒　2018年6月出版 / 估价：99.00元
PSN B-2008-112-3/7

四川蓝皮书
四川城镇化发展报告（2018）
著(编)者：侯水平 陈炜　2018年6月出版 / 估价：99.00元
PSN B-2015-456-7/7

四川蓝皮书
2018年四川经济形势分析与预测
著(编)者：杨钢　2018年1月出版 / 定价：158.00元
PSN B-2007-098-2/7

四川蓝皮书
四川企业社会责任研究报告（2017～2018）
著(编)者：侯水平 盛毅　2018年5月出版 / 估价：99.00元
PSN B-2014-386-4/7

四川蓝皮书
四川生态建设报告（2018）
著(编)者：李晟之　2018年5月出版 / 估价：99.00元
PSN B-2015-455-6/7

四川蓝皮书
四川特色小镇发展报告（2017）
著(编)者：吴志强　2017年11月出版 / 定价：89.00元
PSN B-2017-670-8/8

体育蓝皮书
上海体育产业发展报告（2017~2018）
著(编)者：张林 黄海燕
2018年10月出版 / 估价：99.00元
PSN B-2015-454-4/5

体育蓝皮书
长三角地区体育产业发展报（2017～2018）
著(编)者：张林　2018年6月出版 / 估价：99.00元
PSN B-2015-453-3/5

天津金融蓝皮书
天津金融发展报告（2018）
著(编)者：王爱俭 孔德昌
2018年5月出版 / 估价：99.00元
PSN B-2014-418-1/1

图们江区域合作蓝皮书
图们江区域合作发展报告（2018）
著(编)者：李铁　2018年6月出版 / 估价：99.00元
PSN B-2015-464-1/1

温州蓝皮书
2018年温州经济社会形势分析与预测
著(编)者：蒋儒标 王春光 金浩
2018年6月出版 / 估价：99.00元
PSN B-2008-105-1/1

西咸新区蓝皮书
西咸新区发展报告（2018）
著(编)者：李扬 王军
2018年6月出版 / 估价：99.00元
PSN B-2016-534-1/1

修武蓝皮书
修武经济社会发展报告（2018）
著(编)者：张占仓 袁凯声
2018年10月出版 / 估价：99.00元
PSN B-2017-651-1/1

偃师蓝皮书
偃师经济社会发展报告（2018）
著(编)者：张占仓 袁凯声 何武周
2018年7月出版 / 估价：99.00元
PSN B-2017-627-1/1

扬州蓝皮书
扬州经济社会发展报告（2018）
著(编)者：陈扬
2018年12月出版 / 估价：108.00元
PSN B-2011-191-1/1

长垣蓝皮书
长垣经济社会发展报告（2018）
著(编)者：张占仓 袁凯声 秦保建
2018年10月出版 / 估价：99.00元
PSN B-2017-654-1/1

遵义蓝皮书
遵义发展报告（2018）
著(编)者：邓彦 曾征 龚永育
2018年9月出版 / 估价：99.00元
PSN B-2014-433-1/1

地方发展类-社会

安徽蓝皮书
安徽社会发展报告（2018）
著(编)者：程桦　2018年6月出版 / 估价：99.00元
PSN B-2013-325-1/1

安徽社会建设蓝皮书
安徽社会建设分析报告（2017~2018）
著(编)者：黄家海　蔡宪
2018年11月出版 / 估价：99.00元
PSN B-2013-322-1/1

北京蓝皮书
北京公共服务发展报告（2017~2018）
著(编)者：施昌奎　2018年6月出版 / 估价：99.00元
PSN B-2008-103-7/8

北京蓝皮书
北京社会发展报告（2017~2018）
著(编)者：李伟东
2018年7月出版 / 估价：99.00元
PSN B-2006-055-3/8

北京蓝皮书
北京社会治理发展报告（2017~2018）
著(编)者：殷星辰　2018年7月出版 / 估价：99.00元
PSN B-2014-391-8/8

北京律师蓝皮书
北京律师发展报告No.4（2018）
著(编)者：王隽　2018年12月出版 / 估价：99.00元
PSN B-2011-217-1/1

北京人才蓝皮书
北京人才发展报告（2018）
著(编)者：敏华　2018年12月出版 / 估价：128.00元
PSN B-2011-201-1/1

北京社会心态蓝皮书
北京社会心态分析报告（2017~2018）
北京市社会心理服务促进中心
2018年10月出版 / 估价：99.00元
PSN B-2014-422-1/1

北京社会组织管理蓝皮书
北京社会组织发展与管理（2018）
著(编)者：黄江松
2018年6月出版 / 估价：99.00元
PSN B-2015-446-1/1

北京养老产业蓝皮书
北京居家养老发展报告（2018）
著(编)者：陆杰华　周明明
2018年8月出版 / 估价：99.00元
PSN B-2015-465-1/1

法治蓝皮书
四川依法治省年度报告No.4（2018）
著(编)者：李林　杨天宗　田禾
2018年3月出版 / 定价：118.00元
PSN B-2015-447-2/3

福建妇女发展蓝皮书
福建省妇女发展报告（2018）
著(编)者：刘群英　2018年11月出版 / 估价：99.00元
PSN B-2011-220-1/1

甘肃蓝皮书
甘肃社会发展分析与预测（2018）
著(编)者：安文华　谢增虎　包晓霞
2018年1月出版 / 定价：99.00元
PSN B-2013-313-2/6

广东蓝皮书
广东全面深化改革研究报告（2018）
著(编)者：周林生　涂成林
2018年12月出版 / 估价：99.00元
PSN B-2015-504-3/3

广东蓝皮书
广东社会工作发展报告（2018）
著(编)者：罗观翠　2018年6月出版 / 估价：99.00元
PSN B-2014-402-2/3

广州蓝皮书
广州青年发展报告（2018）
著(编)者：徐柳　张强
2018年8月出版 / 估价：99.00元
PSN B-2013-352-13/14

广州蓝皮书
广州社会保障发展报告（2018）
著(编)者：张跃国　2018年8月出版 / 估价：99.00元
PSN B-2014-425-14/14

广州蓝皮书
2018年中国广州社会形势分析与预测
著(编)者：张强　郭志勇　何镜清
2018年6月出版 / 估价：99.00元
PSN B-2008-110-5/14

贵州蓝皮书
贵州法治发展报告（2018）
著(编)者：吴大华　2018年5月出版 / 估价：99.00元
PSN B-2012-254-2/10

贵州蓝皮书
贵州人才发展报告（2017）
著(编)者：于杰　吴大华
2018年9月出版 / 估价：99.00元
PSN B-2014-382-3/10

贵州蓝皮书
贵州社会发展报告（2018）
著(编)者：王兴骥　2018年6月出版 / 估价：99.00元
PSN B-2010-166-1/10

杭州蓝皮书
杭州妇女发展报告（2018）
著(编)者：魏颖
2018年10月出版 / 估价：99.00元
PSN B-2014-403-1/1

河北蓝皮书
河北法治发展报告（2018）
著(编)者：康振海　2018年6月出版 / 估价：99.00元
PSN B-2017-622-3/3

河北食品药品安全蓝皮书
河北食品药品安全研究报告（2018）
著(编)者：丁锦霞
2018年10月出版 / 估价：99.00元
PSN B-2015-473-1/1

河南蓝皮书
河南法治发展报告（2018）
著(编)者：张林海　2018年7月出版 / 估价：99.00元
PSN B-2014-376-6/9

河南蓝皮书
2018年河南社会形势分析与预测
著(编)者：牛苏林　2018年5月出版 / 估价：99.00元
PSN B-2005-043-1/9

河南民办教育蓝皮书
河南民办教育发展报告（2018）
著(编)者：胡大白　2018年9月出版 / 估价：99.00元
PSN B-2017-642-1/1

黑龙江蓝皮书
黑龙江社会发展报告（2018）
著(编)者：王爱丽　2018年1月出版 / 定价：89.00元
PSN B-2011-189-1/2

湖南蓝皮书
2018年湖南两型社会与生态文明建设报告
著(编)者：卞鹰　2018年5月出版 / 估价：128.00元
PSN B-2011-208-3/8

湖南蓝皮书
2018年湖南社会发展报告
著(编)者：卞鹰　2018年5月出版 / 估价：128.00元
PSN B-2014-393-5/8

健康城市蓝皮书
北京健康城市建设研究报告（2018）
著(编)者：王鸿春 盛继洪
2018年9月出版 / 估价：99.00元
PSN B-2015-460-1/2

江苏法治蓝皮书
江苏法治发展报告No.6（2017）
著(编)者：蔡道通 龚廷泰
2018年8月出版 / 估价：99.00元
PSN B-2012-290-1/1

江苏蓝皮书
2018年江苏社会发展分析与展望
著(编)者：王庆五 刘旺洪
2018年8月出版 / 估价：128.00元
PSN B-2017-636-2/3

民族教育蓝皮书
中国民族教育发展报告（2017·内蒙古卷）
著(编)者：陈中永
2017年12月出版 / 定价：198.00元
PSN B-2017-669-1/1

南宁蓝皮书
南宁法治发展报告（2018）
著(编)者：杨维超　2018年12月出版 / 估价：99.00元
PSN B-2015-509-1/3

南宁蓝皮书
南宁社会发展报告（2018）
著(编)者：胡建华　2018年10月出版 / 估价：99.00元
PSN B-2016-570-3/3

内蒙古蓝皮书
内蒙古反腐倡廉建设报告 No.2
著(编)者：张志华　2018年6月出版 / 估价：99.00元
PSN B-2013-365-1/1

青海蓝皮书
2018年青海人才发展报告
著(编)者：王宇燕　2018年9月出版 / 估价：99.00元
PSN B-2017-650-2/2

青海生态文明建设蓝皮书
青海生态文明建设报告（2018）
著(编)者：张西明 高华　2018年12月出版 / 估价：99.00元
PSN B-2016-595-1/1

人口与健康蓝皮书
深圳人口与健康发展报告（2018）
著(编)者：陆杰华 傅崇辉
2018年11月出版 / 估价：99.00元
PSN B-2011-228-1/1

山东蓝皮书
山东社会形势分析与预测（2018）
著(编)者：李善峰　2018年6月出版 / 估价：99.00元
PSN B-2014-405-2/5

陕西蓝皮书
陕西社会发展报告（2018）
著(编)者：任宗哲 白宽犁 牛昉
2018年1月出版 / 定价：89.00元
PSN B-2009-136-2/6

上海蓝皮书
上海法治发展报告（2018）
著(编)者：叶必丰　2018年9月出版 / 估价：99.00元
PSN B-2012-296-6/7

上海蓝皮书
上海社会发展报告（2018）
著(编)者：杨雄 周海旺
2018年2月出版 / 定价：89.00元
PSN B-2006-058-2/7

社会建设蓝皮书
2018年北京社会建设分析报告
著(编)者：宋贵伦 冯虹　2018年9月出版 / 估价：99.00元
PSN B-2010-173-1/1

深圳蓝皮书
深圳法治发展报告（2018）
著(编)者：张晓儒　2018年6月出版 / 估价：99.00元
PSN B-2015-470-6/7

深圳蓝皮书
深圳劳动关系发展报告（2018）
著(编)者：汤庭芬　2018年8月出版 / 估价：99.00元
PSN B-2007-097-2/7

深圳蓝皮书
深圳社会治理与发展报告（2018）
著(编)者：张晓儒　2018年6月出版 / 估价：99.00元
PSN B-2008-113-4/7

生态安全绿皮书
甘肃国家生态安全屏障建设发展报告（2018）
著(编)者：刘举科 喜文华
2018年10月出版 / 估价：99.00元
PSN G-2017-659-1/1

顺义社会建设蓝皮书
北京市顺义区社会建设发展报告（2018）
著(编)者：王学武　2018年9月出版 / 估价：99.00元
PSN B-2017-658-1/1

四川蓝皮书
四川法治发展报告（2018）
著(编)者：郑泰安　2018年6月出版 / 估价：99.00元
PSN B-2015-441-5/7

四川蓝皮书
四川社会发展报告（2018）
著(编)者：李羚　2018年6月出版 / 估价：99.00元
PSN B-2008-127-3/7

四川社会工作与管理蓝皮书
四川省社会工作人力资源发展报告（2017）
著(编)者：边慧敏　2017年12月出版 / 定价：89.00元
PSN B-2017-683-1/1

云南社会治理蓝皮书
云南社会治理年度报告（2017）
著(编)者：晏雄 韩全芳
2018年5月出版 / 估价：99.00元
PSN B-2017-667-1/1

地方发展类-文化

北京传媒蓝皮书
北京新闻出版广电发展报告（2017~2018）
著(编)者：王志　2018年11月出版 / 估价：99.00元
PSN B-2016-588-1/1

北京蓝皮书
北京文化发展报告（2017~2018）
著(编)者：李建盛　2018年5月出版 / 估价：99.00元
PSN B-2007-082-4/8

创意城市蓝皮书
北京文化创意产业发展报告（2018）
著(编)者：郭万超 张京成　2018年12月出版 / 估价：99.00元
PSN B-2012-263-1/7

创意城市蓝皮书
天津文化创意产业发展报告（2017~2018）
著(编)者：谢思全　2018年6月出版 / 估价：99.00元
PSN B-2016-536-7/7

创意城市蓝皮书
武汉文化创意产业发展报告（2018）
著(编)者：黄永林 汉京桥　2018年12月出版 / 估价：99.00元
PSN B-2013-354-4/7

创意上海蓝皮书
上海文化创意产业发展报告（2017~2018）
著(编)者：王慧敏 王兴全　2018年8月出版 / 估价：99.00元
PSN B-2016-561-1/1

非物质文化遗产蓝皮书
广州市非物质文化遗产保护发展报告（2018）
著(编)者：宋俊华　2018年12月出版 / 估价：99.00元
PSN B-2016-589-1/1

甘肃蓝皮书
甘肃文化发展分析与预测（2018）
著(编)者：马廷旭 戚晓萍　2018年1月出版 / 定价：99.00元
PSN B-2013-314-3/6

甘肃蓝皮书
甘肃舆情分析与预测（2018）
著(编)者：王俊莲 张谦元　2018年1月出版 / 定价：99.00元
PSN B-2013-315-4/6

广州蓝皮书
中国广州文化发展报告（2018）
著(编)者：屈哨兵 陆志强　2018年6月出版 / 估价：99.00元
PSN B-2009-134-7/14

广州蓝皮书
广州文化创意产业发展报告（2018）
著(编)者：徐咏虹　2018年7月出版 / 估价：99.00元
PSN B-2008-111-6/14

海淀蓝皮书
海淀区文化和科技融合发展报告（2018）
著(编)者：陈名杰 孟景伟　2018年5月出版 / 估价：99.00元
PSN B-2013-329-1/1

河南蓝皮书
河南文化发展报告（2018）
著(编)者：卫绍生　2018年7月出版 / 估价：99.00元
PSN B-2008-106-2/9

湖北文化产业蓝皮书
湖北省文化产业发展报告（2018）
著(编)者：黄晓华　2018年9月出版 / 估价：99.00元
PSN B-2017-656-1/1

湖北文化蓝皮书
湖北文化发展报告（2017~2018）
著(编)者：湖北大学高等人文研究院
　　　　　中华文化发展湖北省协同创新中心
2018年10月出版 / 估价：99.00元
PSN B-2016-566-1/1

江苏蓝皮书
2018年江苏文化发展分析与展望
著(编)者：王庆五 樊和平　2018年9月出版 / 估价：128.00元
PSN B-2017-637-3/3

江西文化蓝皮书
江西非物质文化遗产发展报告（2018）
著(编)者：张圣才 傅安平　2018年12月出版 / 估价：128.00元
PSN B-2015-499-1/1

洛阳蓝皮书
洛阳文化发展报告（2018）
著(编)者：刘福兴 陈启明　2018年7月出版 / 估价：99.00元
PSN B-2015-476-1/1

南京蓝皮书
南京文化发展报告（2018）
著(编)者：中共南京市委宣传部
2018年12月出版 / 估价：99.00元
PSN B-2014-439-1/1

宁波文化蓝皮书
宁波"一人一艺"全民艺术普及发展报告（2017）
著(编)者：张爱琴　2018年11月出版 / 估价：128.00元
PSN B-2017-668-1/1

山东蓝皮书
山东文化发展报告（2018）
著(编)者：涂可国　2018年5月出版 / 估价：99.00元
PSN B-2014-406-3/5

陕西蓝皮书
陕西文化发展报告（2018）
著(编)者：任宗哲 白宽犁 王长寿
2018年1月出版 / 定价：89.00元
PSN B-2009-137-3/6

上海蓝皮书
上海传媒发展报告（2018）
著(编)者：强荧 焦雨虹　2018年2月出版 / 定价：89.00元
PSN B-2012-295-5/7

上海蓝皮书
上海文学发展报告（2018）
著(编)者：陈圣来　2018年6月出版 / 估价：99.00元
PSN B-2012-297-7/7

上海蓝皮书
上海文化发展报告（2018）
著(编)者：荣跃明　2018年6月出版 / 估价：99.00元
PSN B-2006-059-3/7

深圳蓝皮书
深圳文化发展报告（2018）
著(编)者：张骁儒　2018年7月出版 / 估价：99.00元
PSN B-2016-554-7/7

四川蓝皮书
四川文化产业发展报告（2018）
著(编)者：向宝云 张立伟　2018年6月出版 / 估价：99.00元
PSN B-2006-074-1/7

郑州蓝皮书
2018年郑州文化发展报告
著(编)者：王哲　2018年9月出版 / 估价：99.00元
PSN B-2008-107-1/1

社会科学文献出版社

皮书系列

❖ 皮书起源 ❖

"皮书"起源于十七、十八世纪的英国，主要指官方或社会组织正式发表的重要文件或报告，多以"白皮书"命名。在中国，"皮书"这一概念被社会广泛接受，并被成功运作、发展成为一种全新的出版形态，则源于中国社会科学院社会科学文献出版社。

❖ 皮书定义 ❖

皮书是对中国与世界发展状况和热点问题进行年度监测，以专业的角度、专家的视野和实证研究方法，针对某一领域或区域现状与发展态势展开分析和预测，具备原创性、实证性、专业性、连续性、前沿性、时效性等特点的公开出版物，由一系列权威研究报告组成。

❖ 皮书作者 ❖

皮书系列的作者以中国社会科学院、著名高校、地方社会科学院的研究人员为主，多为国内一流研究机构的权威专家学者，他们的看法和观点代表了学界对中国与世界的现实和未来最高水平的解读与分析。

❖ 皮书荣誉 ❖

皮书系列已成为社会科学文献出版社的著名图书品牌和中国社会科学院的知名学术品牌。2016年，皮书系列正式列入"十三五"国家重点出版规划项目；2013~2018年，重点皮书列入中国社会科学院承担的国家哲学社会科学创新工程项目；2018年，59种院外皮书使用"中国社会科学院创新工程学术出版项目"标识。

中国皮书网

（网址：www.pishu.cn）

发布皮书研创资讯，传播皮书精彩内容
引领皮书出版潮流，打造皮书服务平台

栏目设置

关于皮书：何谓皮书、皮书分类、皮书大事记、皮书荣誉、
　　　　　皮书出版第一人、皮书编辑部

最新资讯：通知公告、新闻动态、媒体聚焦、网站专题、视频直播、下载专区

皮书研创：皮书规范、皮书选题、皮书出版、皮书研究、研创团队

皮书评奖评价：指标体系、皮书评价、皮书评奖

互动专区：皮书说、社科数托邦、皮书微博、留言板

所获荣誉

　　2008年、2011年，中国皮书网均在全国新闻出版业网站荣誉评选中获得"最具商业价值网站"称号；

　　2012年，获得"出版业网站百强"称号。

网库合一

　　2014年，中国皮书网与皮书数据库端口合一，实现资源共享。

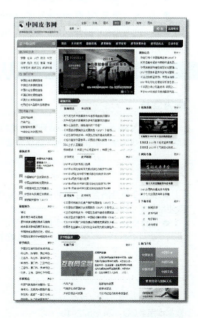

权威报告·一手数据·特色资源

皮书数据库
ANNUAL REPORT(YEARBOOK)
DATABASE

当代中国经济与社会发展高端智库平台

所获荣誉

- 2016年，入选"'十三五'国家重点电子出版物出版规划骨干工程"
- 2015年，荣获"搜索中国正能量 点赞2015""创新中国科技创新奖"
- 2013年，荣获"中国出版政府奖·网络出版物奖"提名奖
- 连续多年荣获中国数字出版博览会"数字出版·优秀品牌"奖

成为会员

通过网址www.pishu.com.cn或使用手机扫描二维码进入皮书数据库网站，进行手机号码验证或邮箱验证即可成为皮书数据库会员（建议通过手机号码快速验证注册）。

会员福利

- 使用手机号码首次注册的会员，账号自动充值100元体验金，可直接购买和查看数据库内容（仅限使用手机号码快速注册）。
- 已注册用户购书后可免费获赠100元皮书数据库充值卡。刮开充值卡涂层获取充值密码，登录并进入"会员中心"—"在线充值"—"充值卡充值"，充值成功后即可购买和查看数据库内容。

数据库服务热线：400-008-6695　　　　图书销售热线：010-59367070/7028
数据库服务QQ：2475522410　　　　　　图书服务QQ：1265056568
数据库服务邮箱：database@ssap.cn　　　图书服务邮箱：duzhe@ssap.cn

更多信息请登录

皮书数据库
http：//www.pishu.com.cn

中国皮书网
http：//www.pishu.cn

皮书微博
http：//weibo.com/pishu

皮书微信"皮书说"

请到当当、亚马逊、京东或各地书店购买，也可办理邮购

咨询／邮购电话：010-59367028 59367070

邮   箱：duzhe@ssap.cn

邮购地址：北京市西城区北三环中路甲29号院3号楼
         华龙大厦13层读者服务中心

邮   编：100029

银行户名：社会科学文献出版社

开户银行：中国工商银行北京北太平庄支行

账   号：0200010019200365434